"十三五"江苏省高等学校重点教材（编号：2018-1-057）

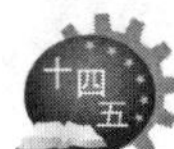

"十四五"高职高专院校规划教材

Canyin Shipin Anquan yu Kongzhi

餐饮食品安全与控制

（第二版）

林玉桓　主编

中国质量标准出版传媒有限公司
中　国　标　准　出　版　社

北　京

图书在版编目（CIP）数据

餐饮食品安全与控制/林玉桓主编．—2 版．—北京：中国质量标准出版传媒有限公司，2022.11（2024.8 重印）

“十三五”江苏省高等学校重点教材（编号：2018－1－057）

“十四五”高职高专院校规划教材

ISBN 978－7－5026－4797－1

Ⅰ．①餐…　Ⅱ．①林…　Ⅲ．①饮食业—食品安全—高等职业教育—教材　Ⅳ．①R155.6

中国版本图书馆 CIP 数据核字（2020）第 151384 号

内 容 提 要

本书运用食品安全学的基础知识和原理，结合食品安全学在餐饮业中的应用，对餐饮业的食品安全问题与控制方法进行了系统阐述。

本书体例富有特色，每单元设有知识目标与能力目标，课后有丰富的思考与训练题，书后附有综合实训项目，有利于学生理解重要知识点。本书通过丰富、新颖的案例导入来展开教学，有助于培养学生的创新性思维，并通过知识链接，拓宽学生视野，有利于学生综合素质的提高。

本书可作为高等职业教育餐饮类专业的烹饪安全课程教材，也可作为旅游类、食品类相关专业的教学或参考用书，还可供餐饮企业、食品加工企业相关人员培训使用。

中国质量标准出版传媒有限公司
中　国　标　准　出　版　社　出版发行

北京市朝阳区和平里西街甲 2 号（100029）

北京市西城区三里河北街 16 号（100045）

网址：www.spc.net.cn

总编室：（010）68533533　发行中心：（010）51780238

读者服务部：（010）68523946

中国标准出版社秦皇岛印刷厂印刷

各地新华书店经销

*

开本 787×1092　1/16　印张 15.5　字数 369 千字

2022 年 11 月第二版　　2024 年 8 月第九次印刷

*

定价：45.00 元

审定委员会

主　任　朱念琳（全国食品工业职业教育教学指导委员会　主任委员、教授）

委　员　（按姓氏笔画排序）

王飞生（清远职业技术学院　教授）

王洪新（江南大学　教授）

吉鹤立（上海市食品添加剂和配料行业协会　执行会长、教授）

任静波（黑龙江民族职业学院　教授）

杨玉红（鹤壁职业技术学院　教授）

杨清香（新疆轻工职业学院食品与生物技术学院　院长、教授）

李正英（内蒙古农业大学　教授）

肖海龙（杭州市食品药品检验研究所生测中心　主任、教授级高工）

何江红（四川旅游学院　教授）

张邦建（包头轻工职业技术学院食品与药品工程学院　院长、教授）

林玉桓（无锡商业职业技术学院　教授）

周胜银（湖北省产品质量监督检验研究院　副院长、教授级高工）

赵象忠（甘肃畜牧工程职业技术学院　教授）

钟志惠（四川旅游学院　教授）

姜旭德（黑龙江民族职业学院　教授）

钱志伟（河南农业职业学院食品工程学院　院长、教授）

彭亚锋（上海市质量监督检验技术研究院　教授）

本书编委会

主　编　林玉桓（无锡商业职业技术学院）

副主编　夏秀华（无锡商业职业技术学院）

王　鹏（重庆商务职业学院）

谷　绒（江苏食品药品职业技术学院）

朱晶颖（无锡市疾病预防控制中心）

参　编　孙　姜（南通科技职业学院）

朱翠玲（浙江农业商贸职业学院）

周　干（江苏食品药品职业技术学院）

赵莹莹（宁夏旅游学校）

序　言

民以食为天，食以安为先，人们对食品安全的关注度日益增强，食品行业已成为支撑国民经济的重要产业和全社会的敏感领域。近年来，食品安全问题层出不穷，对整个社会的发展造成了一定的不利影响。为了保障食品安全，促进食品产业的有序发展，近期国家对食品安全的监管和整治力度不断加强。经过各相关主管部门的不懈努力，我国已基本形成并明确了各级农业农村、海关、市场监管等部门全链条、全流程监管的制度完善的食品安全监管体系。

在整个食品行业快速发展的同时，行业自身的结构性调整也在不断深化，这种调整使其对本行业的技术水平、知识结构和人才特点提出了更高的要求，而与此相关的职业教育正是在食品科学与工程各项理论的实际应用层面培养专业人才的重要渠道，因此，近年来教育部对食品类各专业的职业教育发展日益重视，并连年加大投入以提高教育质量，以期向社会提供更加适应经济发展的应用型技术人才。为此，教育部对高职高专院校食品类各专业的具体设置和教材目录也多次进行了相应的调整，使高职高专教育逐步从普通本科的教育模式中脱离出来，使其真正成为为国家培养生产一线的高级技术应用型人才的职业教育，“十四五”期间，这种转化将加速推进并最终得以完善。为适应这一特点，编写高职高专院校食品类各专业所需的教材势在必行。

针对以上变化与调整，由中国质量标准出版传媒有限公司组织了“十四五”高职高专院校规划教材的编写与出版工作，该套教材主要适用于高职高专院校的食品类各相关专业。由于该领域各专业的技术应用性强、知识结构更新快，因此，我们有针对性地组织了河南农业职业学院、江苏食品药品职业技术学院、包头轻工职业技术学院、四川旅游学院、甘肃畜牧工程职业技术学院、江苏农林职业技术学院、无锡商业职业技术学院、江苏畜牧兽医职业技术学院、吉林农业科技学院、广东环境保护工程职业学院、清远职业技术学院、黑龙江民族职业学院以及上海农林职业技术学院等40多所相关高校、职业院校、科研院所以及企业中兼具丰富工作实践和教学经验的专家学者担当各教材的主编与主审，从而为我们成功推出该套框架好、内容新、适应面广的高质量教材提供了必要的保障，以此来满足食品类各专业普通高等教育和职业教育的不断发展和当前全社会对建立食品安全体系的迫切需要；同时，也对培养素质全面、适应性强、有创新能力的应用型技术人才，进一步提高食品类各专业高等教育和职业教育教材的编写水平起到了积极的推动作用。

针对应用型人才培养院校食品类各专业的实际教学需要，本系列教材的编写尤其注重了理论与实践的深度融合，不仅将食品科学与工程领域科技发展的新理论合理融入教材中，使读者通过对教材的学习，可以深入把握食品行业发展的全貌，而且也将食品行业的新知识、新技术、新工艺、新材料编入教材中，使读者掌握最先进的知识和技能，这对我国新世纪应用型人才的培养大有裨益。相信该套教材的成功推出，必将会推动我国食品类高等教育和职业教育教材体系建设的逐步完善和不断发展，从而对国家的新世纪人才培养战略起到积极的促进作用。

教材审定委员会

2022 年 10 月

前 言

• FOREWORD •

随着我国人民生活水平的不断提高，人们对生活的满足感、幸福感不断加强，不仅希望吃好、吃出健康，更要求饮食安全。然而，近年来我国居民饮食安全问题与身心健康的矛盾较为突出，食源性疾病发生率及潜在隐患有增加趋势，例如，“福寿螺事件”“三聚氰胺事件”“瘦肉精事件”“福喜事件”“毒生姜事件”“地沟油事件”等频繁发生，充分说明食品安全问题已经成为严重影响公众身体健康和生命安全的重要方面。因此，在餐饮业倡导科学的食品安全管理，施行有效的安全控制措施，解决工作中面临的食品安全问题，预防饮食危害发生，是本书编写的主要宗旨。

本书在第一版基础上进行了修订，主要内容包括食品安全基础、食物中毒及预防、食品原料的安全、原料采购与烹饪工艺的食品安全管理、餐饮服务的食品安全管理、餐饮业食品安全管理与控制六个部分，力求“科学性、实用性、创新性”的统一。本书的主要特点如下：

（1）知识新颖

及时对有关法规进行更新，如引用了《学校食品安全与营养健康管理规定》（2019）、《餐饮服务食品安全操作规范》（2018 年修订）、《网络餐饮服务食品安全监督管理办法》（2020 年修订）等内容。

（2）注重能力培养

本书的每个单元都设有明确的知识目标和能力目标，便于学生学习及教师施教。知识目标侧重学生需要理解或掌握的知识点；能力目标则侧重培养学生解决问题和创新的能力。课后训练题题型丰富、数量适中，以达到知识传授、能力培养和技能训练的统一。

（3）案例导入教学

通过餐饮安全典型案例导入，给学生创造学习情境、培养学习兴趣，有利于解决学习中的疑难点，加强理论与实践相结合，更有助于培养学生的创新性思维。通过知识链接，延伸了知识学习链条，有助于学生拓展思路、拓宽视野。

本书可作为高等职业教育餐饮类专业的烹饪安全课程教材，也可作为旅游类、食品类相关专业的教学或参考用书，还可供餐饮企业、食品加工企业相关人员培训使用。

本书在编写过程中得到了中国质量标准出版传媒有限公司的大力支持，借此表示衷心感谢。限于编者的水平，本书难免有不妥之处，恳请各位教师和读者在使用过程中不吝赐教，以便修改提高。

编　者

2022 年 10 月

目　录

• CONTENTS •

绪　论

【知识目标】

1. 了解食品安全的概念，理解食品安全与食品卫生、食品质量的区别。
2. 了解我国食品安全现状，理解我国食品安全问题产生的原因。
3. 了解我国食品安全法律、法规体系。

【能力目标】

1. 能够根据我国食品安全现状从餐饮业角度提出食品安全改善措施。
2. 能够根据食品安全法律、法规体系对餐饮业的要求，指导餐饮业食品安全工作。

民以食为天，食以安为先。食品安全直接关系着民生，是社会得以正常运转的最基础保障。2019 年 5 月，《中共中央 国务院关于深化改革加强食品安全工作的意见》提出：用最严谨的标准、最严格的监管、最严厉的处罚、最严肃的问责，进一步加强食品安全工作，确保人民群众“舌尖上的安全”。要求到 2035 年，基本实现食品安全领域国家治理体系和治理能力现代化。

目前，全球食品安全事件呈高发态势，环境污染引起的生物性、化学性、物理性危害是影响食品安全生产的制约因素。除此之外，我国食品安全问题往往表现在生产经营主体的人为因素方面。同时，随着国际市场开拓、经营模式升级以及生产技术革新，进出口食品、网络订购食品质量安全及新兴食品科学技术安全等已成为不可忽视的领域。在当前背景下应对新的食品安全风险，不但对食品安全法律制度、食品安全监管体制及相关标准体系提出了新的要求，也对食品安全信息公开及国家食品安全风险监测评估与预警体系寄予了期待。食品安全支撑体系的建设和完善，有望保障“从农田到餐桌”的整个食品供应链全程安全、有序地推进。本章概要介绍了食品安全的定义、现阶段我国食品安全状况，以及食品安全法律、法规与标准体系。

一、食品安全的概念

（一）食品的定义

从基本含义讲，食品即为可供人类食用的物品，包括天然食品及加工食品。天然食品是指在大自然中生长的、未经加工制作的、可供人类直接食用的物品。加工食品是指采用一定的工艺进行加工所形成的、以供人们食用或者饮用为目的的制成品，但食品一般不包括以治疗为目的的药品。

GB/T 15091—1994《食品工业基本术语》将食品定义为："可供人类食用或饮用的物质，包括加工食品、半成品和未加工食品，不包括烟草或只作药品用的物质。"《中华人民共和国食品安全法》将食品定义为："各种供人食用或者饮用的成品和原料以及按照传统既是食品又是中药材的物品，但是不包括以治疗为目的的物品。"

（二）食品安全的定义

1.食品安全的内涵

食品安全的内涵包括 3 个方面：食品量的安全、食品质的安全以及食品可持续安全。

食品量的安全，即一个国家或地区能够生产基本生存所需的膳食需要，要求人们既能买得到又能买得起生存生活所需要的基本食品。

食品质的安全以确保食品卫生、营养结构合理为基本特征，强调的是确保食品消费对人类健康没有直接或潜在的不良影响。具体来讲，食品质的安全是指提供的食品在营养、卫生方面满足和保障人群的健康需要，涉及食品的污染、食品是否有毒、添加剂是否违规超标、标签是否规范等问题，需要在食品受到污染之前采取措施，预防食品被污染和遭遇主要危害因素侵袭。

食品可持续安全要求食品的获取需要兼顾生态环境的良好保护和资源利用的可持续性，确保在任何时期都能持续、稳定地获得食品，使食品供应既能满足现代人的需要，又能满足人类后代的需要。

我国现阶段除西部少数地区外，食品供给已不再是主要矛盾，而食品质的安全这一结构性矛盾则日益凸显。

2.食品安全概念辨析

《中华人民共和国食品安全法》第一百五十条规定："食品安全，指食品无毒、无害，符合应当有的营养要求，对人体健康不造成任何急性、亚急性或者慢性危害。"与食品安全相关的概念主要有食品卫生、食品质量等，不同概念既相互联系，又存在一定差异。

（1）食品安全与食品卫生

GB/T 15091—1994《食品工业基本术语》将食品卫生定义为："为防止食品在生产、收获、加工、运输、贮藏、销售等各个环节被有害物质（包括物理、化学、微生物等方面）污染，使食品有益于人体健康、质地良好所采取的各项措施。"食品卫生具有食品安全的基本特征，包括结果安全（无毒、无害，符合应有的营养要求等）和过程安全（保障结果安全的条件、环境等安全）。

食品安全和食品卫生的区别在于：一是范围不同。食品安全包括食品的种植/养殖、加工、包装、贮藏、运输、销售等环节的安全，而食品卫生通常不包括种植/养殖环节的安全。二是侧重点不同。食品安全是结果安全和过程安全的完整统一，食品卫生虽然也包含上述两项内容，但更侧重于过程安全。

(2)食品安全与食品质量

质量是指产品或工作的优劣程度。GB/T 15091—1994《食品工业基本术语》将食品质量定义为:"食品满足规定或潜在要求的特征和特性总和。反映食品品质的优劣。"可以看出，食品质量是一个"度"的概念，而不是"质"的概念，是指食品的优劣程度，既包括优等食品，也包括劣等食品。

关于食品安全与食品质量的区别，世界卫生组织(WHO)在1996年发布的《确保食品安全与质量:加强国家食品安全控制体系指南》中做了比较明晰的阐述:食品安全与食品质量在词义上有时存在混淆。食品安全是指所有对人体健康造成急性或慢性损害的危险都不存在，是一个绝对概念。食品质量则是包括所有影响产品对于消费者价值的所有特征，这既包括负面的价值，例如，腐败、污染、变色、发臭;也包括正面的特征，例如，色、香、味、质地以及加工方法。

3. 食品供应链与食品安全

食品安全的复杂性集中体现在食品供应链上，保障食品供应链的安全是食品过程安全的基本要求，是食品结果安全的前提条件。食品供应链涉及环节很多，总体可分为上游、中游、下游3个部分。上游为生产加工企业，主要指针对原料的初级加工，也可称为初级生产环节。中游为加工商，一般包括采购、生产加工、营销等部门，也可称为采购加工环节。它是通过采购原料进行再加工来完成食品的生产，然后通过作为承接中、下游的桥梁——中间商(批发商)将食品向下游输送。下游即零售商和终端消费者，产品经过零售商销售给终端消费者，就称为销售环节。整个供应链的过程中，流通环节(物流环节)贯穿全程，而政府监管部门监督整个食品供应链，以防范食品安全风险，保障食品安全。

食品安全的定义表明，食品安全既包括生产安全，也包括经营安全;既包括结果安全，也包括过程安全;既包括现实安全，也包括未来安全。同时，食品安全的概念是动态演变的，食品供应链全程无毒、无害及营养性要求等在不同阶段的标准存在着差异，而不同的标准对应于不同的食品安全水平。作为从属概念的食品卫生、食品质量、食品营养等无法全面涵盖食品安全的全部内容与环节，故我国施行以食品安全来统筹食品标准，避免了之前食品卫生标准、食品质量标准、食品营养标准间的交叉与重复。自20世纪80年代以来，各国逐步以食品安全的综合立法替代卫生、质量、营养等要素立法，反映了时代发展的要求，也对企业及政府负责食品安全的这一社会责任提出了新的要求。

(三)食品安全风险

风险是指暴露某种特定因子后在特定条件下对组织、系统或人群产生有害作用的概率。

国际食品法典委员会(CAC)认为，食品安全风险是指将对人体健康或环境产生不良效果的可能性和严重性，这种不良效果是由食品安全危害所引起的。食品安全危害主要是指潜在损害或危及食品安全和质量的因子或因素，这些因素包括生物性危害、化学性危害和物理性危害。相对于生物性和化学性危害，物理性危害影响较小。因为技术、经济发展水平的差距，不同国家面临的食品安全风险不同，所以需要建立新的识别食品安全风险的方法，集中资源解决关键风险，以防止潜在风险演变为实际风险，并导致食品安全事件的发生。

二、食品安全概况

（一）我国食品安全的现状

1. 食品安全水平不断提升

我国的食品工业发展迅速，已成为我国现代工业体系中首位产业和全球第一大食品产业，在保障民生、拉动内需、带动相关产业发展和县域经济发展、促进社会和谐稳定等方面作出了重要贡献。2019 年，食品工业资产占全国工业总资产的 6.2%，食品工业增加值占全国工业增加值的 10.5%，对全国工业增长贡献率为 7.7%，拉动全国工业增长 0.4 个百分点，全国规模以上食品工业企业增加值同比增长 4.4%，增速同比放缓 1.9 个百分点。同时，食品工业产销衔接保持稳定态势，2019 年产销率为 98.8%。同年，国家市场监督管理总局完成国家食品安全监督抽检 24.4 万批次，监督抽检总体合格率为 97.6%，与 2018 年持平，较 2014 年上升 2.9 个百分点。总体来说，目前我国食品安全水平呈现逐步向好的格局：一是食品安全保障体系基本建成；二是食品安全检测合格率有所提升。在 2019 年全球食品安全综合指数排名的 113 个国家中，我国排名第 35 位，较 2018 年上升 11 位。

2. 食品安全隐患依然严峻

在总体发展水平显著提升的同时，我国食品安全隐患依然严峻，公众对食品安全满意度偏低。针对主流网络舆情报道的食品安全事件大数据研究显示，2017 年，全国共发生食品安全事件数量达 19603 起，平均每天发生约 53.7 起，相比于 2008—2016 年的平均每天 111.8 起，虽有一定下降，但食品安全问题多发、频发的形势依然严峻。

由于重大食品安全事件的发生、社会舆论环境等其他方面的综合影响，公众对食品安全的满意度总体呈现相对低迷态势，专项调查结果显示满意度在部分省份不足 60%。2019 年，全国消协组织共受理食品类投诉 35097 件，占投诉总量的 4.3%，同比上升 12.6%，其中，投诉问题以质量问题占比最大，占食品类投诉总量的 44.8%，其次是虚假宣传问题、安全问题和售后问题等。消费者反映的热点问题集中在预包装食品标签标示不清，在销食品过期、变质，网购食品无资质分装销售，保健食品违规宣传销售，食品添加剂超标等方面。

此外，我国还面临着食品营养缺乏和食品营养过剩的双重挑战。一方面，西部欠发达地区吃不饱的问题依旧存在。另一方面，我国因营养失衡所造成的慢性代谢性疾病仍处于高发态势。

3. 食品供应链各个环节的安全特征

我国的食品安全问题出现在食品供应链的各个环节，见表 0-1。不同阶段的食品危害因素的累加大大地增加了食品安全的总体风险。

表 0-1 食品安全问题——按产品类型及其在食品供应链内发生的环节分类

食品系统阶段		生产环境	生产过程				生产过程/销售环节		运输与贮藏/销售环节	全部
产品		重金属与工业化学物	农药残留	不健康的动物饲料	抗生素	生长促进剂	添加剂	假冒产品	糜烂/过期产品	细菌、病毒和寄生虫
谷物	大米	●							●	●
	小麦								●	●
	其他								●	●
肉类	牛肉		●	●	●	●	●		●	●
	羊肉							●	●	●
	猪肉		●	●	●	●	●		●	●
	禽类			●					●	●
蔬菜	瓜类菜					●	●		●	●
	叶菜	●	●			●			●	●
	根类菜								●	●
	豆类菜	●	●						●	●
水产品类		●		●	●				●	●
奶制品					●	●	●		●	●
鱼类		●		●	●				●	●
水果			●			●	●		●	●
油类							●		●	●
加工食品							●	●	●	●

资料来源：孙兴权，姚佳，韩慧，等．中国食品安全问题现状、成因及对策研究[J]．食品安全质量检测学报，2015(1)：10－16。

2017 年发生的食品安全事件主要集中于食品生产与加工环节，发生量占总量的 45.16%；其次分别是消费环节、流通环节和种/养殖环节，事件发生量分别占总量的 32.06%、14.05%和 8.42%。其中，由于造假或欺诈、质量指标不符合标准、超范围和超限量使用食品添加剂、生产加工工艺问题、添加使用非食用物质等人为特征因素导致的食品安全事件占发生事件总数的 51.21%。

(1)食用农产品种植业和养殖业的源头污染

农药、兽药滥用是当前我国食品安全源头污染的重要因素。2016 年，国家食品药品监督管理总局共抽检畜禽肉及副产品、水产品、鲜蛋、蔬菜和水果 5 类农产品的 190 个农药、兽药残留项目，5 类农产品中均检出了不合格样品，占农药、兽药残留不合格样品量的 71.7%，涉及 43 个项目。这表明我国农药、兽药残留问题仍然突出。

重金属、真菌毒素污染物成为粮食安全的长期隐患。粮食重金属污染物主要是镉、砷、铅、汞等。从粮食部门的检测情况来看，重金属总超标率达9%以上。从地域分布来看，超标率较高的是南方和西南方的粮食产区，且重金属种类与土壤中的金属污染一致，由此说明，地缘污染与环境重金属污染密切相关。在真菌毒素方面，据联合国粮农组织统计，全球每年有25%的粮食受到真菌毒素的污染，每年粮食及食品损失达到10亿t。我国每年有3100多万t粮食在各个环节受到真菌毒素污染，约占粮食年总产量的6.2%。如采取科学的农产品真菌毒素防控措施，我国每年能减少损失约850多亿元人民币。

(2)食品制造、加工、流通及餐饮环节的食品质量安全

超范围、超限量使用食品添加剂是食品工业环节较突出的食品安全问题。2016年，国家食品药品监督管理总局抽检29大类食品43个食品添加剂项目，其中27大类食品32个项目检出不合格样品，不合格产品标识产地涉及全国31个省、自治区和直辖市。2017年，全国食品流通环节的监督抽检合格率为97.8%，分别比2015年和2016年提高了0.7%和1.0%，达到了历史新高；餐饮环节的合格率为97.1%，较2016年下降了0.9%。国家食品药品监督管理总局发布的监督抽检结果汇总表明，微生物污染、超范围与超限量使用食品添加剂、质量指标不符合标准、农药残留不符合标准4类问题的样本分别占不合格样本总量的32.74%、23.85%、19.91%和9.57%。与此同时，重金属等元素污染、有机物污染、生物毒素污染也对食品安全构成了较大的威胁。

(3)进出口食品的质量安全

全球食品业不断向多领域、全链条、深层次、可持续方向发展。一方面，我国食品出口贸易总额由1991年的79.05亿美元增长到2019年的649.91亿美元，出口规模日益扩大。但我国出口食品的质量安全饱受争议，食品出口受阻的主要原因分别是：食品品质不合格、农兽药残留不合格及添加非食品添加物、不符合动物检疫规定、证书不合格、标签不合格、微生物污染、生物毒素污染、食品添加剂超标、转基因成分等。另一方面，2015—2019年我国进口食品贸易总额累计增长59.86%，年均增长11.97%，进口食品的品种几乎涵盖了全球各类食品。在此背景下，我国的食品监督管理、检验及质量标准进一步完善与明确，以确保进口食品符合我国相关法律、法规的要求。2017年，检测出不符合我国食品安全国家标准和法律、法规要求的进口食品共6631批次，较2016年增长117.98%，不合格批次的数量创历史新高。进口食品不合格的前六大原因分别是：品质不合格、证书不合格、超过保质期、标签不合格、滥用食品添加剂和微生物污染。

(二)我国食品安全问题产生的原因

我国食品安全问题产生的原因有以下4个方面(见图0－1)。

1.农产品产地源头污染严重

工业和集约型农业的快速发展与环境监管不力等因素，造成农产品产地的源头污染。目前，我国有三分之一以上的河段、超过九成的城市水域及地下水遭到不同程度的污染；耕地(污染)超标面积占全国土地面积的16%以上，中、重度污染占2.9%，且污染

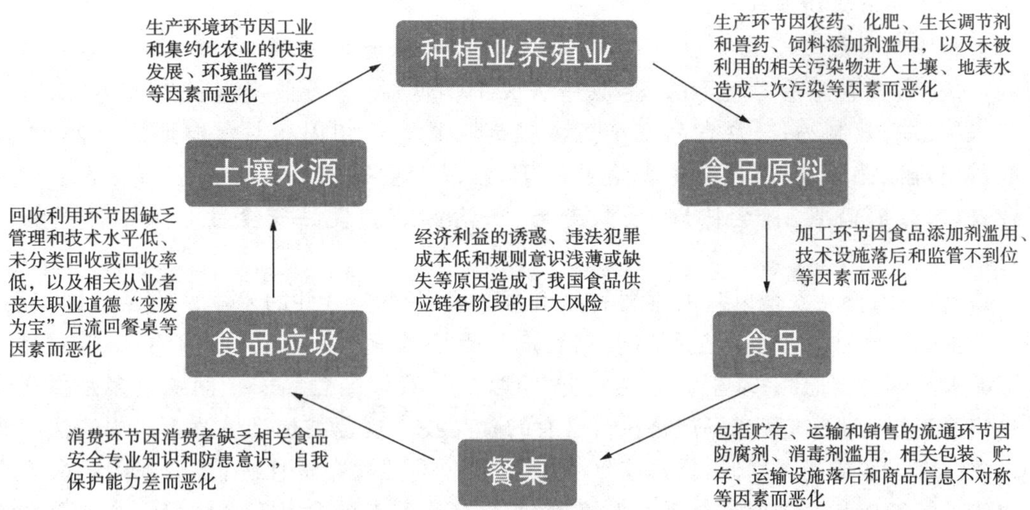

图 0－1　我国食品供应链各阶段食品安全问题恶性循环的基本情况及形成原因

资料来源：熊培芳. 中国食品安全问题现状成因及对策研究[J]. 农业与技术，2016，36(7)：175－176。

灌区不断增加。化肥/有机肥的施用是产地环境重金属的最直接来源，农药也带来有机污染物在环境介质中的大量残留，进而导致植物性食品的安全受到威胁。兽药滥用以及饲料质量安全问题则直接影响动物性食品安全。此外，工业污染被视为农产品产地环境污染的祸首，有毒、有害的化学物质可在动植物体内蓄积，通过食物链的富集作用，带来更高的人群健康风险。

2. 食品工业基础薄弱，科技支撑落后

在我国，具有“散、小、弱”特点的小作坊式食品生产大量存在，其中多数食品行业生产设备落后、资源消耗多、经济效益低下、管理人员卫生意识欠缺。它们往往通过不断降低生产成本的方式提高市场竞争力，又因为其分散式的生产和加工模式，使各级监管工作及食品安全追溯系统的施行困难重重，在法规制度不健全、执行不力的情况下易导致不安全的食品生产活动。

2018 年，全国研究与试验发展经费投入强度(与国内生产总值之比)为 2.19%，比 2017 年提高 0.4 个百分点，略低于世界经济合作组织成员国的平均水平 2.3%。因此，加大食品科学技术投入、提升食品安全配套检测技术、切实加强食品科技支撑，对于保障我国食品安全至关重要。

3. 食品安全监管新体制仍需完善

针对食品安全分段监管体制中存在的多头管理、分工交叉、职责不清等突出问题，为进一步推进市场监管综合执法、加强产品质量安全监管，让人民群众买得放心、吃得放心，2018 年国务院将国家工商行政管理总局、国家质量监督检验检疫总局、国家食品药品监督管理总局等部门的职责整合，组建国家市场监督管理总局，实行统一的市场监管。食品安全监督管理的综合协调工作由国家市场监督管理总局负责，新的食品安全监管体制效果初显，但全程无缝监管的顶层设计还有待进一步完善。

4.社会共治格局尚未形成

企业作为食品安全第一责任人，主体意识淡薄，缺乏契约精神；单一政府监管力量薄弱，对违法企业惩治力度不够，企业违法成本偏低；第三方监督力量先天不足，行业自律未形成有效制约；公众食品安全意识提高与其专业知识相对薄弱形成反差，个体维权作用难以充分发挥；社会道德滑坡严重，食品产业须进行深刻的道德反思。构建企业自律、政府监管、社会协同、公众参与、法治保障的食品安全社会共治体系势在必行。

综上，我国食品安全风险的主要特征和重大食品安全事件的基本性质及成因表明，现有的食品科学技术水平虽是影响食品安全的重要因素之一，但并非制约、影响食品安全保障水平的主要瓶颈；基于食品供应链全程体系，我国的食品安全问题更多是生产经营主体不当行为、不执行或不严格执行已有的食品技术规范与标准体系等违规违法行为等人源性因素造成的。因此，提高生产者的生产水平及社会责任感，推进我国食品安全法律体系的架构和完善标准体系的系统建设，提高消费者的食品安全意识 3 个方面的工作势在必行。

三、食品安全法律、法规与标准

我国食品安全事件频发，不仅是由于食品源头污染严重、食品企业诚信意识缺失、消费者权益缺乏保护等原因，同时也是现行法律、法规与标准体系不完善及监管模式存在盲区造成的。因此，应完善我国食品安全法律、法规体系，加强食品安全标准的制定，坚持食品安全风险监测与评估，改革食品安全监督管理体制，这样才能够切实保障国民食品安全。

（一）食品安全法律

1.《中华人民共和国食品安全法》的作用

2009 年 2 月 28 日第十一届全国人民代表大会常务委员会第七次会议通过《中华人民共和国食品安全法》，同年 6 月《中华人民共和国食品卫生法》废止。《中华人民共和国食品安全法》于 2015 年 4 月 24 日第十二届全国人民代表大会常务委员会第十四次会议修订，2018 年 12 月 29 日第十三届全国人民代表大会常务委员会第七次会议第一次修正，2021 年 4 月 29 日第十三届全国人民代表大会常务委员会第二十八次会议第二次修正。

《中华人民共和国食品安全法》以法律形式固定监管体制改革成果、完善监管制度机制，解决当前食品安全领域存在的突出问题，以法治方式维护食品安全，为最严格的食品安全监管提供体制制度保障，对规范食品生产经营活动、防范食品安全事故发生、保障食品安全发挥了重要作用，我国食品安全整体水平得到提升，食品安全形势总体稳中向好。

2.《中华人民共和国食品安全法》的适用范围

在中华人民共和国境内从事下列活动，应当遵守《中华人民共和国食品安全法》：

①食品生产和加工（食品生产），食品销售和餐饮服务（食品经营）；

②食品添加剂的生产经营；

③用于食品的包装材料、容器、洗涤剂、消毒剂和用于食品生产经营的工具、设备(食品相关产品)的生产经营;

④食品生产经营者使用食品添加剂、食品相关产品;

⑤食品的贮存和运输;

⑥对食品、食品添加剂和食品相关产品的安全管理。

供食用的源于农业的初级产品(食用农产品)的质量安全管理,遵守《中华人民共和国农产品质量安全法》的规定。但是,食用农产品的市场销售、有关质量安全标准的制定、有关安全信息的公布和《中华人民共和国食品安全法》对农业投入品作出规定的,应当遵守《中华人民共和国食品安全法》的规定。

3.《中华人民共和国食品安全法》的内容

《中华人民共和国食品安全法》共10章,内容包括:①总则;②食品安全风险监测和评估;③食品安全标准;④食品生产经营;⑤食品检验;⑥食品进出口;⑦食品安全事故处置;⑧监督管理;⑨法律责任;⑩附则。

《中华人民共和国食品安全法》的特点:①更加突出预防为主、风险防范,进一步完善食品安全风险监测、风险评估和食品安全标准等基础性制度,增设生产经营者自查、责任约谈、风险分级管理等重点制度,重在消除隐患和防患于未然。②建立最严格的全过程监管制度。对食品生产、销售、餐饮服务等各个环节及食品生产经营过程中涉及的食品添加剂、食品相关产品等有关事项,有针对性地补充、强化相关制度,提高标准,全程监管。③建立最严格的各方法律责任制度。综合运用民事、行政、刑事等手段,对违法生产经营者施行最严厉的处罚,对失职渎职的地方政府和监管部门施行最严格的追责。④实行食品安全社会共治,充分发挥消费者、行业协会、新闻媒体等方面的监督作用,引导各方有序参与治理,形成食品安全社会共治局面。

(二)食品安全法规

食品安全法规体系是由食品安全法及实施条例与相关法规和各种食品安全的管理规定、技术规范、制度等共同构成的。在一定程度上,食品安全法是整个食品安全法规体系的根基,具有指导性作用;食品安全法规、管理规定、技术规范及制度则是体系的有力支撑,提供了实际监督管理过程的具体方法与依据。

近30年适用于我国餐饮业主要的食品安全法规见表0-2。

表0-2 近30年适用于我国餐饮业主要的食品安全法规

发布年份	发布部门	食品安全法规
1995年	全国人民代表大会常务委员会	中华人民共和国食品卫生法
1996年	卫生部	学生集体用餐卫生监督办法
1999年	卫生部	食物中毒事故处理办法
2000年	卫生部	餐饮业食品卫生管理办法
2002年	教育部、卫生部	学校食堂与学生集体用餐卫生管理规定
2005年	卫生部	餐饮业和集体用餐配送单位卫生规范

续表

发布年份	发布部门	食品安全法规
2005 年	卫生部	食品卫生许可证管理办法
2007 年	卫生部	食品卫生监督量化分级管理指南
2009 年	全国人民代表大会常务委员会	中华人民共和国食品安全法
2010 年	卫生部	餐饮服务许可管理办法
2010 年	卫生部	餐饮服务食品安全监督管理办法
2011 年	国家食品药品监督管理局	餐饮服务食品安全操作规范
2011 年	国家食品药品监督管理局	餐饮服务食品采购索证索票管理规定
2011 年	国家食品药品监督管理局	餐饮服务单位食品安全管理人员培训管理办法
2014 年	商务部、国家发展和改革委员会	餐饮业经营管理办法(试行)
2015 年	国家食品药品监督管理总局	食品经营许可管理办法
2017 年	国家食品药品监督管理总局	网络餐饮服务食品安全监督管理办法
2017 年	国家食品药品监督管理总局	食品经营许可管理办法(修正)
2018 年	国家市场监督管理总局	餐饮服务食品安全操作规范(修订)
2019 年	教育部、 国家市场监督管理总局、 国家卫生健康委员会	学校食品安全与营养健康管理规定
2020 年	国家市场监督管理总局	网络餐饮服务食品安全监督管理办法(修订)
2021 年	全国人民代表大会常务委员会	中华人民共和国食品安全法(修正)
2021 年	全国人民代表大会常务委员会	中华人民共和国反食品浪费法

由表 0－2 可以看出，随着社会经济的发展，我国餐饮食品安全法规体系不断丰富和完善，以适应食品安全新形势、新变化的需要，从制度上确保食品安全。例如，2018 年 1 月 1 日起施行的《网络餐饮服务食品安全监督管理办法》，就是为了解决“互联网＋餐饮服务”新兴业态快速发展带来的网络餐饮安全问题。2021 年 4 月 29 日施行的《中华人民共和国反食品浪费法》，其背景是中国粮食产量尽管连年丰收，但粮食产量中长期供求仍呈紧平衡状态，影响粮食安全的潜在风险隐患依然存在，同时我国餐饮业食品浪费情况依然严重，因此，该法实施正当其时。

(三)食品安全标准

《中华人民共和国食品安全法》规定：“制定食品安全标准，应当以保障公众身体健康为宗旨，做到科学合理、安全可靠。”食品安全标准是指为了保证食品安全，针对食品生产经营过程中影响食品安全的各种因素以及各关键环节所规定的统一技术要求，是具有法律效力的技术规范的总称，是保障公众身体健康的重要技术支撑。食品安全标准是规范和统一食品生产和经营行为的技术依据，是食品安全评价的最重要依据，也是食品安全管理和执法的重要手段，更是引导食品生产、加工和消费的重要指南。

1.食品安全标准分类

(1)按制定主体(级别)分类

依据《中华人民共和国标准化法》,标准可分为国家标准、行业标准、地方标准和团体标准、企业标准。国家标准分为强制性标准、推荐性标准,行业标准、地方标准是推荐性标准。强制性标准必须执行。国家鼓励采用推荐性标准。

①国家标准。国家标准代号为GB(强制性标准)或GB/T(推荐性标准)。字母“GB”是国标两个字汉语拼音首字母的大写,字母“T”表示“推荐”的意思。国家标准一经批准发布实施,与其重复的行业标准、地方标准即行废止。

②行业标准。制定食品行业标准的部门有:农业农村部标准代号为NB/T、商业部标准代号为SB/T、工业和信息化部标准代号为QB/T。

③地方标准。代号由“DB”加上省、自治区、直辖市行政区划代码前两位数字,再加上“/T”组成,如陕西省地方标准的代号为“DB61/T”。

④团体标准。国家鼓励相关社会团体和产业技术联盟制定和执行团体标准。团体标准代号由“T”加“/社会团体代号”组成。

⑤企业标准。企业标准在本企业范围内适用,企业标准的技术要求不得低于强制性国家标准的相关技术要求,国家鼓励企业制定高于推荐性标准相关技术要求的企业标准。企业标准的代号由“Q”加“/企业代号”组成。

(2)按内容分类

食品安全标准按内容分类可以分为以下几类。

①食源性健康危害物质的限量标准。这类标准是食品安全标准中最基本、最核心的标准,规定了食品中各种有害元素的最高限量,使消费者在终生/每日消费某一食品时,健康得到保障而不受伤害。

②食品生产卫生规范。这类标准是食品安全标准中最具有控制意义的标准,对食品生产加工条件、方法及卫生管理措施等相关行为作出规定,故又称为行为标准,体现了过程控制的管理理念。

③食品中各种致病物质及其他相关成分的检验方法标准。这类标准是对食品生产经营者执行有关法律、法规,特别是对卫生规范及其他控制措施的情况和效果进行鉴定与评价,及时发现问题,并作为承担法律责任的直接依据。

2.食品安全标准的内容

《中华人民共和国食品安全法》规定,食品安全标准应当包括下列内容:

①食品、食品添加剂、食品相关产品中的致病性微生物,农药残留、兽药残留、生物毒素、重金属等污染物质以及其他危害人体健康物质的限量规定;

②食品添加剂的品种、使用范围、用量;

③专供婴幼儿和其他特定人群的主辅食品的营养成分要求;

④对与卫生、营养等食品安全要求有关的标签、标志、说明书的要求;

⑤食品生产经营过程的卫生要求;

⑥与食品安全有关的质量要求;

⑦与食品安全有关的食品检验方法与规程;

⑧其他需要制定为食品安全标准的内容。

3. 食品安全标准中的评价指标

食品安全标准中的评价指标有感官指标、理化指标和微生物指标等，见表0－3。

表0－3　食品安全标准中的评价指标

类别	指标的内容	指标举例
感官指标	食品的颜色、气味和组织形态	色度、气味、口味、黏度、弹性、硬度、透明度、质地均匀度等
理化指标	各种有毒/有害物质的最高允许残留量、具有食品安全意义的营养素最低限量，并制定统一的食品理化指标测定方法	蔬菜农药残留量、肉制品亚硝酸钠残留量、鸡精可溶性含氮量等
微生物指标	应加以控制或限制的含菌种类和数量，并制定统一的食品微生物指标检验方法	菌落总数、大肠菌群、霉菌总数、致病菌等

资料来源：汪志君. 餐饮食品安全[M]. 北京：高等教育出版社，2010。

（四）食品安全风险监测与评估

我国于2010年发布了《食品安全风险监测管理规定（试行）》，第一次对食品安全风险监测进行了法律界定与约束。食品安全风险监测是通过系统和持续地收集食源性疾病、食品污染以及食品中有害因素的监测数据和相关信息，并进行综合分析和及时通报的活动。

食品安全风险评估是对食品及食品添加剂中生物性、化学性和物理性危害对人体健康可能造成的不良影响进行科学评估，可作为制定、修订食品安全标准和对食品安全实施监督管理的科学依据。食品安全风险评估包括危害识别、危害特征描述、暴露评估和风险特征描述4个部分。

危害识别是指识别或确认可能存在于某种或某类特定食品中，并且可能对人体健康产生不良影响的生物、化学和物理因素。危害特征描述是指对存在于食品中可能对健康产生不良影响的生物、化学和物理因素性质的定性和（或）定量评价。暴露评估是指对于食品的可能摄入或通过其他有关途径接触的生物、化学和物理因素定性或定量评价。风险特征描述是指根据危害识别、暴露评估和危害特征描述，对某一给定人群的已经或潜在对人体健康的不良影响发生的可能性和严重程度进行定性或定量的估计，其中包括伴随的不确定性。

食品安全风险评估的作用：①确认各种危害风险的大小，预测食品发生问题的种类、可能性以及后果的严重性，制定或调整风险控制措施，并积极与有关各方进行沟通，从而建立安全的食品链，保障食品安全；②对确认的各类危害风险提出管理措施，对食品生产、检验和管理等提出建议；③为政府有关方面实施食品安全监督管理提供依据。

（五）食品安全监督管理

食品安全监督管理是指国家职能部门对食品生产、流通企业的食品安全行使监督管理的职能。食品安全监督管理的具体工作是负责食品生产加工、流通环节食品安全的日常监管;实施生产许可、强制检验等食品质量安全市场准入制度。

多年来,食品安全监督管理体制存在多头管理、分段管理、权责不清等问题,严重制约了食品安全监督管理效率。2013 年,国家食品药品监督管理总局成立。按照新的监管体制,主要由 3 个部门进行监管:农业部主管全国初级使用农产品生产的监管工作,国家卫生计生委负责食品安全风险评估与国家标准的制定工作,国家药品监督管理总局对食品的生产、流通以及消费环节实施统一监督管理。这一监管模式是我国探索"从田间到餐桌"食品供应链全程无缝监管的新举措。2018 年,国家食品药品监督管理总局的职责纳入新成立的国家市场监督管理总局,由国家市场监督管理总局负责食品安全监管工作。

(六)食品安全法律、法规对餐饮业的指导意义

《中华人民共和国食品安全法》强调了食品安全监管中经营者的主体责任。餐饮行业作为食品供应链的最终环节,是食品安全问题的累积性及复杂性的集中体现。为了保障餐饮业食品安全,依据食品安全法律、法规及标准,餐饮服务提供者应做到:①制定并实施原料采购控制要求,确保所购原料符合食品安全标准;②在制作加工过程中检查待加工的食品及原料,发现有腐败变质或者其他感官性状异常的,不得加工或者使用;③定期维护食品加工、贮存、陈列等设施、设备;④定期清洗、校验保温设施及冷藏、冷冻设施;⑤按照要求对餐具、饮具进行清洗、消毒,不得使用未经清洗和消毒的餐具、饮具;⑥既认真学习、宣传贯彻《中华人民共和国食品安全法》《餐饮服务食品安全操作规范》等相关法律、法规,又积极推行危害分析与关键控制点(HACCP)体系等先进管理工作。

【知识链接 0－1】

2019 年 4 月 18 日,中国烹饪协会食品安全工作委员会在北京成立,其成员由从事我国食品餐饮业法规政策、国家标准制定和教育教学培训等行业的著名专家、学者,行业内重点餐饮企业中具有食品安全方面丰富工作经验的一线专家,及首批 50 余家近年来在食品安全工作中表现突出的餐饮产业链品牌企业组成。组建食品安全工作委员会顺乎国情民意,既满足了人民群众对美好生活的向往,也表达了餐饮人敢于挑战自我、勇于承担食品安全社会责任,在不断提高对经济贡献度的同时,接受社会监督共治,保障人民群众"舌尖上的安全"。

【思考与训练】

一、解释基本概念

食品,食品安全,食品卫生,食品质量,食品供应链,食品安全风险,食品安全社会共治,食品安全标准,食品安全风险监测,食品安全风险评估,食品安全监督管理

二、问答题

1. 食品安全与食品卫生、食品质量的区别是什么？
2. 目前我国食品安全存在的主要问题有哪些？
3. 我国食品安全问题产生的原因是什么？

单元一　食品安全基础

【知识目标】

1. 了解食品安全危害的种类，理解各种食品安全危害发生的原因和途径。
2. 了解各种食品安全危害对人体健康的影响，理解食品污染的预防措施。
3. 了解微生物污染食品的检验方法与指标，了解三大营养物质腐败变质的特点。
4. 了解转基因食品的定义及其安全性问题。
5. 理解食品添加剂的使用管理办法。

【能力目标】

1. 能够应用食品的感官检验方法评价食品腐败变质的情况。
2. 能够应用各种防控食品安全危害的措施避免人体受到食品污染的伤害。
3. 能够将烹饪加工过程中所产生的化学性危害降到最低程度。
4. 能够有意识地选择未受污染的烹饪原料。

食品安全危害是指在食品供应链中可能对健康产生有害影响的生物性、化学性或物理性因子或因素。安全的食品应该不含有任何危害因素，人们食用后不会引起疾病、伤害或危险等不良的健康影响。为了保障食品安全，应在食品生产、经营过程中避免食品遭受污染。食品污染是指在各种条件下，外来的、影响食品食用价值和食品安全的生物性、化学性、物理性的病原物质进入食品的过程。食品安全危害可分为生物性危害、化学性危害和物理性危害 3 类。

项目一　食品的生物性危害及预防

食品的生物性危害是指微生物、寄生虫、媒介昆虫等对食品从原料的种植、养殖、收获、捕捞、屠宰到加工、销售等过程中的任何环节所造成的污染。微生物污染是造成食品生物性危害的主要方式，主要包括细菌与细菌毒素、霉菌与霉菌毒素以及病毒等的污染。微生物是自然界中形体微小、结构简单的低等生物的总称。微生物一般包括细菌、霉菌、酵母菌、放线菌、病毒、支原体、螺旋体等。微生物的特点有：①体形微小；②结构简单；③生长繁殖快；④容易引起变异；⑤数量多，分布广。

一、细菌性危害

【案例 1－1】食品腐败变质引起的食物中毒

2015 年 5 月 22 日下午，济南市平阴县某小学有 26 名同学出现腹痛、腹泻、恶心、发热等症状。平阴县疾病预防控制中心专业人员对该事件进行了现场流行病学调查、卫生学调查和实验室检测，认定该事件为一起由于食用腐败变质鸡肉引起的食物中毒事件，导致中毒的食物为土豆炖鸡肉。经采集检验，在该起事件同批次冷冻鸡肉中，挥发性盐基氮的含量严重超标。挥发性盐基氮是检验肉、鱼、蛋类食品鲜度的重要指标，其含量越高表明氨基酸被破坏得越多，导致食物中毒风险越大。

2008 年 7 月，哈尔滨市某小学数十名学生身体不适，出现恶心、呕吐、腹痛、腹泻等症状。经哈尔滨市疾病预防控制中心相关部门检验，原因为学生食用了腐败变质的“香酥蒸干”。该“香酥蒸干”带有强烈的辛辣刺激性气味，酸价含量严重超标，食品质量不合格。学生被确诊为食物中毒。

在日常生活、餐饮工作中，若不重视饮食安全或操作不当，食品很容易被细菌等微生物污染。当条件适宜时，微生物就会大量繁殖或产生毒素，从而给人类健康造成重大危害。

问题：食品中腐败菌的来源是什么？评价食品腐败变质的指标有哪些？如何防止食品腐败变质？

食品中的细菌以及由细菌引起的腐败变质是食品安全受到影响的最常见有害因素之一。食品中的细菌包括致病性细菌（直接对人体致病）、相对致病性细菌（在一定条件下致病）和非致病性细菌。食品中的细菌绝大多数是非致病性细菌，这类细菌对人体本身无害，却是食品腐败变质的主要原因，也是评价食品卫生与安全的重要指标，而且这类细菌往往与食品出现特异颜色、气味、荧光以及相对致病性有关。食品中常见的非致病性细菌有：①假单胞菌属；②微球菌属、葡萄球菌属；③芽孢杆菌属；④肠杆菌科各属；⑤弧菌属与黄杆菌属；⑥嗜盐杆菌属与嗜盐球菌属；⑦乳杆菌属。

（一）食品中细菌性危害的来源

食品中细菌性危害主要来自原料、加工及贮藏过程。当运输工具、容器具不符合卫生条件时，也会造成食品在运输、销售过程中的细菌污染。即使是进入消费环节，一些不合理的操作也会引起食品的细菌性危害，如生熟不分、食品在冰箱中存放时间过长、烹饪用具不卫生等。

在生产中，通常把作为食品原料的动植物本身带有微生物而造成的食品污染称为内源性污染，也称第一次污染（初始污染），如畜禽的病原细菌（布鲁氏杆菌）和植物中的病原细菌（黄单胞杆菌）等；把食品在生产加工、运输、贮存、销售、食用过程中，通过水、空气、人、动物、机械设备及用具等发生微生物污染的称为外源性污染，也称第二次污染（次生污染）。

（二）食品的腐败变质

微生物的作用是引起食品腐败变质的最重要原因。微生物在生长繁殖过程中能够产生分解食品的酶，从而引起食品成分降解，使食品发生腐败变质。食品腐败变质实质上是食品中的蛋白质、脂肪、碳水化合物等的分解过程，其程度常因食品的种类、微生物的种类和数量，以及其他条件的影响而有所差异。

1. 食品中蛋白质的分解

肉、鱼、禽、蛋、奶及豆类等食品所含的蛋白质受腐败菌作用而分解，会产生酮酸、羧酸、胺类、粪臭素和吲哚等，故以蛋白质分解为此类食品腐败变质的特征。

对食品腐败变质的鉴定，一般从感官、物理、化学和微生物 4 个方面来确定其适宜指标。①感官指标：鉴定富含蛋白质的食品是否腐败变质，以感官指标最为敏感可靠，因为蛋白质分解后的特征是出现恶臭，通过嗅觉就可以判定极轻微的食品腐败变质。②物理指标：蛋白质分解时，小分子物质增多，食品浸出物量增加，浸出液黏度上升、冰点下降，电导率、折光率、pH 也发生变化。③化学指标：目前评价食品腐败变质程度的化学指标主要为挥发性盐基氮（TVB－N）。挥发性盐基氮（TVB－N）是指动物性食品由于酶和细菌的作用，在腐败变质的过程中，使蛋白质分解而产生氨以及胺类等碱性含氮物质。此类物质具有挥发性，其含量越高，表明氨基酸被破坏得越多，反映食品腐败变质的程度越大。④微生物指标：主要有菌相、菌落总数、大肠菌群数。对食品进行微生物菌数测定，可反映食品微生物污染的程度及是否发生腐败变质。一般认为，当食品中的活菌数达 10^8CFU/g 时，即处于腐败初期。

2. 食品中脂肪的酸败

食品中脂肪的酸败以油脂的自身氧化为主。食用油脂与食品中脂肪的酸败程度，与微生物污染程度、脂肪的饱和程度、紫外线、氧气、水分、天然抗氧化物、某些金属离子及微生物和食品中的酶等多种因素的影响有关。能分解脂肪的微生物主要是霉菌，其次是细菌和酵母菌。脂肪酸败会形成酸、酮、醛、酯类物质并产生刺激性气味，即哈喇味；肉、鱼类食品会变黄，有酸、苦味；肉类的超期氧化、鱼类的“油烧”现象等都是油脂酸败鉴定中较为实用的指标。

3. 食品中碳水化合物的分解

以碳水化合物为主的分解，通常称为发酵或酵解。碳水化合物的分解可以生成各种碳水化合物的低级分解产物，如醇、醛、酮、羧酸、二氧化碳及水。食品腐败变质则以酸度升高、产气、出现醇类气味为特征，因此以测定酸度作为此类食品腐败变质的指标。

（三）食品腐败变质的检验

1. 感官检验

（1）视觉检验

通常，食品带有其特有的颜色、光泽、形态和透明度。食品腐败变质时，其颜色、光泽、形态和透明度也发生着相应变化。通过观察食品表面有无霉斑、虫蛀、异物等，可以判断食品的新鲜、成熟及腐败程度。

（2）嗅觉检验

嗅觉检验是以嗅觉检验食品的气味，常用于肉、鱼及海产品的检验。

（3）触觉检验

触觉检验主要是通过手的触、摸、捏、搓等动作，感知食品的轻重、软硬、脆韧、弹性、黏稠、滑腻等性质，检查食品的组织状态、新鲜程度、有无吸潮硬结或龟裂崩解现象。

（4）味觉检验

味觉检验通常在食品经视觉、嗅觉检验基本正常的情况下进行，以品评食品应有的滋味。

2. 理化检验

理化检验是指对食品的理化性质及化学性污染物进行定性鉴定和定量测定，一般要求在实验室借助各种分析仪器、试剂等对食品的物理指标和化学指标进行分析检验，并与国家有关食品质量标准比较，以确定其营养卫生质量。

3. 微生物检验

评价食品卫生质量的细菌学指标主要有两个：一是菌落总数；二是大肠菌群。

（1）菌落总数

食品中的细菌数量是指单位食品（1 g、1 mL、1 cm^2）中所含细菌的个数（不考虑细菌的种类），常用菌落总数来表示。一般是在营养琼脂培养基、37℃±0.5℃、pH 为 7.0 条件下，培养 48 h～72 h 所得的菌落数。其卫生学意义为：①是食品清洁状态的标志，利用它可起到监督食品卫生质量的作用；②能预测食品的贮藏期，食品中的细菌越多，对食品的分解能力越快，食品的贮藏期就越短。

（2）大肠菌群

大肠菌群包括肠杆菌科的埃希氏菌属、柠檬酸杆菌属、产气肠杆菌属和克雷伯菌属，它们都来自温血动物的肠道，为革兰氏阴性杆菌，需氧与兼性厌氧，不形成芽孢，在 35℃～37℃条件下能发酵乳糖产酸、产气。由于其具有以下 5 个特点，故常被作为食品卫生质量鉴定的指标：①数量多，是温血动物肠道的优势菌，检出率高；②在外界存活时间与肠道致病菌基本一致；③对杀菌剂的抵抗力与肠道致病菌一致；④操作简单，不需要复杂的检测设备；⑤灵敏度高，食品中的粪便污染只要达到 0.001 mg/kg，即可检出大肠菌群。

我国以 100 g 或 100 mL 食品中大肠菌群的近似数表示食品中大肠菌群可能存在的数量，简称大肠菌群最近似数（MPN）或大肠菌值。大肠菌值的食品卫生学意义为：可作为食品卫生质量的鉴定指标。一是可以判断食品是否受到温血动物粪便的污染，大肠菌值的高低表明粪便污染的程度；二是作为肠道致病菌污染食品的指示菌。

(四)防止食品腐败变质的措施

1.低温贮藏

低温贮藏包括冷藏和冷冻。冷藏是将预冷后的食品放在高于冰点(0℃)的环境中进行贮藏的方法,一般温度为－2℃～15℃,常用温度为4℃～8℃,贮藏期一般为几天至数周。冷冻是将食品冻结后,将其置于保持冻结状态的温度下贮藏的方法,常用温度为－23℃～－12℃,以－18℃最适用,贮藏期可达数月甚至数年。严格执行"急速冻结,缓慢化冻"的原则,有利于保持食品(尤其是生鲜食品)的品质。

2.高温贮藏

高温贮藏是将食品进行高温处理,杀灭食品中的微生物,以防止食品腐败变质的方法。食品经过高温处理后,若结合密封、真空和低温等方法,可长期贮存。

3.脱水贮藏与干燥贮藏

脱水贮藏是将食品中的水分降低到微生物生长繁殖所必需的水分含量以下的一种贮藏食品的方法。如对于细菌,食品中水分含量应降至10%以下,酵母菌为20%以下,霉菌为13%～16%,在此条件下,微生物均不易生长。干燥贮藏是利用热能的传导或对流等方式对食品进行去湿处理,以贮藏食品的方法。

4.防腐剂贮藏

防腐剂是指能抑制食品中微生物的繁殖,防止食品腐败变质的物质。常用的食品防腐剂有苯甲酸及其钠盐类、山梨酸及其钾盐类、丙酸及其盐类、对羟基苯甲酸酯类和乳酸链球菌素等。

5.腌渍与烟熏贮藏

对食品进行腌渍多采用盐腌和糖渍两种方式。通常,当食品中的食盐含量达到8%～10%时,可以抑制大部分微生物繁殖。但过多食盐摄入对人体健康不利,如引起血压升高等。使用高浓度(60%～65%)糖液作为高渗溶液来抑制微生物繁殖也是一种常用的食品贮藏方法,糖渍食品应在密封和在防湿条件下贮藏,否则容易吸水降低防腐效果。烟熏主要是利用木材燃烧产生的烟中所含有的酚类等抑菌物质,加上熏制产生的脱水作用及食品中所含的食盐等,使熏制食品具有一定的防腐作用。但是,熏制食品中含有可能致癌的物质多环芳烃,对人体健康不利。

6.提高氢离子浓度贮藏

乙酸在溶液中可电离产生氢离子,氢离子通过影响微生物代谢酶的活性和微生物细胞膜的电动势而抑制微生物的生长繁殖,从而可起到食品防腐的作用,常用的方法是醋渍。

7.食品辐照贮藏

红外线、远红外线、微波等辐射线,可用于食品灭菌、杀虫、抑制发芽等,以延长食品的贮藏期。目前,加工和试验中常用的辐照源有^{60}Co和^{137}Cs产生的γ射线以及电子加速器产生的低于10MeV(兆电子伏)的电子束。

二、病毒性危害

【案例 1－2】感染 H7N9 型禽流感病例

2013 年 2 月末，我国上海和安徽两地首次报道了人感染 H7N9 型禽流感病例。同年，全国人感染 H7N9 型禽流感病例总数为 139 例，其中死亡 47 例，病死率约为 34%。自此，我国每年冬、春季节均会出现禽流感的暴发流行。2016 年全年，我国人感染 H7N9 型禽流感病例总数为 264 例，死亡 73 例。统计数据显示，我国感染禽流感的病例数呈上升趋势。

问题：常见传染病毒有哪些危害？其传染源及传播途径有哪些？应采取哪些防控措施？

（一）病毒的基本特征

病毒区别于其他微生物的主要特征为：①个体极其微小，必须用电子显微镜才能看得见，一般可通过细菌过滤器；②无完整的细胞结构，是仅由核酸和/或蛋白质组成的微生物；③专性寄生于活体细胞内，只能在宿主——动物、植物或者人体内进行繁殖；④对抗生素不敏感，但对干扰素敏感。

当食源性疾病暴发时，病毒可能来自被污染的环境、原料本身或操作人员。因此，病毒污染食品的途径一般有：①动植物原料在环境中感染了病毒，如 1988 年上海暴发的甲型肝炎流行事件；②原料动物携带病毒，如动物携带导致疯牛病的朊病毒；③食品加工人员携带病毒，如乙肝患者。

（二）常见病毒性危害及预防

1. 甲肝病毒

（1）生物学特性

甲肝病毒（HAV）是一种极其微小（直径约为 27 nm）、通过粪-口途径传播的病毒。甲肝病毒在低温环境下较稳定，在高温环境下可被破坏，因此，甲型肝炎多发于冬季和早春。此病毒能在海水中长期生存，且能在沉积物中存活一年以上。

（2）甲肝病毒的传播

甲肝病毒主要通过消化道传播，人与人的直接接触是最主要的传播方式，其次是通过被污染的水和食品传播。如毛蚶、蛤类、牡蛎、蟹等水产品引起的甲型肝炎暴发流行事件屡见不鲜。1988 年，上海发生甲型肝炎暴发性事件，共有 31 万人染上甲肝病毒，30 余人死亡，其原因是一些上海市民食用了未经彻底加热和消毒的带有甲肝病毒的毛蚶。

（3）预防措施

正确烹饪加工食品并将其加热至推荐的温度；不生食海鲜；不吃半生不熟的食品；贝壳类食品来源要可靠；搞好个人卫生；食品从业人员必须保持良好的卫生习惯，并在作业前及如厕后彻底地清洁手和指甲。

2. 疯牛病病毒

(1)生物学特性

疯牛病又称牛海绵状脑病，具有传播性，是一类可侵犯人类和动物中枢神经系统的致死性疾病，潜伏期长，病程短，病死率为100%。人感染疯牛病病毒后患“雅克氏症”，发病后表现为进行性痴呆、记忆丧失、共济失调、震颤、神经错乱，最终死亡。

(2)疯牛病病毒的传播

感染疯牛病病毒主要是由于给健康牛喂食了含有疯牛病因子的饲料(如病牛或病羊的尸体)，如果人食用了染病牛肉或用其加工的食品，也有可能被感染。疯牛病病毒有很强的生命力和感染力，耐受高热，普通煮沸等食品灭菌方法对其无效；其耐受紫外线照射，对许多化学药物也有抵抗性。

(3)预防措施

实施食品安全质量控制体系，杜绝疯牛病病毒传播。一旦发现感染病牛，必须立即宰杀、焚烧并掩埋。

3. 禽流感病毒

(1)生物学特性

禽流感病毒(AIV)属于甲型流感病毒，多发于禽类，一些亚型也可感染各种哺乳动物及人类等。禽流感病毒在粪便中可存活一周，在水中可存活一个月，在pH<4.1的条件下也具有存活能力。禽流感病毒目前可分为15个H亚型(H1～H15)和9个N亚型(N1～N9)。感染人的禽流感病毒亚型主要为H5N1、H9N2、H7N7、H7N9，其中感染H5N1型禽流感病毒的患者病情重、病死率高；感染H7N9型禽流感病毒的患者一般表现为发热、咳嗽、咳痰、头痛、肌肉酸痛和全身不适，重症患者多出现重症肺炎、呼吸困难，伴有咯血痰，有的进展为急性呼吸窘迫综合征、感染性休克及多器官功能障碍综合征，甚至死亡。

(2)禽流感病毒的传播

火鸡和鸡等陆禽最易感染禽流感病毒，发病率和病死率都很高；鸭和鹅等水禽也易感染，并可带毒或隐性感染，有时也会大量死亡。据国外文献报道，高致病性禽流感病毒可通过鸡蛋传播。

禽流感一般发生在春季和冬季。通常禽流感病毒与人流感病毒存在受体特异性差异，禽流感病毒是不容易感染给人的，个别造成人感染发病的禽流感病毒可能是发生了变异的病毒。

(3)预防措施

禽流感病毒主要经呼吸道传播，也可通过直接接触感染的禽类的分泌物和排泄物感染。日常生活中，要勤洗手，远离家禽的分泌物，接触过禽类或禽类粪便后要用消毒液和清水彻底清洁双手，避免到疫区旅行；养成良好的个人卫生习惯，咳嗽时用手或卫生纸捂住嘴；加强室内空气流通，每天开窗1次～2次换气0.5 h。禽流感病毒对热比较敏感，65℃条件下加热30 min或煮沸2 min以上可灭活。因此，吃禽肉要煮熟、煮透，食用鸡蛋时先用流动水清洗蛋壳，烹饪加热要充分，不吃生的或半生的鸡蛋 。

4. 口蹄疫病毒

(1)生物学特性

口蹄疫是由口蹄疫病毒感染引起的偶蹄动物共患的急性、热性、接触性传染病，最易感染的动物是牛、猪、骆驼、羊、鹿等。患口蹄疫的动物会出现发热、跛行和在皮肤与皮肤黏膜上出现泡状斑疹等症状。人一旦受到口蹄疫病毒感染，经过 2 d～18 d 的潜伏期后突然发病，表现为发烧，口腔干热，唇、齿龈、舌边、颊部、咽部潮红，出现水泡（手指尖、手掌、脚趾），同时伴有头痛、恶心、呕吐或腹泻。患者在数天后痊愈，预后良好，但有时可并发心肌炎。患者对人基本无传染性，但可把病毒传染给牲畜，再度引起牲畜间口蹄疫流行。

(2)口蹄疫病毒的传播

病畜和带毒畜是主要的传染源，它们既能通过直接接触传染，又能通过间接接触（如分泌物、排泄物、畜产品、污染的空气、饲料等）将口蹄疫病毒传染给易感动物。口蹄疫病毒的主要传播途径是消化道和呼吸道、损伤的皮肤、黏膜以及完整的皮肤（如乳房皮肤）等。另外，口蹄疫病毒还可通过空气、尿、奶、精液和唾液等物质传播。

(3)预防措施

捕杀染毒动物，消除传染源；对口蹄疫的预防措施主要是在常发地区定期注射口蹄疫疫苗，提高易感动物的免疫水平。

三、霉菌性危害

【案例 1-3】一起霉菌引起的食物中毒事件

2007 年 9 月 18 日晚，河南省灵宝市卫生防疫站接到阳店镇卫生院关于村民发生集体食物中毒事件的报告：有 24 名村民出现恶心、呕吐、头晕、头痛、腹痛、腹泻、发热、口唇发麻等症状，怀疑是食物中毒。经调查，发病的 24 名村民均于当天中午或下午食用了一名商贩加工的石子烧饼。灵宝市卫生防疫站检验科根据流行病学调查、患者临床表现及实验室检测，判定本次事件是由食用使用霉变面粉加工的石子烧饼引起的食物中毒。

问题：霉菌中毒的原因是什么？其危害有哪些？预防措施有哪些？

（一）霉菌的基础知识

1. 霉菌与霉菌毒素

凡是生长在食品或营养基上形成绒毛状、蜘蛛网状菌丝的真菌统称为霉菌，霉菌的基本结构包括菌丝和孢子。霉菌的形态和构造比细菌复杂，有的为单细胞，有的为多细胞。

霉菌毒素是霉菌在其所污染的食品中产生的有毒代谢产物，目前已知的霉菌毒素有 200 种左右。与食品安全关系密切的霉菌毒素主要有黄曲霉毒素、赭曲霉毒素、杂色曲霉素、单端孢霉烯化合物以及展青霉素、橘青霉素、黄绿青霉素等。

霉菌中毒的临床表现有急性中毒、慢性中毒、致癌、致畸和致突变等。

2.霉菌的发育和产毒条件

霉菌产毒需要一定的条件，影响霉菌产毒的条件主要是食品基质中的水分、环境的温度和湿度及空气的流通情况。

(1)水分和湿度

霉菌的繁殖需要一定的水分活性。因此，食品中的水分含量越少(溶质浓度大)，水分活度(A_w)越小，能提供给微生物利用的水分也就越少，越不利于微生物的生长繁殖，有利于防止食品的腐败变质。

(2)温度

大部分霉菌在28℃～30℃环境中都能生长，在10℃以下和30℃以上环境中生长明显减弱，在0℃环境中几乎不生长，但个别霉菌可耐受低温。一般霉菌产毒的温度略低于最适生长温度。

(3)基质

霉菌的营养来源主要是糖和少量氮、矿物质，因此，极易在含糖的饼干、面包、粮食、水果等食品上生长。

此外，通风条件对霉菌产生毒素的影响较大。因空气流通能较好地控制水分、温度、湿度，故良好的通风条件可大幅度地降低霉菌产毒的机会，减少其对食品造成的危害。

3.主要产毒霉菌

能产生毒素的霉菌只是霉菌中的一小部分，目前已知能产毒的霉菌主要有曲霉菌属(如黄曲霉、赭曲霉、杂色曲霉、寄生曲霉等)、青霉菌属(如岛青霉、橘青霉、黄绿青霉等)、镰刀菌属(如梨孢镰刀菌、拟枝孢镰刀菌、禾谷镰刀菌等)，还有其他菌属中的绿色木霉、漆斑菌属、黑色葡萄状穗霉等。

4.霉菌污染食品的评定和卫生学意义

(1)霉菌污染食品的评定

①霉菌污染度，即单位质量或容积的食品污染霉菌的量，一般以CFU/g计。我国已制定了一些食品中霉菌菌落总数的国家标准。

②食品中霉菌菌相的构成。

(2)霉菌污染食品的卫生学意义

①霉菌污染食品可降低食品的食用价值，甚至使之不能食用。每年全世界平均有2%的粮食因为霉变而不能食用。

②霉菌如在食品或饲料中产毒，可引起人、畜霉菌毒素中毒。

(二)常见霉菌的危害

1.黄曲霉毒素

(1)黄曲霉毒素的特性与产毒条件

黄曲霉毒素(AF)是一类结构类似的化合物。目前已分离鉴定出12种以上，分为AFB_1与AFG_1两大类，结构相似，均为由二呋喃香豆素衍生的。在天然污染的食品中以AFB_1最多见，而且其毒性和致癌性也最强，故在食品安全监测中以AFB_1作为食品黄曲霉毒素污染指标。

黄曲霉毒素易溶于三氯甲烷和甲醇，不溶于水、正己烷、石油醚及乙醚，在紫外光下产生荧光，可作为鉴别依据。黄曲霉毒素耐热，在100℃条件下20 h也不能将其全部破坏，在280℃条件下发生裂解，所以一般的烹饪加热方式很难破坏黄曲霉毒素。但黄曲霉毒素在pH为9～10的强碱性条件下可被分解、破坏而失去毒性。

产生黄曲霉毒素的霉菌只有黄曲霉和寄生曲霉。湿度（80%～90%）、温度（25℃～30℃）、氧气（1%以上）均是黄曲霉生长繁殖、产毒所必要的条件。

（2）对食品的污染

黄曲霉毒素主要污染粮油及其制品，其中以花生和玉米污染最严重，麦子、大米和高粱较少被污染。

（3）黄曲霉毒素对健康的危害

黄曲霉毒素有很强的急性毒性，也有明显的慢性毒性和致癌性。

急性毒性：黄曲霉毒素为剧毒物，其毒性是氰化钾的10倍，对鱼、鸡、鸭、大鼠、豚鼠、兔、猫、狗、猪、牛、猴及人均有强烈的毒性。

国内外均有黄曲霉毒素引起人急性中毒的报道，在众多中毒事件中，以1974年印度两个邦的200个村庄暴发黄曲霉毒素中毒性肝炎最为严重，这些村庄的居民因食用霉变玉米导致中毒。症状为发烧、呕吐、厌食、黄疸，之后出现腹水、下肢浮肿，很快死亡。在尸检中可见肝胆管增生。经检测，发病者食用的玉米含AFB_1为6.25 mg～15.6 mg。

慢性毒性：长期小剂量摄入黄曲霉毒素可造成慢性损害，其主要表现是动物生长障碍、肝脏出现亚急性或慢性损伤，其他症状如体重减轻、生长发育迟缓、雌性不育或产仔少。

致癌性：①黄曲霉毒素可诱发多种动物发生癌症，试验中诱发癌症成功的实验动物有鳟鱼、鸭、鸡、大鼠、小鼠、脉鼠、猫、狗、兔、雪貂、羊和猴。②黄曲霉毒素对人类肝癌发生的影响关系难以得到直接证据，但从亚洲、非洲国家和我国肝癌流行病学调查研究中发现，在亚洲、非洲及我国某些黄曲霉毒素污染食品较为严重的地区，肝癌发病率较高。

2. 赭曲霉毒素

（1）赭曲霉毒素的特性与产毒条件

赭曲霉毒素（OT）是曲霉属和青霉属某些菌种产生的一组结构类似、主要危及人和动物肾脏的有毒代谢产物，分为A、B、C、D 4种化合物，其中赭曲霉毒素A（OTA）分布最广，毒副作用最大，污染农作物最严重，与人类关系最密切。

赭曲霉最佳生长温度为24℃～31℃，最适水分活度（A_W）为0.95～0.99，在pH为3～10内生长良好，pH低于2时生长缓慢。

（2）对食品的污染

赭曲霉广泛分布于自然界，多种农作物可受到污染，包括粮谷类、罐头食品、豆制品、调味品、食用油、葡萄酒、啤酒、咖啡、可可和巧克力、中草药、干果、茶叶等。因动物饲料中赭曲霉毒素A污染严重，动物进食后可导致体内赭曲霉毒素A的蓄积，因此，动物性食品（尤其是猪的肾脏、肝脏、肌肉、血液）、奶及奶制品中常有赭曲霉毒素A检出。

(3)赭曲霉毒素A对人体健康的危害

赭曲霉毒素A是一种强力的肝脏毒素和肾脏毒素，有“三致”(致畸、致癌、致突变)作用。

3. 展青霉素

(1)展青霉素的特性与产毒条件

许多青霉能产生展青霉素，扩展青霉和展青霉的生长、产生毒素的温度范围均为0℃～40℃，最佳温度为20℃～25℃，最适产毒pH为3.0～6.5。在酸性环境下，展青霉素非常稳定，加热也不能被破坏。

(2)对食品的污染

展青霉素主要存在于霉烂的苹果和苹果汁中，在变质的梨、谷物、面粉、麦芽中也会存在。

(3)展青霉素对健康的危害

展青霉素的主要危害是引起动物和人类的胃肠道功能紊乱和各种不同器官的水肿、出血。

(三)霉菌性危害的预防

1. 防霉

防霉是预防食品被黄曲霉毒素及其他霉菌毒素污染的最根本措施。在农村应从田间开始防霉，注意防虫及防倒伏；在收获季节，要及时清除霉变粮食；粮食脱粒后要及时晾晒。粮食在贮藏时应注意以下几点：

①低温，目前用地下库贮藏粮食已取得一定效果；

②除湿，降低粮食水分至安全水分含量之下；

③注意通风；

④除氧充氮或用二氧化碳进行贮藏。此外，辐射与药物防霉等方法尚有待研究与推广。

2. 去毒

可用物理、化学等方法将霉菌毒素去除，具体方法如下：

①挑选霉粒法；

②碾轧加工法，一般适用于受污染的大米，碾轧加工可减少精米中的毒素含量；

③白陶土吸附法或溶剂提取法，这两种方法均可有效去除食品中的毒素。

3. 灭活法

灭活法包括物理法和化学法。

(1)物理法

利用加热或紫外线照射，能有效地破坏部分霉菌毒素。

(2)化学法

根据真菌毒素耐热、在碱性条件下易被破坏的特性，可用加碱处理方法降低霉菌毒素含量，如植物油加碱去毒及加碱煮饭用于家庭中大米去毒。

4. 限制各种食品中霉菌毒素含量

GB 2761—2017《食品安全国家标准 食品中真菌毒素限量》对食品中黄曲霉毒素B_1

的限量指标规定如下：玉米、玉米面（渣、片）及玉米制品、花生及其制品、花生油、玉米油≤20 μg/kg；稻谷、糙米、大米≤10 μg/kg，植物油脂（花生油、玉米油除外）≤10 μg/kg；小麦、大麦、其他谷物及小麦粉、麦片、其他去壳谷物≤5.0 μg/kg，豆类及其制品、发酵豆制品及酱油、醋、酿造酱≤5.0 μg/kg。

四、寄生虫的危害

【案例 1－4】腹痛 8 年，原是绦虫作怪

2010 年 7 月，第三军医大学新桥医院患者崔先生排出一条长约 2 m 的虫体，经寄生虫教研室鉴定为牛带绦虫。患者曾在新疆当兵 6 年，2 年前返回家乡，8 年来一直时有腹痛、腹胀的情况出现，身体明显消瘦，经过多家医院诊治，没有明显疗效。2010 年 6 月以来，患者腹痛更加剧烈，有时甚至觉得有“东西”在腹中搅动，遂前往第三军医大学新桥医院求诊。经检验科化验粪便后，医院确认其肠道内存在带绦虫，采用传统中医药驱虫法，患者最终排出了一条长约 2 m 的牛带绦虫。排虫后，患者病症已消除。

牛带绦虫病多发于喜食牛羊肉地区，尤其在有生吃牛羊肉习惯的群体中；而在非流行地区，食用未煮熟的含有活囊尾蚴的牛羊肉也会造成感染。绦虫在肠道内生长时可影响肠道功能，出现慢性腹痛、腹胀症状，导致患者慢性营养不良；虫体在肠道内缠绕时甚至可致肠梗阻而危及患者生命。

问题：人畜共患疾病主要有哪些？危害是什么？如何防控？

一些低等生物长久或暂时地依附在另一种生物的体内或体表取得营养，而且给被寄生的生物带来损害的这种生活方式，称为寄生生活。依靠寄生生活的生物称为寄生虫，被寄生虫寄生的生物称为宿主。人体寄生虫主要有：①蠕虫类，如绦虫、线虫及吸虫类；②原虫，如疟原虫、阿米巴原虫等。

（一）寄生虫污染食品的途径

食源性寄生虫病是由摄入含有寄生虫幼虫或虫卵的食品、生的或未经彻底加热的食品引起的一类疾病。寄生虫污染食品的途径主要有：①原料动物患寄生虫病；②食品原料遭受寄生虫卵污染；③粪便污染；④食品生熟不分。

（二）寄生虫危害的种类

寄生虫病中慢性病较多，急性病较少，以幼虫、虫卵等特定形式侵染人体。寄生虫使人体致病的 4 种危害见表 1－1。

表1-1　寄生虫使人体致病的4种危害

危害	危害对人体健康的影响
机械损伤	因其吸吮、刺入、钩附、移行、胀大和咬破等作用,使宿主的组织或细胞损伤、毁坏,出现出血、炎症等症状
夺取营养	寄生虫从寄生部位吸取蛋白质、糖类、矿物质、维生素等营养物质,使宿主出现营养不良、消瘦、贫血等症状
分泌毒素	有很多寄生虫和细菌相似,能产生毒素,引起宿主机体全身病理反应、局部炎症、组织坏死或增生
造成栓塞	有些寄生虫的卵或幼虫能阻塞微血管、胆管、肝管,在重要微血管被阻塞后,宿主可能死亡,或器官发生功能障碍。特别是寄生于重要器官,如眼、脑、心、肾等组织,能造成功能障碍,甚至危及生命

(三)常见的寄生虫病与预防

1. 猪囊虫

猪囊虫又称猪囊尾蚴,是绦虫的幼虫,呈椭圆形,有白色半透明的囊泡,囊内充满液体。被感染的猪肉俗称“米猪肉”或“痘猪肉”。

猪囊虫主要是猪与人之间循环感染。感染者通过粪便排出猪肉绦虫卵,污染饲料或饮水,使猪感染猪囊虫。人进食含有猪囊虫的病肉而感染,感染后猪囊虫2～3个月发育为成虫(链状带绦虫,巨大的肠道寄生虫),在人的小肠内可存活数年至数十年。患者上、中腹部疼痛是常见症状,有时疼痛剧烈,但进食以后,疼痛多数能缓解。患者病初期食欲亢进,病久后食欲不振,出现消瘦、无力、头昏等症状。

猪囊虫寄生于肌肉可引起肌肉酸疼;猪囊虫寄生于脑组织可因脑组织受压迫引起癫痫、抽搐、瘫痪,甚至死亡;猪囊虫寄生于眼睛可导致视力减退甚至失明等。猪囊尾蚴病的危害远较绦虫成虫大,症状及严重程度因猪囊虫数目和寄生部位而异。

预防猪囊虫应采取以下措施:①禁止出售含有猪囊虫的猪肉;②提倡猪圈养猪,猪圈远离厕所;③改变生吃猪肉的习惯,烹饪用具生熟分开。

2. 旋毛虫

旋毛虫虫体很小,肉眼勉强可见,雌雄异体。成虫寄生于小肠,称为肠旋毛虫;幼虫寄生于横纹肌内,称为肌旋毛虫。幼虫在肌纤维膜内形成包囊,呈椭圆形,包囊很小,囊内虫体呈螺旋状蜷缩。旋毛虫的正常生活史主要为猪-人传染,整个生活史可在同一个宿主体内进行或在不同宿主间寄生。

人体感染旋毛虫病时,临床初期症状表现为食欲降低、恶心、呕吐、下痢、腹痛、发烧(体温可达40℃～41℃)等,较重者出现肌肉肿胀剧痛、呼吸困难、皮肤发痒、眼球灼烧和面部浮肿等症状,严重时可并发心肌炎、肺炎、脑膜炎等而导致生命危险。

预防旋毛虫感染的措施:①严禁未经检疫的肉和旋毛虫病肉上市销售;②肉制品应

烧熟煮透，使肉品中心温度达到70℃以上；③防止肉类交叉污染等。

3. 弓形虫

弓形虫是一种原虫，因其滋养体呈弓形，故命名为弓形虫。弓形虫的中间宿主非常广泛，包括禽类、哺乳动物和人，由其引发的弓形虫病现已呈全球性流行，对人类健康和畜牧业生产构成严重威胁。

弓形虫原虫可经黏膜和皮肤而感染人，猪患弓形虫病已发现于许多国家和地区，主要表现为类似猪瘟的症状。人摄食动物粪便中感染性包囊污染的食品和水，或未煮熟含有包囊的肉、蛋、奶后，均可感染。家庭饲养猫、狗等弓形虫的易感染动物，可在各个环节造成食品污染，对人体健康构成潜在的危害。

成人患弓形虫病者极少，多见于胎盘感染，可造成胎儿早产、死产、小头病、脑水肿、脑脊髓炎、脑石灰化、运动障碍等。

畜肉生产中预防和控制弓形虫病的主要措施是加强饲养卫生工作。此外，将猪肉冷冻处理后销售，也有利于预防弓形虫病。

4. 管圆线虫

管圆线虫最早由我国的陈心陶教授于1933年在广东家鼠体内发现，成虫呈线状。人类因食入含有管圆线虫幼虫的中间宿主或转续宿主而感染。

管圆线虫幼虫（或成虫）寄生在人的中枢神经系统，可发生嗜酸性粒细胞增多性脑膜炎或脑膜脑炎。管圆线虫病主要流行于我国南方各省和东南亚地区，引起该病的食物主要是福寿螺。人食用生的或加热不彻底的福寿螺后即可被感染。该寄生虫寄生在人的脑脊液中，可引起头痛、头晕、发热、颈部强硬、面神经瘫痪等症状，严重者可致痴呆，甚至死亡。

预防管圆线虫病主要是培养健康卫生的饮食习惯，不吃生的或未熟透的猪、牛、羊、鸡、鸭、兔等肉类产品，切忌吃生的或半生的淡水鱼、虾、螺、蟹、蛙、蛇等食品，从事螺肉加工的人员也要注意做好防护工作。

5. 华支睾吸虫

华支睾吸虫成虫寄生于人体的肝、胆管内，可引起华支睾吸虫病，又称肝吸虫病。成虫体形狭长，状似葵花籽。虫体大小一般为（10 mm～25 mm）×（3 mm～5 mm）。

华支睾吸虫病在我国除青海、宁夏、内蒙古、西藏等地区尚未见报道外，其余省、自治区、直辖市都有不同程度流行。人体感染华支睾吸虫后出现腹部膨胀和疼痛、水肿、肝肿大、胆绞痛，以致出现肝硬化等症状。

预防华支睾吸虫病的措施包括：①不吃生的或半生的鱼肉或虾；②改进烹饪方法和饮食习惯，注意生、熟食品和厨具要分开使用；③不要用未经煮熟的鱼、虾喂猫、狗等动物；④加强粪便管理，不让未经无害化处理的粪便下鱼塘。

五、害虫和老鼠的危害

(一)害虫对食品的危害

【案例 1－5】苍蝇对食品的危害

18 世纪,在俄国格鲁吉亚地区的一座城市突然发生霍乱病大流行,持续长达 3 个月,3 万居民丧生,霍乱的主要传播者是苍蝇。美国西部战争时期伤寒大流行,使成千上万的士兵纷纷倒下,罪魁祸首也是苍蝇。

苍蝇是数量最多的昆虫之一,遍布于世界各地,不管是繁华的城市,还是偏僻的山村,几乎到处都能听到它们的“嗡嗡”声。苍蝇有疾病媒介作用,生活中若忽视了苍蝇对食品的污染,将带来严重的食品安全后果。

问题:常见的食品害虫有哪些?危害是什么?如何防控?

食品害虫是指能引起食源性疾病、毁坏食品和造成食品腐败变质的各种害虫。食品害虫属节肢动物门的昆虫纲和蛛形纲,大多属于昆虫和螨类,主要危害贮存食品。食品害虫种类繁多,分布广泛,抵抗力强,具有耐干燥、耐热、耐寒、耐饥饿、食性复杂、适应力和繁殖力强等特点,而且虫体小,易隐蔽,有些有翅,可进行远距离飞行和传播。因此,食品害虫极易在食品中生长繁殖,尤其是粮食和油料被害虫侵害比较普遍,干果、干菜、鱼干、腌腊制品、奶酪等食品中也有害虫滋生。昆虫和螨类在食品中生长繁殖,可蛀食、剥食和侵食食品,造成食品损失。主要的食品害虫有蟑螂、苍蝇、螨类等。

1. 蟑螂的危害及控制

(1)蟑螂的危害

蟑螂属蜚蠊目昆虫,是人类的大敌,呈世界性分布,常于夜间活动,白天隐藏在暖和、无光的狭缝并靠近水的地方。蟑螂是杂食性的昆虫,嗜食饭菜、糕点、水果、白糖和黄豆等新鲜食品以及变质食品、排泄物、昆虫尸体等,在摄取食品时可毁坏食品或排粪污染食品,同时分泌一种臭味物质。蟑螂常携带细菌、病毒、寄生虫卵等 40 多种病原体,严重危害食品安全,传播疾病,威胁人类健康,是家居必杀的卫生害虫。

(2)蟑螂的防治措施

防治措施如下:①堵三眼,对水管、煤气管、暖气管等管道的孔眼进行封堵;②封六缝,对墙壁、地板、门框、窗框、水池、炉台等处的缝隙进行封堵;③严格控制食品的贮存条件,对水源和生活垃圾进行清理;④根据季节用药物对蟑螂进行灭杀。

2. 苍蝇的危害及控制

(1)苍蝇的危害

苍蝇属于双翅目昆虫,它们常滋生活动于人类居所周围,与人类关系密切,以家蝇、大头金蝇、丝光绿蝇 3 种最为常见。苍蝇是人们最熟悉而又很厌恶的昆虫,这与它喜食的食物种类有关。苍蝇喜食的食物包括人畜粪便、脓血、痰液、汗液、动物尸体和腐败食品，也时常光顾人类厨房里的饭菜、瓜果、糖类、牛奶等。苍蝇有边吃、边吐、边排便的习惯，毫无疑问，它们的粪便和肠道的细菌会污染到人类的食物上。

据研究，一只苍蝇身上可携带3亿个～5亿个细菌。它的脚能黏附700万个～1 700万个细菌，身上的毛可携带100万个～200万个细菌，肠道可贮藏几十万个至几亿个细菌。苍蝇对人类的危害主要是传播疾病。苍蝇能机械性携带、传播的病原体甚多，主要是肠道传染病，如痢疾、霍乱、伤寒、脊髓灰质类等，还有炭疽、结核病、蛔虫病、绦虫病与猪囊尾蚴病，以及破伤风（一种由厌氧梭菌引起的疾病）。

（2）苍蝇的防治措施

苍蝇防治必须坚持以控制滋生地为主，采取环境治理、物理与化学防治、设置防蝇设施相结合的综合防治方法。环境治理是控制和管理好滋生地，消除和处理蝇类滋生地物质（包括粪便、垃圾、废弃的动植物），把蝇类赖以滋生的基础清除掉，就从根本上控制了蝇类数量。蝇类化学防治方法主要有滞留喷洒灭蝇和空间速效灭蝇两种。滞留喷洒灭蝇是将持效期长的杀虫剂喷洒在苍蝇的栖息场所，可以达到长久的杀灭效能。空间速效灭蝇是采用空间喷雾的方式在短时间内杀灭室内或室外环境的苍蝇。防蝇不能单凭杀虫剂防治，设置防蝇设施加上物理防治方法也是有效的防治措施。

3. 螨类的危害及控制

（1）螨类的危害

螨类属于蜘蛛纲，形体较小，长度约0.5 mm，是一类全身长毛刺的、令人讨厌的生物。在食品中繁殖的螨类主要有粉螨，还有尘螨、爪螨、肉螨、皮螨。容易繁殖螨类的食品是一些含有适当水分或散发气味的食品，如干果、鱼干、干酪、酱类调味品、食糖、蜜饯、奶粉、粮食和茶叶。螨类有病原性和病媒性，若侵入人体肠道，会损害肠黏膜而形成溃疡，引起腹痛、腹泻等症状，即肠螨病；若侵入肺部，会引起肺螨病，可致肺毛细血管破裂而咯血，还可诱发过敏性哮喘；若侵入泌尿系统，可引起尿路感染。

（2）螨类的防治措施

螨类的防治措施如下：①保持环境整洁、干燥、无尘污，经常开窗通风、常晒被褥可有效防止室内螨类的生长；②库存食品应保持低温、低湿；③检查包装是否完整，避免螨类的生长。

（二）鼠的危害及控制

1. 鼠的危害

鼠类是典型的植食性动物，一般以植物的茎、叶、根、果实为主要食料，但也不拒食肉食。如家栖鼠，凡人能吃的食物几乎都窃食，对酸、甜、咸、辣食物均可接受。老鼠繁殖很快，一对老鼠平均每年大约产仔60只，但由于其2月龄即可交配受孕，将其子孙加起来，可达上万只。鼠的寿命一般为1年～2年。

鼠害能对人畜造成很大危害，灭鼠与控制鼠的数量一直是人类研究的重要课题。老鼠周身携带病毒、细菌，可直接传播或间接传播各种疾病，主要有鼠疫、钩端螺旋体病、流行性出血热、斑疹伤寒、恙虫病、血吸虫病等。

2. 鼠的防治措施

常用的防鼠措施有：改造环境，改良建筑，修造防鼠沟、墙、板等。灭鼠的方法常采用灭鼠剂和鼠夹。灭鼠剂分为抗凝血剂、急性灭鼠剂两大类。抗凝血剂是目前最常见的，它具有灭鼠效果好、安全性好等特点。急性灭鼠剂属于剧毒药，安全性差，易引发二次中毒，故不适用于大规模的灭鼠活动。

六、转基因食品的安全性

【案例 1－6】转基因食品安全吗？

1999 年 5 月，英国的权威科学杂志《自然》刊登了美国康奈尔大学副教授约翰·罗西的一篇论文，引起世人的震惊。研究人员把抗虫害转基因玉米——BT 基因玉米的花粉撒在苦苣菜叶上，然后让蝴蝶幼虫啃食这些菜叶。4 天之后，有约 44％的幼虫死亡，活着的幼虫身体较小，而且无精打采。而另一组幼虫啃食撒有普通玉米花粉的菜叶，则未出现病死率高或发育不良的现象。论文据此推断，BT 基因玉米花粉含有毒素。

BT 基因玉米是为玉米抗病虫害能力而培育的，其培育方法是向玉米种子中植入一种可以有效杀伤危害玉米害虫的基因。一些科学家认为，植入 BT 基因使玉米能够产生杀伤害虫的物质，从而具有抗虫害能力，但也因此具有了毒性，会对生态环境造成不利的影响。针对“BT 基因玉米事件”，转基因食品的支持派指出，农业生产本身就是一种有损环境的活动，转基因作物对环境的损害不会比传统农业更大。植物自身具备了抗虫能力，农民可以减少喷洒杀虫剂的剂量，这对环境和生物保护是有利的。

转基因食品为人类带来巨大效益的同时，也带来危害的可能性，虽然也有一些科学家指出上述论文的试验步骤与分析方式具有缺陷，但这个事例引起了人们对转基因食品危害的更多关注。

问题：什么叫转基因食品？转基因食品有怎样的安全性问题？

（一）转基因食品的定义

利用分子生物学技术，将某些生物的基因转移到其他物种中去，改造生物的遗传物质，使其性状、营养品质、消费品质方面向人们所需要的目标转变，以这种转基因生物为食物或原料加工生产的食品就是转基因食品。转基因动物性食品主要以提高动物的生长速度、瘦肉率、饲料转化率，增加动物的产奶量和改善奶的组成成分等为主要目标。转基因植物性食品主要培育延缓成熟、耐极端环境、抗病毒、抗枯萎等性能的作物，提高作物的生存能力；培育不同脂肪酸组成的油料作物、多蛋白的粮食作物等以提高作物的营养成分。转基因微生物性食品主要改造有益微生物，如转基因酵母、食品发酵用酶等。

目前，被批准商品化生产的转基因食品中，90％以上为转基因植物及其衍生产品，主要包括转基因玉米、转基因水稻、转基因大豆、转基因西红柿、转基因土豆、转基因油菜、转基因小麦及以它们作为原料经过加工而得到的各种食品。

(二)转基因食品的安全性问题

虽然目前世界上确实还没有出现转基因食品安全事件,但从理论上讲,这种隐患是一定存在的。《中华人民共和国食品安全法》规定:"生产经营转基因食品应当按照规定显著标示。"转基因食品往往与非转基因食品一起销售,如果标示不清晰、不规范,则消费者难以辨识、极易混淆,其知情权也就无法得到充分保障。

目前,对转基因植物食品的安全性讨论主要集中在以下两个方面。

1. 食用安全性

(1)毒性问题

传统食品与人类经过数千年所形成的饮食习惯是相适应的,作为新事物的转基因食品并没有经过这样被人类选择的过程。大部分转基因作物都包含来自人类极少食用的生物,如细菌、病毒和昆虫的基因。转基因食品在市场上销售是近些年才开始的,它的风险还是未知数。虽然目前尚未有因摄入转基因食品造成人体不良反应的报道,但其安全性却不能得到完全肯定。

(2)过敏反应问题

对一种食品过敏的人,有时还对另一种过去不曾过敏的食品产生过敏反应,原因就在于蛋白质的转移。大多数转基因植物性食品都会引入一种或几种蛋白质,其中有些不是人类通常食品中的天然成分。这些异种蛋白有可能引起人类食物过敏,如 1996 年,美国的种子公司把巴西坚果中的 2S 清蛋白基因转入大豆中,使大豆的含硫氨基酸含量增加,结果一些对巴西坚果过敏的人就对转基因大豆产生了过敏反应。

(3)营养问题

有些人认为,人为地改变了蛋白质组成的食品会因为外源基因的来源和导入位点的不同,极有可能产生基因的缺失、错码等突变,使所表达的蛋白质产物的性状、属性及部位与期望值不符,从而降低食品的营养价值,引起营养失衡。

(4)标志基因传递问题

如果转基因作物中的抗生素抗性标志基因通过转基因食品传递给人畜肠道的有害微生物,并在其中表达,使其获得抗药性,就可能影响口服抗生素的药效,对人畜健康造成危害。此外,转基因食品中的标志基因还可能给人体肠道正常的微生物群带来不利影响。

另外,转基因食品中的新基因,如一些具有抗除草剂或毒杀害虫功能的基因,是否会通过食物链各个环节造成不良后果,是否会对物种进化及人类社会造成灾难,基因转入后是否产生新的有害遗传性状或不利于健康的因素,都是人们关注的安全性问题。

2. 环境安全性

地球上的物种和生态平衡是历经千百万年演化形成的,现在人为地在很短时间内改变它的遗传特性,对生物界的平衡是否会带来影响也是人们担忧的一个问题。例如,如果转基因生物中被人为植入的基因与其他物种基因杂交产生"疯长"的物种,就会破坏生态平衡。

虽然转基因食品有这些安全性隐患存在,但是我们必须认识到:由于全球人口压力的不断增大、城市化程度的提高、可耕地萎缩等因素，利用基因工程改良农作物已势在必行，发展基因技术是大势所趋。

项目二　食品的化学性危害及预防

大多数食品来自人工种植业、养殖业、栽培和饲养的动物、植物产品等，从种植到收获，从捕捞到屠宰，从生产、加工、贮藏、运输到销售的各个环节，常常给食品带来某些毒性物质，造成食品的化学性污染。食品污染物的毒性作用见表 1－2。

表 1－2　食品污染物的毒性作用

类别	毒性作用	举例
急性中毒	污染物较大量地随食品进入人体内，在短时间内造成损害，引起的急性疾病	餐具中铅溶出物中毒，过量使用亚硝酸盐引起的中毒，食物中毒
慢性中毒	长期摄入含较少量污染物的食品引起的中毒状态。毒物被人体摄入后往往经过相当长时间积累，才引起人体毒性反应	慢性铅中毒，慢性汞中毒，慢性镉中毒；致畸、致癌、致突变均属于慢性中毒
致畸作用	在动物胚胎的细胞分化和器官形成过程中，某些食品污染物使胚胎发育异常，即出现畸胎的作用	滴滴涕、西维因等农药为致畸源
致癌作用	化学污染物在机体内具有引起恶性肿瘤的特性，增加肿瘤发病率和病死率	黄曲霉毒素、N－亚硝基化合物、多环芳烃类以及砷、镉、镍、铅等具有致癌性
致突变作用	食品中的某些污染物引起生殖细胞和体细胞的基因突变	味精过度加热形成的焦谷氨酸、油脂加热形成的聚合物等有致突变性

食品中的化学污染物主要来源于工业“三废”（废水、废气、废渣）、化肥中的杂质、农药/兽药的残留、食品添加剂的不当使用、食品容器具毒物的溶出以及烹饪加工过程中产生的有害物质。食品中源自环境的污染物及其危害见表 1－3。

表 1－3　食品中源自环境的污染物及其危害

类别	污染物名称	来源	危害
大气污染物	氟化物	煤烟，化工厂、铝厂、钢铁厂、磷肥厂等排放烟	引发氟斑牙和氟骨症，表现为齿斑、骨增大、骨质疏松等
	苯酚、多环芳烃等致癌物	煤烟，冶炼厂、钢铁厂、焦化厂和供热锅炉等排放烟，沥青烟雾	危害作物，使果蔬品质下降
	二氧化硫和氮氧化物	酸雨、汽车尾气	淡水湖泊和河流酸化，影响鱼类的繁殖，增加土壤有毒金属溶出
水体污染物	酚类	焦化厂、城市煤气厂、炼油厂、石油化工厂的含酚废水	鱼中毒死亡；食品带有酚臭味
	苯类	化工、合成纤维、塑料、橡胶、制药、电子、印刷等行业排放的废水	轻者引起头晕、无力和呕吐等症状；重者麻醉人体，致人失去知觉，甚至死亡
	多环芳烃	石油、炼油厂废水	鱼、虾带有石油味及引起鱼、虾死亡

续表

类别	污染物名称	来源	危害
土壤污染物	化肥的污染物	硝酸盐（源于氮肥）、氟（源于过磷酸钙）、酚类（源于氨水）、砷（源于磷肥）	中毒及慢性毒性作用
	污泥的污染物	汞、镉、砷、铬、铝等（源于工业废水的污泥）	中毒及慢性毒性作用

下面重点介绍农药、兽药、食品添加剂、有毒元素、二噁英、烹饪加工产生的有害物质以及食品包装的有毒迁移物对食品安全的影响。

一、农药、兽药残留的危害及预防

（一）农药残留的危害及预防

【案例 1－7】农药的“是与非”

农药的发明和使用在防治病虫害、去除杂草、控制人畜传染病、提高农产品的产量和质量等方面起着积极作用，但由于农药的不合理使用，食品中的农药残留对人类健康的危害也日益严重。2015 年 4 月 1 日，《齐鲁晚报》报道：在青岛市即墨、胶州等地，12 名市民日前吃了“黑美人”西瓜后，纷纷出现眼花、舌头发麻、头晕、恶心、呕吐等症状，被查出有机磷中毒，有一名孕妇甚至因毒素侵入血液中而胎儿不保。2018 年 7 月，绿色和平组织发布调查报告称，从全国九大中药品牌企业抽检共计 65 个产品样本，有 48 个产品样本发现农药残留，占样本比例的 74%，抽检产品超 7 成含多种农药残留。2006 年，农业部对 37 个城市 60 种蔬菜 18523 个样品中农药残留的监测显示，平均合格率约为 93.0%。继 1983 年全面禁用六六六、滴滴涕以后，2007 年我国全面禁用甲胺磷、甲基对硫磷、对硫磷、久效磷、磷胺 5 种高毒有机磷杀虫剂。

目前，蔬菜农药残留量超标问题仍屡见不鲜，尤其是有机磷及多种农药残留，不仅对消费者造成慢性毒害，而且中毒事故也时有发生。在农业生产中，必须合理使用农药，不使用国家禁用农药。

问题：食品中农药残留的来源有哪些途径？常见的农药残留及其毒性是怎样的？如何防控食品中农药残留？

1. 农药的定义与分类

我国《农药管理条例》将农药定义为：“用于预防、控制危害农业、林业的病、虫、草、鼠和其他有害生物以及有目的地调节植物、昆虫生长的化学合成或者来源于生物、其他天然物质的一种物质或者几种物质的混合物及其制剂。”

按用途可将农药分为杀(昆)虫剂、杀(真)菌剂、除草剂、杀线虫剂、杀螨剂、杀鼠剂、落叶剂和植物生长调节剂等类型,其中使用最多的是杀虫剂、杀菌剂和除草剂3类。按化学组成及结构可将农药分为有机磷、氨基甲酸酯、拟除虫菊酯、有机氯、有机砷、有机汞等多种类型。

减少农作物的损失、提高产量、提高农业生产的经济效益和增加食物供应是使用农药的最大效益。国内外资料表明:如减少农药使用量50%,则各种农作物和蔬菜、水果的收获量平均减少7%～58%;完全不使用农药则收获量平均减少20%～70%。

此外,由于农药的大量和广泛使用,不仅可通过食品和水的摄入、空气吸入和皮肤接触等途径对人体造成多方面的危害,如急慢性中毒和致癌、致畸、致突变作用等,还可对环境造成严重污染,使环境质量恶化,物种减少,破坏生态平衡。

2.食品中农药残留的来源

进入环境中的农药,可通过多种途径污染食品,据估计,进入人体的农药约90%是通过食品摄入的。食品中农药残留的主要来源如下。

(1)施用农药对农作物的直接污染

施用农药对农作物的直接污染包括表面黏附污染和内吸性污染。其对污染程度的影响与下列因素有关:一是农药性质。内吸性农药(如内吸磷、对硫磷)残留多,而渗透性农药(如杀螟松)和触杀性农药(如拟除虫菊酯类)残留较少,且主要残留在农作物表面。二是剂型及施用方法。油剂比粉剂更易残留,喷洒比拌土施洒残留高。三是施药浓度、时间和次数。施药浓度高、次数频、距收获间隔期短,则残留高。

(2)农作物从污染的环境中吸收农药

由于施用农药和工业“三废”(废水、废气、废渣)的污染,大量农药进入空气、水和土壤,成为环境污染物。农作物可长期从污染的环境中吸收农药,尤其是从土壤和灌溉水中吸收农药。

(3)通过食物链污染食品

如农药污染饲料而引起肉、奶、蛋的污染;含农药的工业废水污染江河湖海,进而污染水产品等。某些比较稳定的农药、与特殊组织器官有高度的亲和力或可长期贮存于脂肪组织的农药(如有机氯、有机汞、有机锡等)可通过食物链的作用逐级浓缩。

(4)其他来源的污染

农药使用不当,如粮库内使用熏蒸剂对粮食造成的污染、禽畜饲养场所及禽畜身上施用农药对动物性食品的污染;粮食贮存、加工、运输、销售过程中的污染及事故性污染(如误食、用错品种)等。

3.食品中常见的农药残留及其毒性

(1)有机磷

有机磷是目前使用量最大的杀虫剂,常用的有敌百虫、敌敌畏、乐果、马拉硫磷等。此类农药的化学性质较不稳定,易于降解而失去毒性,不易长期残留,在生物体的蓄积性也较低。有机磷农药慢性中毒主要表现为神经系统、血液系统和视觉的损伤。多数有机磷农药无明显的致癌、致畸、致突变作用。

(2)氨基甲酸酯

氨基甲酸酯类农药可用作杀虫剂或除草剂。其优点是药效快,选择性较高,对温血动物、鱼类和人的毒性较低，易被土壤微生物分解，且不易在生物体内蓄积。

(3)有机氯

有机氯是早期主要使用的杀虫剂。此类农药在环境中很稳定、不易降解，如双对氯苯基三氯乙烷(滴滴涕)在土壤中消失95%的时间为3年～30年(平均为10年)；脂溶性强，故在生物体内主要蓄积于脂肪组织。有机氯多为低毒和中等毒性。

因为有机氯农药易于在环境中长期蓄积，并可通过食物链而逐渐浓缩，所以在许多国家已经停止使用。我国已于1983年停止生产六六六和滴滴涕等有机氯农药。

4.食品加工过程对农药残留量的影响

常用的食品加工过程可不同程度地降低农药残留量，但特殊情况下也可使农药浓缩、重新分布或生成毒性更大的物质。

(1)洗涤

洗涤可除去农作物表面的大部分农药残留。高极性、高水溶性者容易被除去；采用热水洗、碱水洗、洗涤剂洗、烫漂等能更有效地降低农药残留量。

(2)去壳、剥皮、碾磨、清理

此类处理通常能除去大部分农药残留。谷物经碾磨加工、去除谷皮后，大多数农药残留量可减少70%～99%。内吸性的农药经此类处理后残留量减少不显著。

(3)水果加工

水果加工对农药残留量的影响取决于加工工艺和农药的性质。带皮加工的果酱、干果、果脯等农药残留量较高，而果汁中的残留量一般较低，但果渣中含量较高。

(4)粉碎、混合、搅拌

此类处理使食品组织和细胞被破坏而释放出的酶和酸可增加农药的代谢和降解，但也可产生加大毒性的代谢物。

(5)烹饪

烹饪对食品中农药残留量的影响与农药性质、时间、温度、失水性、密封情况等有关，如百菌清在开放式烹饪过程中有85%～98%可挥发，而在密闭式烹饪过程中则有50%水解进入汤水中。蔬菜中农药残留量在烹饪后可减少15%～70%，煮饭、烘烤面包等也可不同程度地减少农药残留量。

5.控制食品中农药残留量的措施

(1)加强对农药生产和经营的管理

许多国家有严格的农药管理和登记制度。《中华人民共和国食品安全法》规定："国家对农药的使用实行严格的管理制度，加快淘汰剧毒、高毒、高残留农药，推动替代产品的研发和应用，鼓励使用高效低毒低残留农药。禁止将剧毒、高毒农药用于蔬菜、瓜果、茶叶和中草药材等国家规定的农作物。违法使用剧毒、高毒农药的，除依照有关法律、法规规定给予处罚外，可以由公安机关依照相关规定给予拘留。"

(2)安全合理施用农药

我国先后颁布了GB/T 8321.1～GB/T 8321.10《农药合理使用准则(一)～(十)》，以保障安全施用农药。GB/T 8321.10—2018《农药合理使用准则(十)》规定了430种农药在50种作物上580项合理使用准则，适用于农作物病、虫、草害的防治和植物生长调节剂的使用，对使用农药规定了剂型及含量、适用作物、防治对象、最高用药量或最低稀释倍数（有效成分浓度）、施药方法、每季作物最多使用次数、最后一次施药距收获的天数（安全间隔期）及最大残留限量。

（3）制定和严格执行食品中农药残留量标准

GB 2763—2021《食品安全国家标准　食品中农药最大残留限量》规定了食品中564种农药10092项最大残留限量。

【知识链接1-1】去除农药小妙招

大多数农药呈酸性，根据酸碱中和的原理，一些绿叶类蔬菜（如菠菜、金花菜、韭菜、小白菜等）可选用苏打水（一般500 mL水中加入碱面5 g～10 g）、淘米水等浸泡15 min左右，然后用清水冲洗2次，可起到很好地去除农药的效果。一些蔬菜（如芹菜、圆白菜、青椒、菜花、豆角等）可采用加热的方法去除农药。先用清水将表面污物洗净，放入沸水中2 min～5 min捞出，然后用清水冲洗1次～2次。对于易于保存的瓜果蔬菜（如苹果、梨、猕猴桃、西红柿、冬瓜等）还可通过存放一定时间（一般为10 d左右）来减少农药残留量。

（二）兽药残留的危害及其控制

【案例1-8】兽药残留是动物产品主要的质量问题

2019年5月，国家市场监督管理总局发布：2019年第一季度，全国市场监管系统共完成并公布428043批次食品样品监督抽检结果，检验项目全部合格的418474批次，不合格的9569批次，总体不合格率约为2.2%。从检验不合格的项目看，以农兽药残留超标为主，占不合格总数的30.7%。

据《食品安全质量检测学报》（2019年4月）资料显示：有研究者采集苏州地区市售的8类水产品共300批次样品，检测以兽药残留和重金属为主的30个项目。结果300批次水产品，经检验共有33批次不合格，不合格率约为11.0%；其中淡水虾、淡水鱼兽药残留为主要不合格项目，表现为孔雀石绿、恩诺沙星（以恩诺沙星与环丙沙星之和计）、呋喃西林代谢物、氧氟沙星含量超标。

兽药在畜牧业生产中发挥着积极作用，被广泛应用于畜禽疾病防治，促进畜禽的健康与生长。但是在生产实践过程中，由于滥用、误用兽药的现象，使一部分畜禽产品的兽药残留量超标，影响产品品质，从而威胁到消费者身体健康，也会造成重大经济损失。

问题：兽药残留的发生途径有哪些？兽药残留对人体健康有哪些危害？食品中兽药残留的控制措施有哪些？

1. 兽药的作用与种类

兽药的应用极大地促进了畜牧业的发展。近些年，我国畜牧业迅猛发展，肉类总产量持续多年居世界第一，兽药的用量也逐年增加。

（1）兽药在畜牧业中的作用

兽药在畜牧业中有以下几方面作用：①防治疾病，控制动物饲养过程中各种疾病的发生；②提高养殖生产效率，如提高单位舍饲面积的载畜量，也有利于提高动物增重率和饲料转化率；③控制人畜共患疾病，如控制口蹄疫、猪囊尾蚴病发生等。

（2）兽药的种类

兽药根据其作用分为：①抗生素类，用于预防、治疗动物感染类的疾病，如青霉素、链霉素、庆大霉素、四环素、金霉素、土霉素等；②抗寄生虫类，用于预防、治疗动物寄生虫病；③激素类，可加速促肥、提高胴体的瘦肉与脂肪比例。

2. 兽药残留的发生

兽药残留是指动物产品的任何可食部分所含兽药的母体化合物和/或代谢产物，以及与药物有关的杂质。

引起兽药残留的原因包括以下 4 点：

①不正确地使用药物，如用药剂量、给药途径、用药部位、用药动物等不符合用药标签说明，延长了药物在体内残留时间，从而需要增加休药天数；

②在休药结束前屠宰动物；

③屠宰前用药掩饰动物临床症状，逃避屠宰前安全卫生检查；

④以未经批准或禁止使用的药物作为添加剂喂食动物。

3. 食品中兽药残留对人体健康的危害

兽药残留能给人体健康带来不利的影响，主要表现在过敏反应、毒性作用、“三致”作用、细菌耐药性和激素样作用。

（1）过敏反应

有关资料显示，青霉素、链霉素、新生霉素等容易产生过敏反应。过敏反应轻者出现瘙痒、红疹、头痛等症状，重者引起组织器官损害，甚至危及生命。

（2）毒性作用

人长期摄入含兽药残留的食品后，药物在人体内蓄积，当达到一定浓度后将产生毒性作用。

（3）“三致”作用

兽医临床上使用的广谱抗蠕虫药苯并咪唑类药物，可残留在人类肝脏中，具有潜在致畸、致突变作用。许多致突变物也具有致癌活性，若人们长期食用含有致癌活性物质的食品，致癌活性物质经过体内代谢转化为有活性的亲核物质后，可能与核酸、DNA 大分子结合从而引起突变、癌变。

（4）细菌耐药性

抗生素饲料添加剂长期、低浓度使用是耐药菌株增加的主要原因。经常食用含药物残留的动物性食品，一方面可引起人畜共患疾病的病原菌耐药性增加；另一方面带有药物抗性的耐药因子可将病原菌传递给人类，当人体发生疾病时，就会给临床治疗带来困难。

(5)激素样作用

人们长期食用含低剂量的激素动物性食品，特别是类固醇激素，由于积累效应，能干扰人体正常的激素水平和生理机能。激素样作用主要表现为潜在致癌、发育毒性(儿童早熟)及儿童发育异常等。

4. 控制食品中兽药残留的基本原则和措施

(1)最高残留限量标准

最高残留限量(MRL)是指允许在食品表面或内部残留的药物或化学物质的最高量(浓度)，单位用 mg/kg 表示。GB 31650—2019《食品安全国家标准　食品中兽药最大残留限量》规定了动物性食品中阿苯达唑等 104 种(类)兽药的最大残留限量；规定了醋酸等 154 种允许用于食品动物，但不需要制定残留限量的兽药；规定了氯丙嗪等 9 种允许做治疗用，但不得在动物性食品中检出的兽药。

(2)兽药使用管理

兽药使用管理应遵循以下原则：①加强对兽药和饲料添加剂的管理，从审批、注册、生产、销售和使用等各个环节进行控制；②建立动物性食品中兽药残留的常规检测制度，上市前进行兽药残留常规检测，凡是兽药残留超过最高残留限量的动物性食品都属于不合格食品；③严格规定兽药的休药期，为保障人民健康，凡是供食品动物应用的药物和其他化学物质均需制定休药期，生产中必须严格遵守执行休药期的规定；④淘汰不安全的兽药品种，严格限制饲料药物添加剂品种；⑤开展多种形式的宣传教育，提高群众对动物食品安全生产的整体意识，保证畜牧业的健康发展和人体健康。

二、工业毒物及其控制

(一)重金属毒性作用及其控制

【案例 1－9】重金属毒性作用

2015 年，媒体报道“中国锌都血铅之殇”：在中国云南省兰坪县的麦杆甸村，有多名儿童患典型的多动症、烦躁症，而且一些儿童表现为学习能力低、听力差、生长缓慢、贫血，甚至有癫痫。麦杆甸村附近有一座储量亚洲第一的特大铅、锌矿。工厂附近的土壤铅含量最高超标 25 倍，患病儿童血铅值超标严重。

1955 年，日本富山县神通川流域出现了一种奇怪的疾病，患者全身疼痛，终日喊痛不止，取名“骨痛病”。患病者多年伴有腰痛，逐渐变为极度骨痛，进而发生骨软化，伴有多发性骨折，步态蹒跚，最后通常由于肾功能衰竭而死亡。调查发现，位于上游的一个铅、锌矿排放出的含镉烟气和微粒被带到下游地区，沉积在稻田中，从而导致骨痛病的发生。

日本在 1953—1960 年，一种奇怪的病致使 111 人严重残废，43 人死亡。患者大多是九州岛水俣湾的渔民家庭成员，这种病被称为“水俣病”。患者表现为倦怠、易激动、头痛、四肢麻木、吞咽困难、视觉模糊、视野缩小、听力下降、肌肉反应失调、口内金属味、齿龈发炎、腹泻，最后并发感染或营养不良而死亡。水俣病是用氯乙烯和乙醛生产塑料的工厂把含汞废水排入水俣湾，后转入水俣河所致。这些水域中的鱼含汞量为 27 mg/kg～102 mg/kg。

1955 年，日本发生“森永奶粉事件”，有 27 个府县陆续出现病因不明的患儿，症状为发热、腹泻、肝肿大、皮肤发黑。全国共发现 12131 名患儿，死亡 130 人。“森永奶粉事件”是因为森永奶粉德岛工厂在加工奶粉过程中以磷酸氢二钠作为稳定剂使用，但该稳定剂不是纯品，含有砷酸钠等杂质。

问题：常见的重金属毒素对人体有哪些毒害作用？污染来源是什么？如何防控？

自然环境中有 80 余种元素可以通过食品、饮水，以及呼吸道吸入和皮肤接触等途径直接或通过生物富集作用进入人体。其中一些金属元素在摄入量较低的情况下即可对人体产生明显的毒性作用，如铅、镉、汞等，常称之为有毒金属。

环境中的各类污染物可以使食品（动物、植物）直接受到污染，也可通过食物链由低等生物向高等生物转移，在这一转运过程中，每经过一种生物体，其浓度明显增高，经常扩大数十倍至数百倍，这种现象称为生物富集作用。人类位于食物链的最顶端，而最顶端食品中污染物的含量通常比环境中含量高出数万倍至数百万倍，环境的轻微污染可以造成对食品极为严重的污染。有机氯农药残留物在食品中的富集作用见图 1－1。

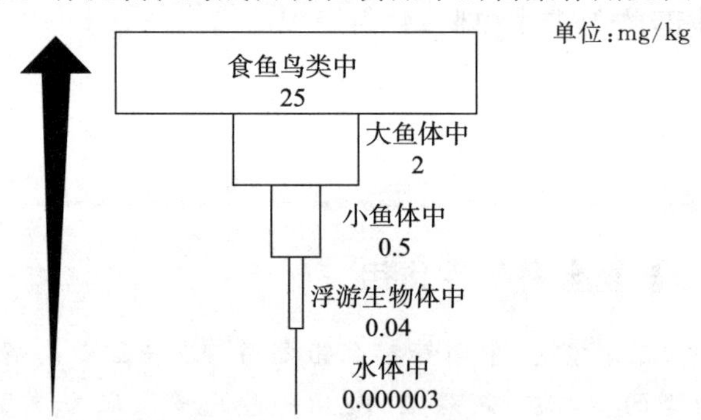

图 1－1　有机氯农药残留物在食品中的富集作用

1. 汞（Hg）

（1）食品中汞污染的来源

汞及其化合物广泛应用于工农业生产和医药卫生行业，可通过废水、废气、废渣等污染环境而进入食品。含汞的废水排入江河湖海后，废水中的金属汞或无机汞可以在水体（尤其是底层污泥）中某种微生物的作用下转变为毒性更大的有机汞（主要是甲基汞），并由于食物链的生物富集作用而在鱼体内达到很高的含量。故由于水体的汞污染而导致水中生活的鱼贝类含有大量的甲基汞，是影响水产品安全性的主要因素之一。

除水产品外，汞也可通过含汞农药的使用和废水灌溉农田等途径污染农作物和饲料，造成谷类、蔬菜、水果和动物性食品的汞污染。

(2)食品中汞污染对人体健康的危害

食品中的金属汞几乎不被吸收，无机汞吸收率很低，90%以上随粪便排出。而有机汞的消化吸收率很高，如甲基汞90%以上可被人体吸收。吸收的汞迅速分布到全身的组织和器官，但以肝、肾、脑等器官含量最多。甲基汞的亲脂性和与巯基的亲和力很强，可通过血脑屏障、胎盘屏障和血生精小管屏障，在脑内蓄积，导致脑和神经系统损伤，并可致胎儿和新生儿汞中毒。

(3)食品中汞的允许限量

按照GB 2762—2017《食品安全国家标准 食品中污染物限量》的规定，食品中甲基汞的限量指标为：水产动物及其制品（肉食性鱼类及其制品除外）≤0.5 mg/kg，肉食性鱼类及其制品≤1.0 mg/kg；食品中总汞的限量指标为：鲜蛋、肉类≤0.05 mg/kg，谷物及其制品≤0.02 mg/kg，蔬菜及其制品、乳及乳制品≤0.01 mg/kg。

2.镉(Cd)

(1)食品中镉污染的来源

镉在工业上的应用十分广泛，故由于工业“三废”，尤其是含镉废水的排放对环境和食品的污染较为严重。一般食品中均能检出镉，镉也可通过食物链的富集作用而在某些食品中达到很高的浓度。一般而言，海产品、动物性食品（尤其是肾脏）含镉量高于植物性食品。

许多食品包装材料和容器也含有镉。因镉盐有鲜艳的颜色且耐高热，故常被用作玻璃和陶瓷类容器的上色颜料、金属合金和镀层的成分，以及塑料稳定剂等。由此可知，使用这类食品容器和包装材料也会对食品造成镉污染。尤其是被用作盛放酸性食品时，可致其中的镉大量溶出，严重污染食品，可导致人类镉中毒。

(2)食品中镉污染对人体健康的危害

镉进入人体的主要途径是通过食品摄入，主要蓄积于肾脏，其次是肝脏。镉中毒主要损害人体肾脏、骨骼和消化系统，尤其是损害肾脏近曲小管上皮细胞，使其产生重吸收功能障碍，临床上出现蛋白尿、氨基酸尿、糖尿和高钙尿，导致体内出现负钙平衡，并由于骨钙析出而发生骨质疏松和病理性骨折。

(3)食品中镉的允许限量

按照GB 2762—2017《食品安全国家标准 食品中污染物限量》的规定，食品中镉的限量指标为：稻谷、糙米、大米≤0.2 mg/kg，谷物（稻谷除外）、谷物碾磨加工品（糙米、大米除外）≤0.1 mg/kg，叶类蔬菜≤0.2 mg/kg，肉类（畜禽内脏除外）、鱼类≤0.1 mg/kg，蛋及蛋制品≤0.05 mg/kg，新鲜水果≤0.05 mg/kg。

3.铅(Pb)

(1)食品中铅污染的来源

铅及其化合物广泛存在于自然界，铅污染主要来源于以下几个方面。

①食品容器和包装材料：铅合金、马口铁、陶瓷及搪瓷材料制成的食品容器和食具等常含有较多的铅。在一定的条件下（如盛放酸性食品时），其中的铅可溶出而污染食品。

②工业“三废”和汽油燃烧：生产和使用铅及含铅化合物的工厂排放的废气、废水、废渣可造成环境铅污染，进而造成食品的铅污染。环境中某些微生物可将无机铅转化为毒性更大的有机铅。汽油中常加入有机铅作为防爆剂，故汽车等交通工具排放的废气中含有大量的铅，可造成公路干线附近农作物的严重污染。

③含铅农药（如砷酸铅等）的使用：可造成农作物的铅污染。

④含铅的食品添加剂或加工助剂：如加工皮蛋时加入的黄丹粉（氧化铅）和某些劣质食品添加剂等也可造成食品的铅污染。

（2）食品中铅污染对人体健康的危害

进入人体消化道的铅有5%～10%被吸收，吸收入血的铅大部分（90%以上）与红细胞结合，随后逐渐以磷酸铅盐形式沉积于骨骼中；在肝、肾、脑等组织也有一定的分布并产生毒性作用。

铅对造血系统、神经系统和肾脏的损伤尤为明显。食品铅污染导致的中毒主要为慢性损害作用，临床上表现为贫血、神经衰弱、神经炎和消化系统症状；儿童对铅较成人更敏感，过量的铅摄入可影响其生长发育、导致智力低下。

（3）食品中铅的允许限量

按照GB 2762—2017《食品安全国家标准　食品中污染物限量》的规定，食品中铅的限量指标为：谷物及其制品[麦片、面筋、八宝粥罐头、带馅（料）面米制品除外]≤0.2 mg/kg，豆类≤0.2 mg/kg，豆类制品（豆浆除外）≤0.5 mg/kg，叶菜蔬菜≤0.3 mg/kg，肉类（畜禽内脏除外）≤0.2 mg/kg，鱼类、甲壳类≤0.5 mg/kg，蛋及蛋制品（皮蛋、皮蛋肠除外）≤0.2 mg/kg，生乳、巴氏杀菌乳、灭菌乳、发酵乳、调制乳≤0.05 mg/kg，乳粉、非脱盐乳清粉≤0.5 mg/kg。

4.砷（As）

（1）食品中砷污染的来源

砷是一种非金属元素，但由于其许多理化性质类似于金属，故常将其归为“类金属”之列。砷及其化合物广泛存在于自然界，并大量用于工农业生产中，故食品中通常有微量的砷。食品中砷污染主要来源于以下几个方面。

①含砷农药的使用：无机砷农药由于毒性大，已很少使用。有机砷类杀菌剂用于水稻纹枯病有较好的效果，但由于使用过量或使用时间距收获期太近等原因，可致农作物中砷含量明显增加。

②工业“三废”的污染：尤其是含砷废水对江河湖海的污染以及灌溉农田后对土壤的污染，均可造成对水生生物和农作物的砷污染。水生生物，尤其是甲壳类和某些鱼类对砷有很强的富集能力。

③食品加工过程中的污染：由于食品加工过程中使用的原材料、化学物质和添加剂的砷污染，以及误用等原因可造成加工食品的砷污染。

（2）食品中砷污染对人体健康的危害

食品中砷的毒性与其存在的形式和价态有关。元素砷几乎无毒，砷的硫化物毒性也很低，而砷的氧化物和盐类毒性较大。As^{3+}的毒性大于As^{5+}，无机砷的毒性大于有机砷。

急性砷中毒主要表现为肠胃炎症状，严重者可致中枢神经系统麻痹而死亡，并可出现七窍出血等现象。慢性砷中毒主要表现为皮肤色素异常(白斑或黑皮症)，皮肤过度角化和末梢神经炎等症状。日本已将慢性砷中毒列为第四号公害病。

(3)食品中砷的允许限量

按照GB 2762—2017《食品安全国家标准　食品中污染物限量》的规定，食品中砷的限量指标为：谷物(稻谷除外)、谷物碾磨加工品(糙米、大米除外)≤0.5 mg/kg，新鲜蔬菜、食用菌及其制品、肉及肉制品≤0.5 mg/kg，生乳、巴氏杀菌乳、灭菌乳、调制乳、发酵乳≤0.1 mg/kg。

(二)二噁英毒性作用及其控制

【案例1-10】一起二噁英污染食品事件

1999年，比利时生产的鸡饲料中被发现含有高浓度致癌物质二噁英，遭污染的饲料涉及荷兰、法国和德国，世界各国纷纷作出反应，禁止进口、销售，甚至销毁上述四国的相关产品。这是继英国“疯牛病”之后，欧洲发生的又一次因饲料问题而引发的全球食品安全大恐慌。这次查出的比利时鸡饲料中二噁英含量超出限量标准几百倍之多。该事件造成的直接经济损失高达7.67亿美元。

问题：二噁英对人体有哪些毒性作用？其来源途径有哪些？防控措施有哪些？

多氯代二苯并-对-二噁英(PCDDs)和多氯代二苯并呋喃(PCDFs)一般通称为二噁英(PCDD/Fs)，为氯代含氧三环芳烃类化合物，有200余种同系物异构体，其中有17种被认为对人类和其他生物的危害最为严重。其他一些卤代芳烃化合物，如多氯联苯、氯代二苯醚等的理化性质和毒性与二噁英相似，也称为二噁英类似物。

1. 二噁英的理化性质

(1)热稳定性

二噁英对热十分稳定，在温度超过800℃时才开始降解，而在1000℃以上的条件下才会被大量破坏。

(2)脂溶性

二噁英的水溶性很差而脂溶性很强，故可蓄积于动植物体内的脂肪组织中，并可经过食物链发生富集作用。

(3)在环境中的半衰期长

二噁英对理化因素和生物降解有较强的抵抗作用，且挥发性很低，故可长期存在于环境中，其半衰期约为9年。在紫外线的作用下，二噁英可发生光降解。

2. 环境和食品中二噁英的来源

作为除草剂和落叶剂的2,4,5-T和2,4-二氯酚中可含有较大量的二噁英，其他许多农药，如氯芬、菌螨酚、六氯苯和氯代联苯醚除草剂等也不同程度含有二噁英。

垃圾焚烧可产生一定量的二噁英，尤其是在燃烧不完全时以及含大量聚氯乙烯塑料的垃圾焚烧时可产生大量的二噁英。此外，医院废弃物和污水、木材燃烧、汽车尾气、含多氯联苯的设备事故，以及环境中的光化学反应和生物化学反应等均可产生二噁英。

食品中的二噁英主要来源于环境的污染，尤其是经过生物链的富集作用，可在动物性食品中达到较高的浓度，主要是肉类、乳制品、鱼类及贝类食品污染。食品包装材料中二噁英污染的迁移以及意外事故等，也可造成食品的二噁英污染。

3.二噁英的毒性和致癌性

（1）一般毒性

大多数二噁英具有较强的急性毒性，其急性中毒主要表现为体重极度减轻，并伴有肌肉和脂肪组织的急剧减少。二噁英类剧毒物质，其毒性相当于人们熟知的剧毒物质氰化物的130倍、砒霜的900倍。皮肤接触或全身染毒大量二噁英物质可致氯痤疮，表现为皮肤过度角化和色素沉着。

（2）肝毒性

二噁英对动物有不同程度的肝损伤作用，主要表现为肝细胞变性坏死、微转氨酶活性升高、单核细胞浸润等。

（3）免疫毒性

二噁英对体液免疫和细胞免疫均有较强的抑制作用。动物实验表明，二噁英能引起胸腺的严重萎缩，并可抑制抗体的生成，降低机体的抵抗力。

（4）生殖毒性

二噁英物质属于环境内分泌干扰物，具有明显的抗雌激素作用，能引起性周期的改变和生殖功能异常。

（5）致畸性、致癌性

二噁英对多种动物有致畸性，尤以小鼠最为敏感。二噁英对多种动物有极强的致癌性，有流行病学研究表明，人类某些肿瘤的发生与接触二噁英有关。

4.预防二噁英类化合物危害的措施

预防措施如下：①控制环境二噁英的污染。这是预防二噁英类化合物污染食品及对人体产生危害的根本措施。如减少含二噁英的农药和其他化合物的使用。②严格控制有关农药和工业化合物中杂质（尤其是各种二噁英）的含量，控制垃圾燃烧（尤其是不完全燃烧）和汽车尾气对环境的污染等。③加强环境和食品中二噁英含量的监测，并制定食品中的允许限量标准，从而对预防二噁英的危害起到积极作用。

三、烹饪加工产生的危害及预防

（一）*N*－亚硝基化合物的产生及其控制

N－亚硝基化合物是一类对动物有较强致癌作用的化学物质，迄今已研究的300多种亚硝基化合物中，90%以上对动物有不同程度的致癌性。

1.分类、结构及理化性质

N－亚硝基化合物按其分子结构可分为*N*－亚硝胺和*N*－亚硝酰胺两大类。

(1)*N* -亚硝胺的基本结构

$$\begin{matrix} R_1 \\ & \diagdown \\ & & N-N=O \\ & \diagup \\ R_2 \end{matrix}$$

式中,R_1 和 R_2 可以是烷基或环烷基,也可以是芳香环或杂环化合物。

N -亚硝胺在中性和碱性环境中较稳定,在一般条件下不易发生水解,但在特殊条件下可发生分解反应、转亚硝基作用和氧化-还原反应。

(2)*N* -亚硝酰胺的基本结构

$$\begin{matrix} R_1 \\ & \diagdown \\ & & N-N=O \\ & \diagup \\ R_2CO \end{matrix}$$

式中,R_1 和 R_2 可以是烷基或芳香烃基,R_2 也可以是 NH_2、NHR、NR_2 或 RO 基团。亚硝酰胺的化学性质活泼,在酸性和碱性条件下均不稳定,易分解。

2. *N* -亚硝基化合物的来源

环境和食品中的 *N* -亚硝基化合物是由亚硝酸盐和胺类在一定的条件下合成的,而作为 *N* -亚硝基化合物前体物的硝酸盐、亚硝酸盐和胺类物质,广泛存在于环境和食品中。

(1)蔬菜中的硝酸盐和亚硝酸盐

硝酸盐和亚硝酸盐广泛存在于人类生存的环境中,是自然界最普遍的含氮化合物。土壤和肥料中的氮在微生物(硝酸盐生成菌)的作用下可转化为硝酸盐。蔬菜等农作物在生长过程中,从土壤中吸收硝酸盐等营养成分,在植物体内酶的作用下,硝酸盐还原为氨,并进一步与光合作用合成的有机酸生成氨基酸和蛋白质。当光合作用不充分时,植物体内可积蓄较多的硝酸盐。新鲜蔬菜中的硝酸盐含量主要与作物种类、栽培条件(如土壤和肥料的种类)以及环境因素(如光照等)有关。蔬菜中亚硝酸盐含量通常远远低于其硝酸盐含量。蔬菜的保存和处理过程对其硝酸盐和亚硝酸盐含量有很大影响。表 1-4 和表 1-5 分别列出了部分蔬菜和食物中硝酸盐和亚硝酸盐的平均含量。

表 1-4 部分蔬菜中硝酸盐的平均含量 单位:mg/kg

蔬菜	含量	蔬菜	含量
菠菜	2464	藕	126
莴苣	1954	生菜	2164
油菜	3466	小白菜	743
芹菜	3912	紫菜头	784
白菜	1530	茄子	275
黄瓜	125	扁豆	157
苦瓜	91	豌豆	99
南瓜	330	柿子椒	93
冬瓜	288	小辣椒	110
西葫芦	137	西红柿	88

资料来源:吴坤. 营养与食品卫生学[M]. 5 版. 北京:人民卫生出版社,2003。

表1－5　部分食物中亚硝酸盐的平均含量　　单位：mg/kg

食物种类	含量	食物种类	含量
柿子椒	0.06	紫菜头	0.22
苦瓜	0.09	腌菜叶	96.0
芥菜叶	3.9	卤黄瓜	9.0
白菜叶	0.05	酸米汤	22.4
酸白菜	7.3	谷子	2.0
小麦粉	3.8	黄豆粉	10.0
全麦粉	10.0	苹果汁	0.7
红薯	0.13	木耳菜	0.14

资料来源：吴坤.营养与食品卫生学[M].5版.北京：人民卫生出版社，2003。

(2)动物性食品中的亚硝酸盐

在鱼、肉等动物性食品加工过程中，用亚硝酸盐作为防腐剂和护色剂可抑制许多腐败菌的生长，可使腌肉、腌鱼等保持稳定的红色，从而改善此类食品的感官形态。虽然使用亚硝酸盐作为食品添加剂有产生 *N*－亚硝基化合物的可能，但目前尚无更好的替代品，故仍允许限量使用。按照 GB 2760—2014《食品安全国家标准　食品添加剂使用标准》的规定，各类肉制品（不包括西式火腿类）中亚硝酸盐残留量（以亚硝酸钠计）不得超过 30 mg/kg，肉罐头类不得超过 50 mg/kg。2012 年 5 月 28 日，国家食品药品监督管理局和卫生部联合发布公告：禁止餐饮服务单位采购、贮存、使用食品添加剂亚硝酸盐（亚硝酸钠、亚硝酸钾）。

3.食品中的 *N*－亚硝基化合物

肉、鱼等动物性食品中含有丰富的蛋白质、脂肪和少量的胺类物质。在其腌制、烘烤等加工处理过程中，尤其是在油煎、油炸等烹饪过程中，可产生较多的胺类化合物。腐烂变质的鱼肉类也可产生大量的胺类，包括二甲胺、三甲胺、腐胺、脂肪族聚胺、精脒、精胺、吡咯烷等。这些胺类化合物能与亚硝酸盐反应生成亚硝胺。鱼、肉制品中的亚硝胺主要是吡咯烷亚硝胺和二甲基亚硝胺。由于腌制、贮藏和烹饪方法的不同，各类鱼、肉制品中亚硝胺的含量有一定差异，部分鱼、肉制品中亚硝胺的含量水平见表1－6。

表1－6　部分鱼、肉制品中亚硝胺的含量水平

鱼肉制品	国家	亚硝胺	含量/(μg/kg)
咸肉	中国	二甲基亚硝胺	0.4～7.6
熏肉	中国	二甲基亚硝胺	0.3～6.5
炸五香鱼罐头	中国	吡咯烷亚硝胺	33.4
干鱿鱼	日本	二甲基亚硝胺	300
鱼干	日本	二甲基亚硝胺	15～84
熏火腿	荷兰	二甲基亚硝胺	0.4
大红肠	加拿大	吡咯烷亚硝胺	20～105

资料来源：孙长颢.营养与食品卫生学[M].6版.北京：人民卫生出版社，2007。

4. N -亚硝基化合物的毒性

目前已有大量的研究结果表明，N -亚硝基化合物对多种实验动物有很强的致癌作用，人类某些肿瘤的发生，可能与接触 N -亚硝基化合物及其前体物有一定关系。

(1)急性毒性

各种 N -亚硝基化合物的急性毒性有较大的差异，对于对称性烷基亚硝胺而言，其碳链越长，急性毒性越低。

(2)致癌作用

N -亚硝基化合物对动物的致癌性已得到许多试验的证实，至今尚未发现有一种动物对 N -亚硝基化合物的致癌作用有抵抗力。N -亚硝基化合物致癌的靶器官以肝、食道、胃为主，但总体上说，N -亚硝基化合物可诱发动物几乎所有组织和器官的肿瘤，呼吸道吸入、消化道摄入、皮肤接触 N -亚硝基化合物都可诱发肿瘤。N -亚硝基化合物可通过胎盘对子代致癌，且动物在胚胎期对其致癌作用的敏感性明显高于出生后或成年期。

5. 亚硝基化合物危害的预防措施

(1)防止食品被微生物污染

因为某些细菌等微生物可将硝酸盐还原为亚硝酸盐，且许多微生物可分解蛋白质生成胺类化合物，或有酶促亚硝基化作用，所以防止食品霉变或被细菌污染对降低食品中亚硝基化合物含量非常重要。在食品加工时，应保证食品新鲜，并注意防止微生物污染。

(2)控制食品加工过程中硝酸盐或亚硝酸盐的用量

控制食品加工过程中硝酸盐或亚硝酸盐的用量可以减少亚硝基化前体的量，从而减少亚硝胺的合成。在食品加工工艺可行的情况下，尽可能使用亚硝酸盐的替代品。

(3)增加维生素 C 等亚硝基化阻断剂的摄入量

维生素 C 有较强的阻断亚硝基化的作用。许多流行病学调查表明，在食管癌高发地区，居民维生素 C 摄入量很低，故增加维生素 C 摄入量对阻断亚硝基化可能有重要意义。

(4)控制食品中亚硝基化合物的含量

按照 GB 2762—2017《食品安全国家标准 食品中污染物限量》的规定，食品中 N -二甲基亚硝胺的限量指标为：肉制品（肉类罐头除外）≤3.0 μg/kg，水产制品（水产品罐头除外）≤4.0 μg/kg。在制定标准的基础上，还应加强对食品中 N -亚硝基化合物含量的检测，严禁食用 N -亚硝基化合物含量超过限量指标的食品。

(二)多环芳烃的产生及其控制

多环芳烃是一类具有较强致癌作用的碳氢化合物，目前已鉴定出数百种，其中苯并(a)芘[B(a)P]是多环芳烃的典型代表。

1. 苯并(a)芘的结构及理化性质

苯并(a)芘是由 5 个苯环构成的多环芳烃化合物，分子式为 $C_{20}H_{12}$，相对分子质量为 252。在常温下为浅黄色的针状结晶，沸点为 310℃～312℃，熔点为 178℃，在水中溶解度仅为 0.5 μg/L～6 μg/L，稍溶于甲醇和乙醇，易溶于脂肪、丙酮、苯、甲苯、二甲苯及环己烷等有机溶剂，在苯溶液中呈蓝色或紫色荧光。苯并(a)芘性质较稳定，但在阳光下可发生光氧化反应，氧也可使其氧化。

2.苯并(a)芘的毒性

大量研究资料表明：苯并(a)芘对多种动物有肯定的致癌性，并可经胎盘使子代发生肿瘤，可致胚胎死亡，或导致幼仔免疫功能下降。

人群研究表明：胃癌等多种肿瘤的发生与食品中苯并(a)芘含量有一定关系。如在匈牙利西部一个胃癌高发地区的调查表明，该地区居民经常食用家庭自制的含苯并(a)芘较高的熏肉是胃癌发生的主要危险因素之一。拉脱维亚某沿海地区的胃癌高发性被认为与当地居民吃熏鱼较多有关。冰岛也是胃癌高发国家，其胃癌病死率也较高。据调查，当地居民食用自己熏制的食品较多，其中所含苯并(a)芘明显高于市售同类制品。

3.食品中多环芳烃污染的途径

多环芳烃主要由各种有机物，如煤、柴油、汽油、香烟等物质的不完全燃烧产生。食品中多环芳烃污染的途径如下：

①食品在用煤、炭和植物燃料烘烤或腌制时直接受到污染；

②食品成分在高温烹饪加工时发生热解或热聚反应所形成，这是食品中多环芳烃的主要来源；

③植物性食品可吸收土壤、水和大气中污染的多环芳烃；

④食品加工过程中受机油和食品包装材料等多环芳烃的污染，如在柏油路上晒粮食使粮食受到污染；

⑤多环芳烃污染的水可使水产品受到污染；

⑥植物和微生物可合成微量多环芳烃。

由于食品种类、生产加工、烹饪方法的差异以及距离污染源的远近等因素的不同，食品中苯并(a)芘的含量相差较大，其中含量较多者主要是烘烤和腌制食品。据资料显示：烤肉、烤香肠中苯并(a)芘含量一般为0.68 μg/kg～0.7 μg/kg，炭火烤的肉可达2.6 μg/kg～11.2 μg/kg，冰岛家庭自制熏肉中苯并(a)芘含量为23 μg/kg，生红肠中苯并(a)芘含量为1.5 μg/kg，松木熏者可高达88.5 μg/kg。工业区生产的小麦中苯并(a)芘含量较高，而非工业区生产的小麦则很低；农村种植的蔬菜中苯并(a)芘的含量比在城市附近种植的低。

4.防止苯并(a)芘危害的措施

(1)改良食品的烹饪方法

熏制、烘烤食品及烘干粮食等加工方法应改进燃烧过程，避免使食品直接接触炭火，应使用熏烟洗净器或冷熏液；在食品生产加工过程中要防止润滑油污染食品。

(2)去毒

用吸附法可去除食品中的一部分苯并(a)芘。活性炭是从油脂中去除苯并(a)芘的优良吸附剂。在浸出法生产的菜油中加入0.3%～0.5%活性炭，在90℃条件下搅拌30 min，并在140℃、93.1 kPa真空条件下处理4 h，其所含苯并(a)芘即可去除89%～95%。此外，用日光或紫外线照射食品也能降低其苯并(a)芘的含量。

(3)控制摄入量

按照GB 2762—2017《食品安全国家标准　食品中污染物限量》的规定，食品中苯并(a)芘的限量指标为：稻谷、糙米、大米、小麦、小麦粉、玉米、玉米面(渣、片)≤5.0 μg/kg，熏、烧、烤肉类≤5.0 μg/kg，熏、烤水产品≤5.0 μg/kg，油脂及其制品≤10 μg/kg。

（三）杂环胺的产生及其控制

杂环胺类化合物包括氨基咪唑氮杂芳烃和氨基咔啉两类。其中，咪唑环的 α -氨基在体内可转化为 N -羟基化合物而具有致癌和致突变活性。

1. 杂环胺的毒性

杂环胺需经过代谢活化后才具有致突变性。杂环芳烃的活性代谢物是 N -羟基化合物。

杂环胺对啮齿动物有不同程度的致癌性，其主要靶器官为肝脏，也可诱发其他多部位产生肿瘤。杂环胺的 N -羟基代谢产物可直接与 DNA 结合，生成杂环胺- DNA 加合物。

2. 杂环胺的生成

食品中的杂环胺类化合物主要产生于高温烹饪加工过程中，尤其是蛋白质含量丰富的鱼、肉类食品。影响食品中杂环胺形成的因素主要有以下两个方面。

（1）烹饪方式

加热温度是杂环胺形成的重要影响因素，当温度从 200℃ 升至 300℃ 时，杂环胺的生成量可增加 5 倍。食品中的水分是杂环胺形成的抑制因素。因此，加热温度越高、时间越长、水分含量越少，产生的杂环胺越多。故烧、烤、煎、炸烹饪方法产生的杂环胺的数量远远大于炖、焖、煨、煮及微波炉烹饪等。

（2）食品成分

通常，蛋白质含量高的食品产生杂环胺较多，而且蛋白质的氨基酸构成直接影响所产生的杂环胺的种类。

现在认为，美拉德反应与杂环胺的产生有很大关系，该反应可产生大量杂环物质（可多达十余种），其中一些可进一步反应生成杂环胺。

3. 防止杂环胺危害的措施

（1）改变不良烹饪方式和饮食习惯

杂环胺的生成与不良烹饪加工方式有关，特别是过高温度加工食品。因此，应注意不要使加工温度过高，不要烧焦食品，应避免过多食用烧烤、煎炸的食品。

（2）增加蔬菜、水果的摄入量

膳食纤维有吸附杂环胺并降低其活性的作用，蔬菜、水果中的某些成分有抑制杂环胺的致突变性和致癌性的作用。因此，增加蔬菜、水果的摄入量对于防止杂环胺的危害有积极作用。

（3）去毒处理

次氯酸、过氧化酶等处理可使杂环胺氧化失活；亚油酸可降低其诱变性。

（4）加强检测

建立和完善杂环胺的检测方法，如加强食品中杂环胺含量的检测，深入研究杂环胺的生成及其影响条件、体内代谢、毒性作用及其阈剂量等，尽快制定出食品中杂环胺的允许限量标准。

【知识链接 1-2】杂环胺的致突变性

日本国立癌症研究中心杉村所长研究认为:杂环胺的致突变性强度大大超过苯并(a)芘。日本居民常将沙丁鱼、鲱鱼、鲐鱼等鱼类放在铁丝网上,再置于旺火或木炭上炙烤。这种烤制方法会产生大量的烟气,其中就有杂环胺。将一支香烟的烟、烤一条沙丁鱼的烟、一条煤气烤制的沙丁鱼、一块等质量的炭火烤制的牛肉的烤焦外皮进行致突变性比较,结果为:牛肉烤焦物>一支香烟的烟>烤鱼的烟>鱼烤焦物。而用烤箱烤制的肉、鱼杂环胺含量较少。

(四)油脂劣变物的产生及其控制

食用油脂在存放和加热的过程中均会不同程度地发生氧化、水解反应,导致油脂酸败变质,失去食用价值。油脂在高温条件下长时间放置,还会生成脂肪酸的聚合物和环状化合物,给人体健康带来危害。

1.油脂酸败的毒性及其控制

油脂酸败能导致其质量下降,失去食用价值,甚至发生食物中毒。

(1)油脂酸败的毒性

油脂酸败能产生有毒物质,自动氧化产生的聚合物(尤其是二聚体),能够被人体吸收,但人体又不能代谢它们,长时间在体内聚集,会发生中毒反应。长期食用这种油脂,会出现中毒现象,轻者呕吐、腹泻,重者肝脏肿大和发育障碍等。

日本曾发生过因食用油脂酸败方便面引起的中毒事件。在我国北京、天津等地区都曾发生过用酸败油脂炸油饼的食物中毒事件,患者症状表现为头晕、发烧和腹胀。

(2)油脂酸败的控制

油脂酸败受环境条件影响较大,一般采取以下措施防止油脂酸败的发生:①避光。贮存油脂时,避免光照。油脂或含油脂丰富的食品,宜用有色或遮光容器包装。②隔氧。贮存油脂时,应尽量避免其与空气接触。所以,容器应该有盖,开口应该小一些;容器宜装满油脂,以排出空气。烹饪中提倡将油脂分装进小容器,以减少油脂与空气直接接触的机会和时间。③低温。贮存油脂时,应尽量避开高温环境。④选择适当材料的容器、工具来处理和加工油脂。不选用铜质材料的容器来贮存、加工油脂。⑤适当炼制生油。对于毛油和生油,适当的加热处理不但可以使脂肪氧化酶失去活力,还能把血红素等除去。⑥添加抗氧化剂。可在油脂中添加香料和合成抗氧化剂来延长油脂的贮藏期。例如,添加花椒、丁香等,既丰富了油脂的风味,又增强了它的抗氧化能力。⑦在烹饪加工过程中,不要反复利用陈油脂;加热油脂的温度不要太高,时间不宜过长。

植物油中含有维生素 E 等抗氧化物质,较易贮藏。油脂中维生素 E 含量由高到低依次为:豆油>棉籽油>芝麻油>菜籽油>玉米油>花生油>猪油>牛油。

2. 高温下油脂聚合物的生成及其控制

(1)高温下油脂劣变

油脂在高温条件下易发生热分解和热聚合等反应。随着煎炸时间的增加及温度的升高，油脂分子被分解，部分生成小脂肪酸、醛类物质变成烟而挥发。油脂分子间发生聚合反应，使油脂的黏度增加，极易黏附在煎炸锅的表面，形成聚合油。

油脂的热聚合是脂肪酸分子聚合成环状物的反应。这种聚合反应可以是同一分子甘油酯中的脂肪酸聚合，也可以是一个油脂分子中脂肪酸与另一个油脂分子中脂肪酸相互聚合。两分子或两分子以上的脂肪酸相互聚合，形成大分子物质二聚体、三聚体、多聚体。随着煎炸时间的延长，聚合体总量会不断增加。

油脂使用时间、次数不同及油脂的品种不同，生成聚合体的速度也不一样，葵花籽油的生成速度高于豆油。含不饱和脂肪酸多的油脂更易发黏，更易生成聚合体。

(2)高温下油脂劣变的毒性

油脂的热聚合产物有环状单聚体、二聚体、三聚体及多聚体。环状单聚体即同一油脂分子中的脂肪酸合成环状物，如已二烯环状化合物。试验表明：环状单聚体可引起动物死亡，也可引起脂肪肝，影响生长发育。二聚体和三聚体对人体的毒性低于环状单聚体，这是由于其分子较大、吸收程度较低。

(3)高温下油脂劣变的控制

为了防止高温下油脂劣变，可采取以下预防措施：①控制煎炸油的温度在 170℃～200℃。煎炸时，要使食品受热均匀，切忌局部温度过高，可以使用油温自动控制设备。②尽量减少反复使用煎炸油的次数，凡炸过 3 次的油，不再用于油炸食品。油炸食品时间较长时，应及时添加新油，以起到稀释的作用。③减少食品含水量，预先去除部分水分，以减少油脂高温下的水解、聚合反应。

【知识链接 1－3】餐饮残油不能替代食用油

高温长时间加热的油脂，不但会使脂溶性维生素和脂肪酸遭到破坏，而且能产生环状化合物和甘油酯类聚合物等有害物质，有的毒性很大，有的可能有致癌作用。据报道，其毒性反应主要表现为肝脏、肺、肾脏等器官肿大、组织坏死、脂肪沉积、血管扩张和充血等。由此可见，多次煎炸食品所剩的煎炸残油是不可再食用的，此类油脂作为食用油脂对人体的健康有较大的危害。

(五)反式脂肪酸的产生及控制

脂肪酸按空间结构分为顺式脂肪酸和反式脂肪酸。天然食物中的油脂，其脂肪酸结构多为顺式脂肪酸；人造黄油是植物油经氢化处理制成的，其结构往往由顺式变为反式；食用油高温加热也易形成反式脂肪酸。反式脂肪酸易引起心血管疾病、糖尿病、抑制必需脂肪酸的功能及阻碍婴幼儿生长发育。

GB 28050—2011《食品安全国家标准　预包装食品营养标签通则》中规定，食品配料含有或生产过程中使用了氢化和（或）部分氢化油脂时，在营养成分表中还应标示出反式脂肪（酸）的含量。规定了反式脂肪（酸）“0”界限值（每 100 g 或 100 mL）的标准为≤0.3 g。

（六）丙烯酰胺的产生及其控制

2002 年 4 月，瑞典国家食品管理局和斯德哥尔摩大学的科学家宣布，油炸、高温烘烤的淀粉类食品中丙烯酰胺的含量比世界卫生组织规定的饮水中丙烯酰胺含量（成人每日从饮水中摄入的丙烯酰胺＜1 μg）高出 500 倍以上。丙烯酰胺的出现给全球烹饪界带来了新的挑战，需要人们冷静地反思和系统地研究现有的煎炸、烤制类烹饪方法的安全性。

1. 丙烯酰胺的产生

丙烯酰胺出现于炸薯条、炸薯片、咖啡、饼干、面包、脆饼、爆玉米花、速溶麦芽饮料，以及麦片、干奶酪、巧克力味快餐、方便面和油条等食品中。食品在高温油炸过程中有 3 种途径可以产生丙烯酰胺：①由丙烯醛或丙烯酸与氨反应生成；②氨基酸分子重排转化形成；③氨基酸与糖类经美拉德反应形成。

2. 丙烯酰胺的毒性

丙烯酰胺是一类结构简单的小分子化合物，是一种化工原料，是公认的致癌物。长期低剂量接触丙烯酰胺，会出现嗜睡、情绪和记忆改变、幻觉和震颤，伴随末梢神经病变，如出汗和肌肉无力等病症。

3. 控制食品中丙烯酰胺产生的措施

控制食品中丙烯酰胺产生的措施如下：

①减少或消除形成丙烯酰胺的前体物质；

②尽量选用发酵性原料进行煎炸，通过发酵减少淀粉类物质；

③控制油脂的质量，防止油温偏高使甘油脱水形成丙烯醛；

④食品原料中加入多价未螯合的金属离子，如钙、镁、锌、铜、铝等，抑制食品美拉德反应；

⑤优先选用较低温度的烤制工艺；

⑥烹饪加工中少用如拍粉、挂糊等淀粉类煎炸的方法。

四、食品包装中有毒迁移物的污染与预防

目前，我国允许使用的食品容器、包装材料主要有以下 7 种：塑料制品，天然、合成橡胶制品，陶瓷、搪瓷容器，铝、不锈钢、铁质容器，玻璃容器，食品包装用纸，复合薄膜、复合薄膜袋。食品包装材料在与食品接触时，某些材料的成分有可能迁移到食品中，造成食品的化学性污染，从而给人体健康带来危害。食品生产经营企业应严格注意食品包装材料的卫生质量，防止有害物质向食品中迁移，以保障人体健康。

（一）塑料包装材料的安全性

塑料是以树脂为主要成分，以增塑剂、稳定剂、润滑剂、着色剂等助剂为辅，在一定的温度和压力条件下塑化而成的材料。塑料材料包装食品非常方便、实用，因而被广泛应

用于食品行业中。但由于塑料单体分子残留及添加剂等往往存在不同程度的毒性，使用塑料包装材料时应尤其注意。

1.常用的塑料包装材料

(1)聚乙烯(PE)

聚乙烯是乙烯的聚合物，属于低毒级物质。高密度聚乙烯(PE－HD)质地坚硬、耐高温，可以煮沸消毒，主要用于制作塑料容器和塑料袋。低密度聚乙烯(PE－LD)质地柔软，通常用于制作保鲜膜、塑料膜，但耐油性较差、耐热性不强。用保鲜膜包裹食品加热时，食品中的油脂很容易将保鲜膜中的有害物质溶解出来。因此，食品在放入微波炉前，要取下包裹着的保鲜膜。

(2)聚丙烯(PP)

聚丙烯是丙烯的聚合物，透明度好，防潮性(不透气性)是包装薄膜中最佳的，耐热性、耐油性比聚乙烯好，可耐130℃高温。聚丙烯是目前广泛使用的最理想的包装材料和食具材料，主要用于包装面包、糖果、海产品等，也可制成微波炉餐盒、食品周转箱等。用聚丙烯制成的餐盒是唯一可以放进微波炉的塑料盒。

(3)聚苯乙烯(PS)

聚苯乙烯常用品种有透明聚苯乙烯和泡沫聚苯乙烯两类。聚苯乙烯塑料不适宜做食具，也不能用于盛装酸性(如柳橙汁、醋)、碱性物质。泡沫聚苯乙烯曾用作发泡快餐饭盒，因造成白色污染，加之盛放滚烫食品时易析出对人体有害的化学物质，现已被禁用。

(4)聚氯乙烯(PVC)

聚氯乙烯透明度高，易分解及老化，可制成薄膜或盛装液体的瓶子(主要用于工业)。聚氯乙烯本身无毒，但残留氯乙烯单体和增塑剂若随食品进入人体，则具有致癌和致畸作用。如果使用聚氯乙烯制品盛装食品时，千万不要让它受热。

(5)聚对苯二甲酸乙二酯(PET)

矿泉水瓶、碳酸饮料瓶都是用聚对苯二甲酸乙二酯做成的。这种塑料制品使用10个月后，可能会释放出致癌物，对人体具有毒性。因此，饮料瓶用完了就要扔掉，不要用来作为水瓶反复使用。

(6)聚碳酸酯(PC)

聚碳酸酯多用于制造奶瓶、水壶、太空杯等。使用时不要加热，也不要在阳光下直射。

(7)三聚氰胺甲醛树脂(MF)

三聚氰胺甲醛树脂硬度高、耐刻划、耐热、有光泽、着色性好，可制成各种食具、容器，但其含有一定量的游离甲醛，可破坏人体肝细胞和淋巴细胞。

2.塑料制品的安全要求

塑料本身应纯度高，禁止使用可能游离出有害物质(如酚、甲醛)的塑料，如酚醛树脂食具因出现了酚中毒的事件，现已被禁止使用。

树脂和成型品应符合国家规定的塑料安全标准，单体分子等残留物不能超标。餐饮企业在选购食具和食品包装材料时应选择符合国家安全标准的塑料制品，不得使用再生塑料。

【知识链接 1－4】塑料回收标识

正规的塑料制品在显著位置（容器、瓶底部或外侧，袋的正面，箱的 4 个侧面等）应标注一个三角形的三箭头标识，如图 1－2 所示。这种标识提醒人们，这种材料可回收再生利用，有益于环境保护。依据 GB/T 16288—2008《塑料制品的标志》的规定，通过这个标识就可以知道所使用的塑料制品是由什么材质制成的。三角形里边有数字 1～7 的标识，每一个数字都代表不同的材料：01 表示 PET（聚对苯二甲酸乙二酯），02 表示 PE－HD（高密度聚乙烯），03 表示 PVC（聚氯乙烯），04 表示 PE－LD（低密度聚乙烯），05 表示 PP（聚丙烯），06 表示 PS（聚苯乙烯），07 表示其他。

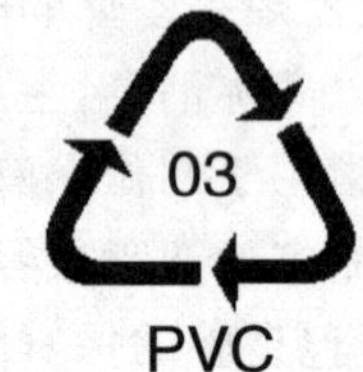

图 1－2 塑料回收标识

（二）其他包装材料的安全性

1. 纸类包装材料

（1）纸制品的安全问题

纸制品主要存在的安全问题如下：

①纸浆中的农药残留；

②回收纸中油墨及颜料中的铅、镉、甲苯、二甲苯和多氯联苯等有害物质污染；

③劣质纸浆漂白剂的毒性和致癌作用，如荧光增白剂；

④造纸加工助剂的毒性；

⑤原料或成品不洁、发霉，带有大量对人体有害的霉菌和细菌等。

（2）防止包装纸对食品污染的措施

防止包装纸对食品污染的措施如下：

①生产加工食品包装用纸的各种原料必须保证无毒、无害，不得使用回收再生纸；

②使用食品包装材料印刷专用油墨，包装食品时油墨颜料的印刷面不得直接接触食品；

③禁止使用荧光增白剂，制造蜡纸所用的蜡应是食用级石蜡，不得使用工业级石蜡，以防止多环芳烃致癌物污染食品；

④食品包装纸在存放、使用过程中应注意卫生，避免微生物、有毒化学物的污染。

2. 金属包装材料

金属包装材料的主要安全问题是：因为金属包装材料的化学稳定性能较差，不耐酸、碱，尤其对酸性食品敏感，所以使用金属包装的食品放置一定时间后，涂层可能溶解，应注意金属离子析出而影响食品质量的问题。近年来，流行病学调查和动物实验发现，铝是导致老年痴呆症的重要因素之一。长期使用铝制品盛放盐、碱、酸类食品容易使容器表面的氧化铝保护膜遭到腐蚀、破坏，从而使部分铝进入食品中，对人体造成危害。

3. 玻璃包装材料

食品包装用的玻璃主要是钠-钙-硅系玻璃。玻璃材料本身不存在安全性问题，但这类包装材料一般都会循环使用，在使用过程中，瓶内可能存在异物和残留清洗消毒剂，会对人体健康造成危害。

4. 陶瓷包装材料

陶瓷包装有着悠久的历史，主要有瓶、罐、缸、坛等，用于酒类、调味品以及传统食品的包装。陶瓷包装的安全问题主要是釉，陶瓷表面釉层中重金属元素铅或镉的溶出，会对人体健康造成危害。

5. 橡胶制品

橡胶可分为天然橡胶与合成橡胶两大类。天然橡胶是天然的长链高分子化合物，本身对人体无害，其主要的食品安全问题在于生产不同工艺性能的产品时所加入的各种添加剂。合成橡胶是由单体聚合而成的高分子化合物，其主要的食品安全问题是单体和添加剂残留。

项目三　食品添加剂的安全管理

【案例 1－11】“食品添加剂”之祸？

2015 年，中小学生常吃的一种辣条多次被北京市食品药品监督管理局抽检认定不合格，原因是糖精钠、山梨酸等食品添加剂添加量超标。

2011 年，媒体报道了上海市多家超市销售的由上海某食品公司生产的小麦馒头、玉米面馒头是染色制成的，并添加防腐剂防止其发霉。染色馒头中掺有防腐剂山梨酸钾、甜味剂甜蜜素和色素柠檬黄，属于食品添加剂超范围违法使用。GB 2760—2014《食品安全国家标准　食品添加剂使用标准》并未规定发酵面制品可以添加山梨酸钾、甜蜜素和柠檬黄。

2008 年，全国多地报告多例婴幼儿泌尿系统结石病例。调查发现：患儿多数有食用三鹿牌婴幼儿配方奶粉的历史。经调查确定，三鹿牌婴幼儿配方奶粉中违法添加了化工原料——三聚氰胺。三聚氰胺可导致人体泌尿系统产生结石。“三聚氰胺事件”给公众的食品安全信心造成了沉重的打击，给我国乳制品行业的发展造成了不可估量的损失。

问题：什么是食品添加剂？使用食品添加剂应遵循的原则有哪些？如何防治滥用食品添加剂？

一、食品添加剂的分类

GB 2760—2014《食品安全国家标准　食品添加剂使用标准》将食品添加剂定义为：“为改善食品品质和色、香、味，以及为防腐、保鲜和加工工艺的需要而加入食品中的人工合成或者天然物质。食品用香料、胶基糖果中基础剂物质、食品工业用加工助剂也包括在内。”

随着食品工业的发展，食品添加剂的种类和数量逐年增加。据统计，目前全世界食品添加剂种类已达25000余种，其中直接使用的有4000种～5000种。

食品添加剂按其来源分为天然食品添加剂和人工合成食品添加剂两类。天然食品添加剂的品种少、价格较高；人工合成食品添加剂品种齐全、价格低、使用量少，但是毒性往往大于天然食品添加剂。

食品添加剂按照功能用途划分，主要包括着色剂、乳化剂、防腐剂、漂白剂、酸度调节剂、增稠剂、抗氧化剂、抗结剂、消泡剂、膨松剂、护色剂、酶制剂、增味剂、面粉处理剂、营养强化剂、稳定和凝固剂、甜味剂等。常用食品添加剂的基本功能见表1－7。

表1－7　常用食品添加剂的基本功能

类别	食品添加剂的功能	举例
抗氧化剂	能防止、延缓油脂或食品成分氧化分解、变质，提高食品稳定性	二丁基羟基甲苯、丁基羟基茴香醚、没食子酸丙酯、特丁基对苯二酚、异抗坏血酸钠、抗坏血酸、维生素E、茶多酚
膨松剂	在食品加工过程中加入，能使产品发起形成致密多孔组织，从而使制品具有膨松、柔软或酥脆的特性	酵母、碳酸氢钠、碳酸氢铵、磷酸氢钙、钾明矾、铵明矾
着色剂	赋予食品色泽和改善食品色泽	红曲米、焦糖色素、辣椒红、苋菜红、胭脂红、柠檬黄、靛蓝
护色剂	能与肉制品中的呈色物质作用，使之在食品加工、贮藏等过程中不致被分解、破坏，呈现良好的色泽	硝酸钠（钾）、亚硝酸钠（钾）
乳化剂	能改善乳化体中各种构成相之间的表面张力，从而形成均匀分散体或乳化体	改性大豆磷脂、甘油脂肪酸酯、硬脂酰乳酸钠
增味剂	补充或增强食品原有风味	谷氨酸钠、5′－肌苷酸二钠、5′－鸟苷酸二钠、鸡精
防腐剂	防止食品腐败变质，延长食品贮藏期	苯甲酸、山梨酸钾、丙酸钠、羟基苯甲酸酯、亚硫酸钠、乳酸链球菌素
甜味剂	赋予食品以甜味	木糖醇、糖精钠、甜蜜素
增稠剂	可以提高食品的黏稠度或形成凝胶，从而改变食品的物理性状，赋予食品黏润、适宜的口感，并兼有乳化、稳定或使之呈悬浮状态	明胶、琼脂、果胶、淀粉
食用香料	能够用于调配食品香精，并使食品增香	五香粉、咖喱粉、香精

二、食品添加剂的使用管理

针对目前食品添加剂使用不规范甚至滥用，成为危害食品安全的重要源头的现象，《中华人民共和国食品安全法》进一步加强了对食品添加剂的监管，规定如下：食品生产经营者应当按照食品安全国家标准使用食品添加剂。禁止超范围、超限量使用食品添加剂生产食品；禁止用超过保质期的食品添加剂生产食品；禁止添加食品添加剂以外的化学物质生产食品；禁止生产经营无标签的食品添加剂。

最新的食品毒理学研究发现，不少原本认为无毒的食品添加剂可能存在致畸、致癌和致突变的危害，因此应高度重视食品添加剂的安全性问题。在生产、生活中，能不用食品添加剂就尽量不要使用。

为了防止因滥用、乱用食品添加剂而给消费者健康带来严重危害，餐饮企业应正确使用食品添加剂并遵循以下原则：

①使用经过食品毒理学安全性评价、在使用限量内长期摄入对人体安全无害的添加剂；

②食品添加剂应符合我国颁布并批准执行的使用安全标准和质量标准；

③不影响食品感官性状和理化指标，对食品原有营养成分不得有降低、破坏作用；

④使用食品添加剂不得以掩盖食品腐败变质或以掺杂、掺假、伪造为目的；

⑤不得经营和使用无食品添加剂生产许可证、无产品检验合格证及污染变质的食品添加剂；

⑥使用食品添加剂在于减少消耗，改善贮存条件，简化加工工艺，不得降低良好的加工措施和安全要求；

⑦在达到使用目的的前提下，尽可能降低食品添加剂在食品中的用量。

三、使用食品添加剂的主要问题及预防措施

（一）食品添加剂使用的主要问题

目前，在食品生产加工过程中使用食品添加剂主要存在以下问题。

1. 滥用食品添加剂

在生产经营过程中超范围、超限量使用食品添加剂，即不按国家规定的使用范围和使用量使用食品添加剂。例如，用红色素浸泡枸杞子，在变质有异味的肉制品中加香料、色素，在肉制品中超量使用苯甲酸防腐剂。

2. 非法添加非食用物质

在食品中添加食品添加剂以外的化学物质和其他可能危害人体健康的物质，即使用国家标准规定之外的非食品添加剂。常见的如改善外观和颜色的苏丹红类、防腐保鲜的甲醛、有增白作用的“吊白块”、虚增蛋白质含量的三聚氰胺等。

3. 不注明标志，误导消费者

食品生产单位明明在产品中使用了食品添加剂，却在产品标志上标注“不含任何添加剂”“不含防腐剂”等语句。

4. 其他

使用超过保质期的食品添加剂生产食品；采购或者使用不符合食品安全标准的食品添加剂。

（二）预防措施

大多数食品添加剂属于人工合成物质，滥用或非法添加使用会对人体造成急性中毒及“三致”作用等严重后果，因此，加强食品添加剂的管理对于保证食品安全是十分重要的。若要从根本上解决食品安全问题，不仅要依靠法律，也需要包括政府、食品产业链相关者和消费者等在内的各方共同努力，这就是食品安全共同的责任，即食品安全社会共治。

1. 食品安全监督管理部门加强管理

根据《中华人民共和国食品安全法》的有关规定，国家对食品添加剂生产实行许可制度。生产者必须按照法定程序取得许可证后方可从事食品添加剂生产活动。无生产许可证的企业生产食品添加剂的属于非法行为。食品安全监督管理部门应严格依据《中华人民共和国食品安全法》《食品添加剂新品种管理办法》《食品生产许可管理办法》，加强食品添加剂的审批、生产经营和使用、标志和说明书、卫生监督等方面的管理工作，对于违法者实施重罚。

2. 食品和餐饮企业加强自律管理

遵守《中华人民共和国食品安全法》和 GB 2760—2014《食品安全国家标准　食品添加剂使用标准》的规定，强化企业的食品安全和卫生意识，从源头杜绝和减少污染。企业应严禁滥用和超量使用食品添加剂，不采购、不使用非食用物质，坚持企业诚信和自律；可采用安全有效的替代品，如使用壳聚糖、香辛料提取物等天然防腐剂替代苯甲酸和苯甲酸钠等。

3. 消费者加强自律管理

应尽量避免采购和食用含有添加剂的食品，尽量不吃或少吃含高危险添加剂的食品。不购买颜色浓艳、夸张的食品；此外，如牛百叶、银耳、粉丝、腐竹、米粉、海蜇等食品的外表过于雪白透亮，也应谨慎购买。

【知识链接 1－5】添加剂无辜，滥用者有过

新闻中出现的食品添加剂事件，使不少消费者闻食品添加剂而色变。在很多人的眼里，食品添加剂就是导致一系列食品安全问题的“罪魁祸首”。事实上，苏丹红、三聚氰胺等并不是食品添加剂，而是非法添加到食品中的非食用物质。

食品添加剂是现代科学技术发展的产物，没有食品添加剂就没有现代食品工业。食品添加剂大大促进了食品工业的发展，并被誉为现代食品工业的灵魂。在某种程度上，食品添加剂是食品生产、加工中必不可少的。比如对于非即时入口的食品来说，如果不使用防腐剂，食品可能在运输、贮存以及销售的过程中变质。当然，凡事有度，乱用、滥用食品添加剂会给食品安全带来严重隐患。

项目四　食品的放射性污染及预防

【案例1－12】福岛核泄漏事件

北京时间2011年3月11日13时46分(当地时间14时46分),日本东北部太平洋海域发生里氏9.0级强烈地震。这场地震是日本地震记录史上震级最高的一次,也是1900年以来全球第四大强震。地震引发巨大海啸。本次大地震造成日本福岛第一核电站放射性物质外泄,导致核辐射危机。该泄漏事故已对当地食用农产品造成严重污染,乳品、蔬菜及其制品、水果、水生动物及水产品的核辐射量已经超过了食品安全标准限量。2011年3月25日,为确保输华食用农产品安全,国家质量监督检验检疫总局公告要求禁止进口上述地区的相关食品。

问题: 食品的放射性污染有哪些?食品放射性污染的途径有哪些?如何控制放射性污染?

核素是具有确定质子数的一类原子或原子核。质子数相同而中子数不同者称为同位素。能释放出射线的核素叫作放射性核素或放射性同位素。放射性核素释放射线的现象叫作核素的衰变或蜕变。衰变是一种原子核转变为另一种原子核的过程。核素的核素数目减少一半所需的时间称为该核素的半衰期。不同的放射性核素半衰期不同,如^{209}Bi(铋)的半衰期长达2.7×10^{17}年,而^{135}Cs(铯)的半衰期只有2.8×10^{-10}s。半衰期长的放射性核素在食品和人体内的存在时间长,因此,从安全性角度出发,应关注半衰期长的放射性核素对食品的污染。

放射性核素放出能使物质发生电离的射线称作电离辐射,电离辐射包括α射线、β射线、X射线、γ射线等。射线穿透物质的能力大小依次是:γ射线＞X射线＞β射线＞α射线。

一、食品的放射性污染

生物体与其生存的环境之间存在物质交换过程,因此,绝大多数的动物性、植物性食品中都含有不同量的天然放射性物质,即食品的天然放射性本底。食品中的天然放射性核素主要是^{40}K(钾)和少量的^{226}Ra(镭)、^{210}Po(钋),以及天然钍和天然铀等。

由于外在的原因,放射性物质沾染在食品表面,分布或混合在食品内,或者构成食品的组成成分的现象,叫作食品放射性污染。

二、环境中放射性核素向食品中的转移

环境中放射性核素污染主要来源有:①意外事故产生的放射性核素泄漏;②核工业生产中的“三废”排放;③核武器爆炸时落下的灰。

环境中的放射性核素可通过水、土壤、空气向植物性食品转移，通过与外环境接触和食物链向动物性食品转移。如水生藻类对放射性核素有很强的浓集能力，鱼类通过摄入低等水生植物或动物而富集放射性物质，最后通过食物链进入人体。

三、食品放射性污染对人体的危害

食品放射性污染对人体的危害主要是对体内各种组织、器官和细胞产生的低剂量长期内照射效应，主要表现为免疫系统、生殖系统的损伤和“三致”作用。一旦发生食品的放射性污染，要完全消除事故的影响，往往需要数百年时间，历经几十代人，因此放射性污染危害极大。

四、控制食品放射性污染的措施

国际原子能机构（IAEA）在原子能和平利用和安全管理方面有一系列专项规定。在建造大型核电站、核辐照中心时，必须慎重考虑并加强监测。我国制定了食品放射性污染物的限量标准和检验方法。GB 14882—1994《食品中放射性物质限制浓度标准》中规定了食品原料中人工放射性核素和天然放射性核素的限制浓度。

图 1－3 为世界通行的三叶形电离辐射标志。该标志应粘贴在放射性物质外包装、射线装置以及存在电离辐射的工作场所，以对发生不安全事件或事故起到警示作用。

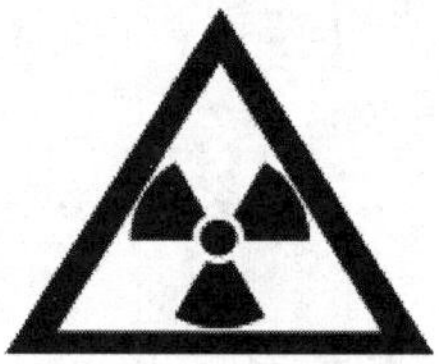

图 1－3　电离辐射标志

【知识链接 1－6】恐怖的核污染

苏联切尔诺贝利事故泄漏的放射性物质在当地造成 6000 km^2 土地无法使用，400 多个居民点成为无人区，政府被迫关闭 600 多所学校、300 多家企业和 54 个大型农业联合体。当时的放射性污染物波及整个欧洲，对我国也有影响。

【思考与训练】

一、解释基本概念

菌落总数，大肠菌值，霉菌毒素，转基因食品，兽药残留，农药，生物富集作用，“三致”作用，食品添加剂

二、问答题

1. 可采取哪些措施防止食品腐败变质？
2. 可采取哪些措施预防和控制各类生物性、化学性食品安全危害？
3. 转基因食品存在哪些安全性问题？
4. 在食品加工过程中，使用食品添加剂主要存在哪些问题？

三、客观题

(一)单项选择题

1. 菌落总数(　　)。

A. 是判断食品清洁状态和预测食品的耐贮性的标志

B. 是判断食品是否腐败变质的标志

C. 是判断食品是否可以食用的标志

D. 以上均不正确

2. 提高氢离子的浓度可以(　　)。

A. 检验食品是否腐败变质　　B. 预防食品腐败变质

C. 加快食品腐败变质　　D. 以上均不正确

3. 黄曲霉毒素耐热,在(　　)时开始发生裂解反应。

A. 200℃　　B. 280℃　　C. 350℃　　D. 180℃

4. 食品中的哈喇味的主要化学成分是(　　)。

A. 不饱和脂肪酸　　B. 醛、酮等羧基化合物

C. 二甲胺　　D. 甲基吲哚

5. 萝卜的根部从土壤中吸收施用化肥带入的重金属类杂质的现象属于(　　)。

A. 投毒　　B. 污染　　C. 掺假　　D. 掺杂

6. 某些食品污染物,在动物胚胎的细胞分化和器官形成过程中,使胚胎发育异常的作用称为(　　)。

A. 急性中毒　　B. 慢性中毒　　C. 致畸作用　　D. 致癌作用

7. 一些不法分子为了迎合消费者对食品色、香、味的追求,添加不属于食品添加剂的化学物质而造成的残留属于(　　)。

A. 农药残留　　B. 兽药残留　　C. 激素残留　　D. 禁用物品残留

8. 能与肉制品中呈色物质发生作用,使之在食品加工、贮藏等过程中不致被分解、破坏,呈现良好色泽的物质称为(　　)。

A. 护色剂　　B. 抗氧化剂　　C. 膨松剂　　D. 着色剂

9. 为了防止鼠患,对食品库房发现的老鼠洞穴应当(　　)。

A. 堵洞　　B. 安放鼠笼　　C. 投入诱饵　　D. 使用灭鼠药

10. 对萝卜等生食菜,所用调味品味型中杀菌率最大的是(　　)。

A. 咸鲜味　　B. 酸辣味　　C. 麻辣味　　D. 糖醋味

11. 食用“米猪肉”,人体易患(　　)。

A. 蛔虫病　　B. 旋毛虫病　　C. 绦虫病　　D. 吸虫病

12. 疯牛病迅速蔓延的最重要原因是(　　)。

A. 食用病牛肉　　B. 被疯犬咬伤

C. 接触疯牛　　D. 给牛喂食牛内脏类饲料

13. 厨房里食品烧焦、炸焦、煮焦,易产生(　　)。

A. 焦糖物　　B. 多环芳烃　　C. 亚硝胺　　D. 杂环胺

（二）多项选择题（至少选择两项）

1. 食品腐败变质的控制措施有（　　）。

A. 低温控制　　B. 高温灭菌防腐

C. 脱水与干燥　　D. 提高渗透压

E. 添加化学防腐剂和辐射

2. 影响脂肪酸败的因素有（　　）。

A. 脂肪酸的饱和程度　　B. 紫外线

C. 氧　　D. 氢

E. 水分

3. 细菌性危害防治的要点有（　　）。

A. 加强食品污染的宣传教育

B. 进行细菌学监测

C. 生产、销售的各个环节保持清洁卫生，防止食品被污染

D. 合理贮藏食品、抑制细菌生长繁殖

E. 采取合理的烹饪方法，彻底杀灭细菌

4. 生物性污染包括（　　）。

A. 寄生虫污染　　B. 微生物污染

C. 小动物污染　　D. 昆虫污染

E. 杂物污染

5. 被黄曲霉污染最严重的食品有（　　）。

A. 花生油　　B. 牛奶

C. 玉米　　D. 黄鱼

E. 花生

6. 化学性污染物随食品进入人体后，不同毒性作用的表现形式有（　　）。

A. 慢性中毒　　B. 急性中毒

C. 致畸作用　　D. 致突变作用

E. 致癌作用

7. 农药污染进入食品的途径有（　　）。

A. 喷洒进入　　B. 灌溉水进入

C. 大气进入　　D. 土壤进入

E. 饲料进入

8. 易受到丙烯酰胺污染的食品有（　　）。

A. 炸薯条　　B. 炸薯片

C. 面包　　D. 炒鱼片

E. 蒸馒头

（三）判断题

1. 较好地控制水分、温度、湿度并有良好的通风，可大幅度地降低霉菌污染的机会，减少危害。（　　）

2. 食品添加剂要经过严格的毒理学安全评价，生产经营及使用食品添加剂必须符合食品添加剂使用标准和管理办法的规定，即原则上尽可能不用或少用。(　　)

3. 自1983年起，我国全面禁止生产六六六和滴滴涕。(　　)

4. 1955年，日本富山县神通川流域出现了一种奇怪的疾病，患者全身非常疼痛，终日喊痛不止，取名“骨痛病”，该病是砷污染所致。(　　)

5. 食品添加剂可以增加食品的耐贮性，防止其腐败变质并可改善食品的感官性状。(　　)

6. 城市固体垃圾焚烧、汽车尾气排放等，特别是含氯废物如聚氯乙烯塑料袋的焚烧可产生大量的二噁英类化合物。(　　)

7. 改进烹饪加工方法，注意加工温度不可过高是餐饮业预防杂环胺生成的有效措施。(　　)

8. 脱水贮藏是将食品中的水分降低到微生物生长繁殖所必需的含量以下的一种贮藏食品的方法。(　　)

9. 在烹饪加工过程中，可按国家相关标准使用亚硝酸盐作为肉类增色剂。(　　)

四、综合训练题

1. 观察某种食品，如何鉴别该种食品是否腐败变质？

2. 举例说明一种有害微生物或寄生虫的感染特性，指出人体免受其危害的预防措施。

3. 农业农村部接到江苏省兽医部门报告，在对家禽实行例行检测时，在东台市、海安市个别农户饲养的蛋鸡中检测到H5N1型禽流感病原学阳性样品。经专家初步分析，检测到的禽流感病毒与我国南方地区流行毒株有一定差异。家禽带毒可能与迁徙候鸟传播病毒有关。接到该报告后，你认为应该采取哪些防控措施？

4. 熟悉并掌握本单元内容后，结合实际谈一谈如何理解世界卫生组织将油炸食品、烧烤食品定为“垃圾”食品。

5. 在烹饪加工过程中，不当加工方法会产生哪些对人体健康有害的物质？举例说明如何防止这些有害物质对人体健康产生危害。

6. 食品安全员老苏刚走进库房检查时，正巧听到领料的厨师小黄突然大声叫嚷起来：“看哪！这地方尽是蟑螂！”保管员老王连忙放下手中的记录，去分析使小黄大声叫嚷的原因，但是没有发现任何虫子，就决定不予理会。

请回答：

(1)保管员老王所作出的决定是否正确？为什么？

(2)如果蟑螂侵入了食品，怎样才能消灭它们？

(3)你对食品安全员老苏有何建议？

单元二　食物中毒及预防

【知识目标】

1. 了解食物中毒的概念、分类及流行病学特点。
2. 理解各种食物中毒的原因及预防措施。

【能力目标】

1. 能够运用食物中毒的基础知识，有效控制各类食物中毒事件发生。
2. 通过患者出现的症状特点，能够初步分析和判断食物中毒的原因与类型。

项目一　食物中毒概述

一、食物中毒的分类

食物中毒属于食源性疾病范畴。食源性疾病是指由于摄入食品中所含的致病因子引起的，通常具有感染性质或者中毒性质的一类疾病。食源性疾病包括食物中毒、肠道传染病、人畜共患传染病、食源性寄生虫病以及食物过敏。食源性疾病的致病因子包括：①细菌及其毒素；②寄生虫；③病毒；④有毒动物；⑤有毒植物；⑥真菌毒素；⑦化学性污染物。

食物中毒是指摄入了含有生物性、化学性有毒有害物质的食品或把有毒有害物质当作食品摄入后而出现的非传染性急性、亚急性疾病。根据引起食物中毒的病原物质不同，常见的食物中毒分类见表 2－1。

表 2－1　常见的食物中毒分类

类别	中毒特点	举例
细菌性食物中毒	食物中毒中最常见的一类，通常有明显的季节性，多发生于气候炎热的季节，一般以 5—10 月最多；发病率较高，但病死率一般较低	金黄色葡萄球菌肠毒素中毒、副溶血性弧菌中毒等
真菌性食物中毒	有地区性，季节性因霉菌繁殖、产毒的最适温度不同而异。发病率较高，病死率因霉菌的种类不同而异	霉变甘蔗中毒等
有毒动物食物中毒	发病率和病死率因动物性中毒食品种类不同而异，有地区性	河豚中毒等

续表

类别	中毒特点	举例
有毒植物食物中毒	季节性、地区性比较明显，多散在发生，发病率、病死率因引起中毒的食品种类不同而异	毒蘑菇、发芽马铃薯及木薯等引起的中毒等
化学性食物中毒	季节性、地区性均不明显，发病率、病死率一般都比较高	农药、亚硝酸盐中毒等

1.细菌性食物中毒

细菌性食物中毒是最常见的食物中毒类型，包括沙门氏菌属中毒、副溶血性弧菌中毒、变形杆菌中毒、葡萄球菌肠毒素中毒、肉毒梭菌毒素中毒等。

2.霉菌性食物中毒

霉菌性食物中毒，又称真菌性食物中毒，是某些霉菌天然含有的有毒成分和某些霉菌繁殖过程中产生的霉菌毒素引起的食物中毒，如赤霉病变、霉变甘蔗引起的中毒。

3.动植物性食物中毒

动物性食物中毒是指动物性食品本身含有的有毒成分或动物组织分解产生的有毒成分引起的食物中毒，如河豚、有毒贝类因含毒素引起的中毒等。植物性食物中毒是指植物性食品本身含有的有毒成分引起的食物中毒，如毒蕈、木薯、四季豆引起的中毒等。

4.化学性食物中毒

化学性食物中毒是因某些化学毒物污染食品或食品加工制作过程中误用某些化学毒物引起的食物中毒，如重金属、非金属及其化合物、农兽药、化学致癌物等对食品的污染造成的食物中毒。

二、食物中毒的流行病学特点

食物中毒的流行病学特点因中毒种类不同而有所不同，一般具有以下共同特点。

1.发病呈暴发性

由于没有个人与个人之间的传染过程，所以食物中毒发病呈暴发性，潜伏期短，来势急剧，短时间内可能有多数人发病，流行曲线呈突然上升的趋势。

2.临床症状相似

食物中毒患者常常出现恶心、呕吐、腹痛、腹泻等消化道症状。如这些患者进食的是同一种中毒食品，则患者的临床症状也基本相同；但由于个体差异，其临床症状也可能有些差异。例如，大多数的细菌性食物中毒以急性胃肠道症状为主要表现。

3.发病与食品有关

食物中毒患者在近期内都食用过同样的食品，发病范围局限在食用该类有毒食品的人群，停止食用该食品后发病很快停止，流行曲线在突然上升之后呈突然下降趋势。

4.不具有传染性

食物中毒患者对健康人不具有传染性。停止食用有毒食品后，不再出现新患者，流行曲线常于发病后突然急剧上升又很快下降，形成一个高峰，没有传染病所具有的尾端余波。

综合上述特点，对于集体暴发性食物中毒症状比较明显，而在个体散发性病例中不太明显，因此个体散发性病例易被忽略，在实际工作中需要引起注意。

三、餐饮业食物中毒的原因

在餐饮业中，食物中毒和食源性疾病常由初加工不当、烹饪方式不当、调味品使用不当、成品或原料被污染等原因引起，具体见表2－2。

表2－2　餐饮业食物中毒易发生的环节与原因

环节	原因	举例
初加工不当	一些烹饪原料本身绝大多数部位可食，但一些部位有毒，不能食用，在初加工过程中必须除去。如未除净，即使按常规烹饪方法烹制，食用后也会使人生病	牲畜有毒腺体中毒、河豚中毒、血液毒鱼类中毒、发芽马铃薯中毒和白果中毒
烹饪方式不当	一些中毒是由于食品烹饪加工不彻底引起的，因加热的时间和温度不够，导致未能灭活病原体或破坏毒性成分	四季豆中毒、鲜黄花菜中毒、未煮熟的豆浆中毒、葡萄球菌中毒、蜡样芽孢杆菌中毒、旋毛虫病、蛔虫病和病毒性肝炎
调味品使用不当	误用调味品	误用亚硝酸盐为食盐引起中毒、误用桐油为食用油引起中毒
成品或原料被污染	食具容器不卫生，与患者或带菌者接触，空气飘尘降落，鼠、虫、鸟闯入，交叉污染，成品受污染后被人食用引起中毒	铅、锌溶出物中毒，各类细菌性中毒，结核、痢疾、伤寒等传染病
误食	一些食物中毒是误食有毒食品引起的。在加工前应对原料稍加鉴别，避免因误食引起食物中毒	误食毒蘑菇中毒、误食海产毒鱼中毒

项目二　细菌性食物中毒

【案例2－1】细菌性食物中毒事件

2015年1月5日9时，浙江省安吉县第一人民医院急诊室收治多名来自上海市某旅行团的呕吐、腹泻患者，本次事件共发病36例，罹患率为34.29％。安吉县疾病预防控制中心根据流行病学调查，判定此次事件是一起因进食沙门氏菌污染的毛毛菜（加工翻炒时间过短）引起的细菌性食物中毒事件，是未戴手套的无症状带菌者（帮厨）污染毛毛菜所致。

2010年9月2日21时许开始，内蒙古通辽市奈曼旗青龙山镇某学校数十名住宿学生出现腹泻、呕吐等症状，疑似食物中毒。奈曼旗疾病预防控制中心经采样化验确定，此事件为食用被伤寒沙门氏菌及金黄色葡萄球菌感染的鸡骨架所引起的细菌性食物中毒事件。

问题：细菌性食物中毒的类型有哪些？其流行病学特点、中毒表现是怎样的？为保证食品安全，有哪些预防措施？

一、概述

细菌性食物中毒是指人们食入被致病性细菌或细菌产生的毒素所污染的食品而引起的一种急性食源性疾病。

细菌性食物中毒按发病机理可分为感染型、毒素型、混合型3种类型。

①感染型:病原菌污染食品后,在食品中大量繁殖,人体摄入这种含有大量活菌的食品后,引起消化道感染而造成的中毒,称为感染型细菌性食物中毒。如各种血清型沙门氏菌感染是典型的感染型细菌性食物中毒。感染型细菌性食物中毒除有急性胃肠炎症状外,多伴有发热症状。

②毒素型:食品被病原菌污染后,这些细菌在食品中繁殖并产生毒素,因食用这种食品而引起的中毒,称为毒素型细菌性食物中毒。常见的毒素型细菌性食物中毒有金黄色葡萄球菌食物中毒、蜡样芽孢杆菌食物中毒等。毒素型细菌性食物中毒多表现为上消化道综合征(以恶心、呕吐为突出症状),发热症状较少见。

③混合型:由毒素型和感染型两种发病机理协同作用所导致的食物中毒,称为混合型细菌性食物中毒。

(一)中毒的原因

1.一般原因

细菌性食物中毒通常包括以下原因:

①畜禽肉类在屠宰及运输、贮存、销售等过程中被致病菌污染;

②食品被致病性微生物污染后,在适宜的温度、水分、pH和营养条件下,微生物大量繁殖或产生毒素;

③被污染的食品食用前未经加热或加热不彻底,致病菌未被杀死,熟食品因交叉污染而感染大量活的致病菌或其产生的毒素;

④食品从业人员带菌污染食品。

2.餐饮业细菌性食物中毒的常见原因

餐饮业细菌性食物中毒的常见原因见表2-3。

表2-3　餐饮业细菌性食物中毒的常见原因

中毒原因	举例
生熟交叉污染	如食品被生的食品原料污染,或食品被与生的食品原料接触过的表面(如容器、手、操作台)污染,或接触食品的容器、手、操作台等被生的食品原料污染
食品贮存不当	如熟食品长时间贮存在10℃～60℃的温度条件下(在此温度下的存放时间应小于2h),或易腐食品原料、半成品在不适宜的温度下长时间贮存
食品未烧熟煮透	如食品烧制时间不足,使食品加工时中心温度未达到70℃
从业人员带菌污染食品	从业人员患有传染病或是带菌者,操作时通过手部接触等方式污染食品
再加热不当	经长时间贮存的食品在食用前未彻底加热至中心温度70℃以上
食用生食品	进食未经加热处理的生食品

表2－3中“食品未烧熟煮透”是引起食物中毒的主要原因。造成“食品未烧熟煮透”的主要原因有：①大块食品烧煮时间过短，如大块肉、大肉圆、百叶包肉、整禽等，容易造成外熟内生；②油炸食品，尤其是外面拌有面粉的食品，如面拖鱼、面拖肉块等，裹面粉油炸后形成的外壳影响了热的传导，容易造成外焦内生的现象；③大批食品一次性大锅烧煮，未充分翻动，火力不均匀，往往使中心和上层部分的食品半生半熟；④贪图食品质地细嫩，如炒猪肝、白斩鸡、炒蛏子、煎荷包蛋等，炒的时间过短，没有炒熟；⑤时间紧迫，匆忙开餐；⑥烹饪加工前未彻底解冻，使烹饪热量消耗在余冰上等。

（二）流行病学特点

细菌性食物中毒是发病率较高的一类食物中毒，除李斯特菌、肉毒梭菌中毒外，其他菌种中毒病死率较低。常见的沙门氏菌、变形杆菌、葡萄球菌等大多数细菌性食物中毒的病程短、恢复快、预后好、病死率低。引起细菌性食物中毒的食品以动物性食品最多见，其中畜肉类及其制品高居首位，其次为变质的禽肉，鱼、奶、蛋也占有一定比例。植物性食品如剩饭、糯米凉糕、豆制品、面类发酵食品也会引起细菌性食物中毒。

细菌性食物中毒全年皆可发生，但在夏、秋季节发生较多，以5—10月较多。这与夏、秋季节气温较高、微生物容易生长繁殖有关。在各种类型食物中毒中，细菌性食物中毒占有较大的比例，占食物中毒事件总数的30%～90%，中毒人数占食物中毒总人数的60%～90%。因此，预防细菌性食物中毒是我国餐饮业食品安全管理工作的重点。

（三）预防措施

细菌性食物中毒的预防措施，多围绕隔离细菌源与防止二次污染、调节温度与时间的组合延缓细菌生长、消灭病原体3个方面加以构建，见表2－4。

表2－4　细菌性食物中毒的预防措施

预防措施	预防措施的操作方法
避免污染	避免热食品受到各种致病菌的污染，如避免生食品与熟食品接触，经常性洗手、接触直接入口食品者应消毒手部，保持食品加工操作场所清洁，避免昆虫、鼠类等动物接触食品
控制温度	控制适当的温度以保证杀灭食品中的微生物或防止微生物的生长繁殖。如加热食品应使中心温度达到70℃以上。贮存熟食品要及时热藏，使食品温度保持在60℃以上；或者及时冷藏，把温度控制在10℃以下
控制时间	尽量缩短食品存放时间，不给微生物生长繁殖的机会。熟食品应尽快吃掉，食品原料应尽快使用完
控制加工量	食品的加工量应与加工条件相吻合。食品加工量超过加工场所和设备的承受能力时，难以做到按食品安全要求加工，极易造成食品污染，引起食物中毒
清洗和消毒	清洗和消毒是防止食品污染的主要措施。对接触食品的所有物品应清洗干净，凡是接触直接入口食品的物品，还应在清洗的基础上进行消毒。对一些生食的蔬菜、水果也应进行清洗和消毒
留小样食品备检	食品留样的目的是一旦发生食物中毒事件，便于取样分析。留样食品应按品种分别存放于清洗和消毒后的密闭容器内，在冷藏条件下存放48 h以上，每个品种留样量不少于125 g

二、沙门氏菌食物中毒

(一)病原

沙门菌属为需氧或兼性厌氧革兰氏阴性杆菌,是肠杆菌科中的一个重要属。沙门菌属在自然环境中分布很广,人和动物均可带菌,主要污染源是人和动物肠道的排泄物。沙门菌属种类繁多,其中引起食物中毒的菌种主要有鼠伤寒沙门菌、猪霍乱沙门菌、肠炎沙门菌等。沙门氏菌生长温度为10℃～42℃,最适温度为37℃,最适pH为6.8～7.8,对外界环境抵抗力较强,在水中能存活2周～3周,在粪便或冰水中可存活1～2个月,在冰冻土壤中可越冬,在蛋及蛋制品和含盐12%～19%的肉中可存活数月。

(二)中毒表现

沙门氏菌食物中毒的潜伏期为12 h～36 h,短者为6 h,长者为48 h～72 h。中毒者初期表现为头痛、恶心、食欲不振,之后出现呕吐、腹泻、腹痛、发热,重者可引起痉挛、脱水、休克等,体温可达38℃～40℃。腹泻一日数次至十余次,或数十次不等,主要为水样便,少数带有黏液或血。一般病程为3 d～5 d,预后良好,严重者尤其是儿童、老人及病弱者如不及时救治,可导致死亡。

(三)流行病学特点

1.季节性

沙门氏菌食物中毒全年均有发生,但以夏、秋季节(6—9月)多见。

2.引起中毒的食物及中毒机制

引起沙门氏菌中毒的食品主要是动物性食品,如病死的牲畜肉、酱肉或卤肉、熟内脏等,也可由蛋类、家禽、水产类、乳类及其制品等引起。

沙门氏菌食物中毒是由于大量活菌进入消化道,附着于肠黏膜上生长繁殖并释放内毒素,从而引起急性胃肠炎等症状。沙门氏菌不分解蛋白质、不产生靛基质、食品被污染后感官性状无明显变化,因此危害性较大。对长期贮存的肉类,即使没有腐败变质现象,也应彻底加热灭菌。

(四)预防措施

1.防止污染

要采取积极措施,防止被沙门氏菌污染的畜肉、禽肉、内脏及蛋类进入食品加工业;要加强肉制品的加工、运输等卫生与安全管理工作;食品生熟分开;防止带菌者从事烹饪、食品加工等工作。

2.控制繁殖

低温贮存食品是一项重要措施。加工后的熟制品要尽快降温、摊开晾透,尽可能缩短贮存时间。

3. 杀灭病原菌

杀灭病原菌是防止食物中毒的关键措施。肉块的内部温度要达到 80℃以上且至少加热 12 min，才能保证杀灭沙门氏菌。因此，要求煎、炒、油炸等方式加热的食品体积要小，加热时间要足够长。禽蛋必须彻底煮沸 8 min～10 min，才能保证杀灭蛋内的沙门氏菌。剩饭菜及长时间存放的熟食在食用前必须彻底加热，以确保食用安全。

三、金黄色葡萄球菌肠毒素食物中毒

【案例 2－2】金黄色葡萄球菌肠毒素引起的食物中毒事件

2016 年 6 月 6 日，在西安市西郊某小吃城发生一起食物中毒事件，中毒 3 人同时食用烤鸡肉，平均潜伏期为 2 h。患者主要症状为恶心、呕吐和腹泻。从现场采集的剩余食品、患者呕吐物和粪便中检出 4 株金黄色葡萄球菌，未检出其他肠道致病菌。4 株金黄色葡萄球菌经检测都含有肠毒素。依据 WS/T 80—1996《葡萄球菌食物中毒诊断标准及处理原则》的规定，此次事件可以判定为金黄色葡萄球菌引起的食物中毒。

2017 年 6 月 1 日 19 时 40 分，广西壮族自治区钦州市疾病预防控制中心接到报告称市区某医院收治 6 名疑似食物中毒患者，发病急，在 6 h 内出现呕吐、腹泻或黄色水样便、恶心及腹痛，部分病例伴发热（最高体温 39.2℃）、脱水和抽搐等症状。患者具有共同进餐史。病例对照研究显示，进食蛋糕与发病存在正相关。在患者生物标本和剩余蛋糕中均检出 A 型金黄色葡萄球菌肠毒素，由此判定本次食物中毒事件是由金黄色葡萄球菌引起的。推测蛋糕受金黄色葡萄球菌污染并产生肠毒素的途径有以下几种可能性：一是该蛋糕店不具备短期加工制作大批量蛋糕的条件和能力，因此部分蛋糕可能提前制作；二是为按时完成定制任务，有临时聘请加工人员参与制作的可能；三是提前制作的蛋糕可能没有置于冷藏环境。

问题：金黄色葡萄球菌肠毒素食物中毒的表现及流行病学特点是什么？有哪些预防措施？

（一）病原

葡萄球菌属中能够引起食物中毒的菌种主要为金黄色葡萄球菌。金黄色葡萄球菌广泛分布于人及动物的皮肤、鼻咽腔、指甲缝隙等处。该菌对外界环境抵抗力较强，在干燥状态下可生存数日，在 70℃条件下加热 1 h 方能杀灭。在 100℃条件下要破坏食品中存在的金黄色葡萄球菌肠毒素需加热 2 h 以上。

化脓部位常常是金黄色葡萄球菌食物中毒的病源地，如疮疖、痈、痘，急性呼吸道感染、口腔或鼻腔炎症的患部，患有乳腺炎的乳牛产的乳，带有化脓性感染的牲畜的肉等。此外，操作人员在工作中不经意抓骚、掏鼻、抠耳后，未经消毒直接接触入口食品，易造成病菌传播，导致食品被污染。

（二）中毒表现

金黄色葡萄球菌肠毒素食物中毒起病急，潜伏期短，一般为2 h～5 h，多在4 h内，最短1 h，最长不超过10 h。中毒表现为典型的胃肠道症状，恶心、剧烈而频繁呕吐（严重者可呈喷射状，呕吐物中常有胆汁、黏液和血）、腹痛、腹泻（水样便）等。体温大多正常或略高。病程较短，1 d～2 d可痊愈，很少死亡。年龄越小者对金黄色葡萄球菌肠毒素的敏感性越强，因此儿童发病较多，病情较成人严重。

（三）流行病学特点

1. 季节性

全年皆可发生，以夏、秋季多见。

2. 引起中毒的食品及中毒机制

引起金黄色葡萄球菌肠毒素食物中毒的食品主要有乳、肉、蛋、鱼及其制品，在我国主要是乳及乳制品、含乳糕点、荷包蛋、糯米凉糕、剩饭、米酒等。产生毒素的条件与温度、时间及营养成分有关，一般37℃需12 h或者18℃需3 d才能产生足够中毒量的肠毒素，而引起人类食物中毒；在20%～30%的二氧化碳环境中和糖类、蛋白质、水分存在的条件下，有利于肠毒素的产生。

（四）预防措施

金黄色葡萄球菌肠毒素食物中毒的预防包括防止食品被污染和防止肠毒素形成两个方面的措施。

1. 防止金黄色葡萄球菌污染食品

防止带菌人群对各种食品的污染，定期对食品加工人员、餐饮从业人员、保育员进行健康检查，患有化脓性咽炎、口腔疾病及手指化脓的工作人员应调换工作；要加强畜、禽、蛋、奶等食品安全质量管理等。

2. 防止肠毒素形成

食品应冷藏或置于阴凉通风的地方，放置时间不应超过6h，这样不仅能防止细菌生长，而且能防止肠毒素的形成。食品食用前要彻底加热。

四、致病性大肠杆菌食物中毒

【案例2－3】广西一起肠致病性大肠杆菌引起的小学生食物中毒事件

2016年4月21日9时，广西壮族自治区龙胜各族自治县龙脊镇某小学报告一起食物中毒事件。4月20日晚，在该校学生食堂就餐的26名学生，最短2 h后、最长19 h后出现不同程度的恶心、呕吐、腹痛、腹泻、头晕、头痛、乏力等临床表现。

经县疾病预防控制中心现场流行病学调查及实验室样品检测，判定这是一起非典型肠致病性大肠杆菌污染食品引起的食物中毒事件，发现并证实中毒原因是由该校食堂工作人员携带非典型肠致病性大肠杆菌所造成的食品污染，导致学生食源性疾病中毒。该工作人员4月19日就已经出现腹泻症状，但仍然从事学校食堂的食品加工工作，因没有实行严格的个人消毒及防护措施，在食品加工过程中造成食品被污染。

问题：致病性大肠杆菌食物中毒的表现及流行病学特点有哪些？避免该类食物中毒的防控措施有哪些？

（一）病原

大肠杆菌为革兰氏阴性短小杆菌，主要存在于人和动物的肠道中，随粪便分布于自然界。大肠杆菌在自然界生存能力较强，在土壤、水中可存活数月。普通大肠杆菌是肠道正常菌，不仅无害，还能合成B族维生素、维生素K及叶酸供给人体。它产生的大肠杆菌素可抑制某些病原微生物在肠道的繁殖。人体在抵抗力降低或食入被大量活的致病性大肠杆菌污染的食品时，可引起食物中毒。常见的致病性大肠杆菌分为4个类型，分别是：肠致病性大肠杆菌（EPEC）、产肠毒素性大肠杆菌（ETEC）、肠侵袭性大肠杆菌（EIEC）和肠出血性大肠杆菌（EHEC），其中毒力较强的是肠出血性大肠杆菌，如大肠杆菌O157：H7。

（二）中毒表现

致病性大肠杆菌食物中毒分为肠炎型和菌痢型两类，潜伏期为2 h～20 h，通常为2 h～6 h。患者常常突然发病，食欲不振，有时恶心，但很少呕吐，大便多呈水样便、软便、黏液便。

（三）流行病学特点

1. 季节性

全年可发生，以5—10月多见。

2. 引起中毒的食品与中毒机制

受大肠杆菌污染的食品多为动物性食品，如肉、奶等，也可污染果汁、蔬菜、面包。引起中毒的食品以熟肉和凉拌菜居多。

大肠杆菌O157：H7污染食品能产生肠毒素，人食用后会造成肠出血。

（四）预防措施

大肠杆菌食物中毒预防措施与沙门氏菌相同。

五、副溶血性弧菌食物中毒

【案例 2－4】一起旅行团副溶血性弧菌食物中毒事件

2017 年 8 月 15 日，广东省清远市清新区疾病预防控制中心接到辖区内某医院急诊科的怀疑食物中毒的报告，临床表现以腹痛(93%)、腹泻(86%)、恶心(79%)为主。14 个病例均为来自广州某旅行社的旅客，14 日晚就餐于 B 酒店。

经流行病学调查，此次旅行团副溶血性弧菌感染暴发是因进食 B 酒店 8 月 14 日晚提供的“清蒸深海花斑鱼”引起的。实验室检测结果显示水槽养殖水的副溶血性弧菌呈阳性，提示花斑鱼已被副溶血性弧菌污染。厨房一次性蒸 5 尾花斑鱼时可能因加热时间和温度不够而导致旅客食用后发病。

问题：容易引起副溶血性弧菌食物中毒的食品主要有哪些？预防副溶血性弧菌食物中毒的措施有哪些？

(一)病原

副溶血性弧菌是嗜盐弧菌，在温度为 37℃、含盐量为 3%～3.5%的环境中能极好地生长。该菌对热敏感，55℃条件下加热 10 min、75℃条件下加热 5 min、90℃条件下加热 1 min 可将其杀灭；对酸敏感，在食醋中能立即死亡。副溶血性弧菌广泛存在于温热带地区的海底沉积物和鱼贝类等海产品中。

(二)中毒表现

副溶血性弧菌食物中毒潜伏期为 2 h～40 h，通常为 14 h～20 h。发病初期症状为腹部不适，上腹部阵发性绞痛或胃部痉挛性疼痛，脐部及回盲肠部亦有疼痛；继而腹泻，一般每天 5 次～6 次，多的达 20 多次；大便为水样便，重症病例多为黏液血样便，易被误诊为急性痢疾；同时出现恶心、呕吐，少数患者在腹泻前出现呕吐。患者可伴有发热，体温为 37.5℃～39.5℃。重症患者严重腹泻、呕吐，可出现脱水、休克、意识障碍，类似霍乱的症状。病程一般为 2 d～4 d，预后良好。

(三)流行病学特点

1. 季节性

副溶血性弧菌食物中毒大多发生在夏、秋季节。

2. 引起中毒的食品及中毒机制

引起副溶血性弧菌食物中毒的食品主要是海产品和盐渍食品，如海产鱼、虾、蟹、贝、咸肉、禽、蛋类以及咸菜、凉拌菜等。食品中副溶血性弧菌主要来自近海海水及海底沉积物对海产品及海域附近塘、河水的污染，使该区域淡水产品也受到污染。

副溶血性弧菌食物中毒主要为大量副溶血性弧菌的活菌侵入肠道所致，少数由副溶血性弧菌产生的溶血毒素所引起的。

（四）预防措施

为有效预防此类食物中毒事件的发生，应从防止食品污染、控制病菌生长繁殖和杀灭病菌3个环节入手。低温保存海产品是一种有效的方法，因为副溶血性弧菌在温度为4℃时可逐渐死亡，从而可以大大减少其引起食物中毒的机会。烹饪加工各种海产品时一定要烧熟煮透，加热到100℃并持续30 min。不吃生的海产品，如果食用海蜇等凉拌菜时，原料要用食醋浸泡10 min或在100℃沸水中漂烫数分钟来杀菌。

六、肉毒梭菌毒素食物中毒

【案例2-5】一起肉毒梭菌污染家庭腌制酸肉引起的食物中毒事件

2015年6月23日9时许，广西医科大学第一附属医院急诊科重症监护室接诊了1例河池市人民医院转来初步诊断为疑似肉毒梭菌食物中毒的患者。患者出现恶心、呕吐、腹泻、腹痛、视力模糊、眼睑下垂、疲乏无力等症状，腹泻1次/d～2次/d。

根据流行病学调查、临床表现、实验室检测和临床诊疗结果，结合WS/T 83—1996《肉毒梭菌食物中毒诊断标准及处理原则》的规定，认定这是一起由于进食被肉毒梭菌污染的自制腌制酸肉引起的食物中毒事件。本例患者用空置4 d～5 d且没有清洗过的空塑料瓶(500 mL)腌制酸肉。原料有肉、豆腐及糯米，在腌制过程中没有对腌制容器进行清洗和消毒，导致腌制酸肉被肉毒梭菌污染，并且进食前也未将酸肉煮熟。由于没有食品样品，到底是容器、肉还是豆腐污染已经无法溯源。

经过对症治疗，患者病情好转，转入普通病房治疗稳定后出院。

问题：肉毒梭菌毒素食物中毒的表现及流行病学特点有哪些？怎样预防？

（一）病原

肉毒梭菌广泛分布于土壤、动物粪便及江、河、湖、海淤泥沉积物中。肉毒梭菌为厌氧的粗大杆菌，生长繁殖和产生毒素的最适温度为18℃～30℃。当pH低于4.5或大于9.0、温度低于15℃时，该菌不繁殖、不产生毒素。该菌芽孢抵抗力强，在加工过程中，一般的加热温度和时间不能杀死其芽孢，在湿热100℃条件下5 h可将其芽孢杀死，在高压蒸汽121℃条件下30 min才能将其芽孢杀死。肉毒梭菌产生的肉毒毒素是强烈的神经毒素，其本质为蛋白质，共产生6种毒素：A、B、C、D、E、F，其中的A、B、E、F与人类的食物中毒有关。肉毒毒素是目前已知的化学毒物与生物毒素中毒性最强烈的一种，其毒性比氰化钾强1万倍，对人的致死量为0.1 μg。肉毒毒素不耐热，在80℃～100℃条件下经10 min～20 min加热可完全被破坏，在pH大于9.0的碱性溶液中也易被破坏。

(二)中毒表现

肉毒梭菌毒素食物中毒潜伏期为 6 h～10 d，一般为 1 d～4 d，通常无食物中毒的呕吐、腹泻等症状，主要以中枢神经系统症状为主，早期有全身乏力、头晕、食欲不振等症状，以后逐渐出现视力模糊、眼睑下垂、复视、瞳孔散大等神经麻痹症状。重症患者则出现呼吸困难、头下垂、运动失调、心力衰竭等。中毒后病死率较高，但治愈后一般无后遗症。

(三)流行病学特点

1. 季节性

一年四季均可发生，尤其以冬、春季节最多。

2. 引起中毒的食品及中毒机制

引起肉毒梭菌毒素中毒的食品多为家庭自制谷类或豆类发酵制品，如臭豆腐、豆酱、面酱、豆豉等。据新疆地区统计，由豆类发酵食品引起的肉毒梭菌毒素食物中毒占 80% 以上；在日本，90% 以上肉毒梭菌毒素食物中毒由家庭自制鱼类罐头食品或其他鱼类制品引起。

肉毒梭菌毒素被人体摄入后经消化道吸收进入血液循环，输送到外围神经，毒素与神经有很强的亲和力，可阻止乙酰胆碱的释放，导致肌肉麻痹和神经功能不全。

(四)预防措施

为了防止肉毒梭菌毒素食物中毒，注意食品卫生、食品冷藏以及将食品烧熟煮透是最基本的预防措施。虽然这种毒素相对不耐热，但其芽孢却高度耐热，破坏它们需要强烈的热处理。

项目三　真菌性食物中毒

【案例 2－6】大北苏村的一起食物中毒事件

2004 年 2 月，河北省邢台市宁晋县大北苏村发生了一起食物中毒事件。共有 5 人中毒，发病者为三男两女，年龄最大的 20 岁，最小的 4 岁，其中一人死亡。流行病学调查表明：5 名中毒者全部食用了有明显霉变状的甘蔗，且死亡者食用量最大。事发后，宁晋县防疫站协同食品卫生监督部门立即追回并封存了市场上销售的 9 t 霉变甘蔗。除死亡之外的其余 4 名中毒者经治疗后康复出院，身体状况良好。

霉变甘蔗中毒属于真菌性食物中毒。真菌性食物中毒事件在我国已多次发生，给人民的生命及财产造成巨大损失。

问题：真菌性食物中毒的流行病学特点及预防措施有哪些？

由真菌产生的毒素引起的中毒，称为真菌性食物中毒。易引起真菌性食物中毒的食品主要是富含糖类、水分含量适宜、霉菌易生长繁殖的粮谷类、甘蔗等。有些发霉谷类食品，如玉米、大米、面点等，即使霉粒、霉斑、霉点被去除，但毒素仍存在于食品中，也可能引起食物中毒。常见的有麦角中毒、赤霉病麦中毒、霉变甘蔗中毒、霉变甘薯中毒。以下主要介绍霉变甘蔗中毒和赤霉病麦中毒。

一、霉变甘蔗中毒

（一）病原

霉变甘蔗外观光泽差、手指按压硬度差，外皮及断口有白色絮状或绒毛状霉菌菌丝体，组织结构像糠萝卜，气味难闻，有酸馊霉坏味或酒糟味、呛辣味。霉变甘蔗的毒性物质为节菱孢霉及其产生的3－硝基丙酸毒素。长期贮存的变质甘蔗是节菱孢霉发育、繁殖、产毒的良好培养基。甘蔗节菱孢霉产生的3－硝基丙酸毒素是一种神经毒素，主要损害人的中枢神经系统。

（二）中毒表现

1. 潜伏期

霉变甘蔗中毒潜伏期为10 min～17 h，大多为食后2 h～8 h。

2. 症状

大多数发病者先头晕、视物模糊、腹痛、腹泻，继而下肢无力、不能睁眼、眩晕、不能站立，较重者剧烈呕吐、大便呈黑色、血尿、发热、神志恍惚、阵发性抽搐、牙关紧闭、出汗、流口水、意识丧失，严重者中枢神经系统损伤及在昏迷中出现呼吸衰竭而死亡，存活者留有极似乙型脑炎样的后遗症，并终身丧失生活能力。

（三）流行病学特点

1. 季节性

霉变甘蔗中毒发病时间多在每年的2—4月，在北方比较多见。发病者多为3岁～10岁的儿童，且重症患者和死亡者多为儿童。

2. 中毒食品被污染的原因

甘蔗霉变主要是在不良条件下经过冬季长期贮存所致。一般甘蔗于11月运来北方，置于地窖、仓库或庭院堆放过冬，次年春季气温回升，微生物大量生长繁殖，使堆放的甘蔗变质，食用后引起人的食物中毒。

（四）预防措施

甘蔗必须成熟后收割，因为不成熟的甘蔗容易霉变；甘蔗应随割随卖，不要存放；甘蔗在贮存过程中应防止霉变，存放时间不要过长，并应定期对甘蔗进行感官检验，已霉变的甘蔗禁止出售。

二、赤霉病麦中毒

【案例 2－7】一起村民家的食物中毒事件

2000 年 8 月 28 日，黑龙江省克东县干丰镇兴国村一村民家晚餐用自产小麦加工面粉做疙瘩汤，全家 6 口人食用，20 min 后先后出现了中毒症状，3 h～4 h 后症状相继缓解。次日早餐，用该面粉做成面条，全家人食用，又都出现了中毒症状。食用者 6 人全部发病，较重者 2 人，潜伏期为 20 min～40 min，均出现恶心、呕吐、腹痛、腹泻、头晕、全身乏力和体温升高等症状。流行病学调查符合食物中毒特征。经克东县卫生防疫站调查，发现原麦中赤霉病麦含量达 80%左右。用剩余的面粉做汤喂狗和猪，30 min 后均出现呕吐等急性中毒症状。临床资料及流行病学调查确定中毒原因为村民食用赤霉病麦引起的食物中毒。

麦类赤霉病是粮食作物的一种重要病害。麦类赤霉病一方面可造成大麦和小麦的大量减产，另一方面人畜食用赤霉病麦后可引起赤霉病麦中毒。

问题：赤霉病麦中毒的流行病学特点及预防措施有哪些？

(一)病原

麦类、玉米等谷物被镰刀菌菌种侵染引起的谷物赤霉病是一种世界性病害。谷物赤霉病的流行除造成严重减产外，谷物中存留的镰刀菌的有毒代谢产物——赤霉病麦毒素还可引起人畜中毒。

(二)中毒表现

赤霉病麦中毒潜伏期一般为十数分钟至半小时，长的可至 2 h～4 h，主要症状有恶心、呕吐、腹痛、腹泻、头昏、头痛、嗜睡、流涎、乏力，少数患者有发烧、畏寒等。症状一般持续 1 d 左右，慢的 7 d 左右自行消失，预后良好。

(三)流行病学特点

麦类赤霉病每年都会发生，我国麦类赤霉病每 3 年～4 年有一次大流行，每次流行都会发生人畜食物中毒事件。一般中毒事件多发生于麦收以后，是人畜吃了受病害的新麦引起的，也有因误食库存的赤霉病麦或霉玉米引起的。

(四)预防措施

预防赤霉病麦中毒的关键在于防止麦类、玉米等谷物受到霉菌的侵染和产毒。预防措施主要有：加强田间和贮藏期的防菌措施，包括选用抗霉品种；降低田间水位，改善田间小气候；使用高效、低毒、低残留的杀菌剂；及时脱粒、晾晒，降低谷物水分含量至安全水平；贮存的粮食要勤翻晒，注意通风；去除或减少粮食中病粒或毒素。

项目四　有毒动植物食物中毒

有些动植物中含有某种天然的有毒成分，往往由于其形态与无毒的品种类似，容易混淆而被误食，或因贮藏、烹饪加工不当而产生毒性物质，被食用后引起中毒。自然界中，共有30多万种植物，但由于植物体内毒素的限制，可用作人类食品的不过数百种。

有毒动植物食物中毒的季节性和地区性较明显，这与有毒动物和植物的分布、生长成熟、采摘捕捉、饮食习惯等有关；潜伏期较短，大多在数十分钟至十余小时，也有超过1 d的；发病率和病死率较高，但因有毒动物和植物种类的不同而有所差异。

各类植物性食物中可能出现的有毒物质及去毒方法见表2－5。

表2－5　各类植物性食物中可能出现的有毒物质及去毒方法

食物	所含有毒物质	分布部位	去毒方法
生豆浆	胰蛋白酶抑制剂、皂苷	用作原料的大豆	将豆浆彻底煮开，避免“假沸”
四季豆	皂素和植物凝血素	豆角、豆子	彻底加热，改变原有的生绿色；用水焯10 min；先煎熟，再调味拌食
马铃薯	龙葵素	芽部及变黑绿色部位	丢弃发芽马铃薯，去芽及牙根，烹饪加工时加醋
木薯	亚麻仁苦苷	根、茎、叶都含有有毒物质，新鲜块根的毒性较大	去皮；熟薯水浸（去皮、切片、煮熟、沥水2 d）和干片水浸（干薯片水浸3 d、蒸煮）等方法，去毒效果良好；蒸煮时打开锅盖；禁止生食；不能喝煮木薯的汤
鲜黄花菜	秋水仙碱	花部	蒸煮后晾干成为干制品，再水发后烹制成菜肴，便无毒
白果	白果酸、白果二酚	果肉及胚芽部	煮熟炒透，食用前挤去或者剥除胚芽
杏、桃、枇杷、李子、樱桃、杨梅和苹果	氰苷	水果的种子	用果仁做咸菜应反复用水浸泡，充分加热，使氢氰酸挥发；不吃生果仁
叶菜类蔬菜	硝酸盐在一定条件下被还原成亚硝酸盐	腐烂蔬菜；刚腌制不久的蔬菜（8 d之内），用含硝酸盐过多的水、苦井水或蒸锅水煮的菜；烹制后放置过久的蔬菜	吃剩的熟蔬菜不可在高温下长时间存放再食用；不用苦井水做菜；注意蔬菜保鲜，防止腐烂；盐渍蔬菜腌20 d以上再吃

各类动物性食物中可能出现的有毒物质及去毒方法见表2－6。

表 2－6　各类动物性食物中可能出现的有毒物质及去毒方法

食物	所含有毒物质	分布部位	去毒方法
河豚	河鲀毒素	卵巢、肝、血液等多个部位	烹饪加工不能有效去毒，加碱如4% NaOH处理20 min可破坏毒素
青皮红肉鱼（鲐鱼、金枪鱼、沙丁鱼、秋刀鱼和竹荚鱼）	组胺	肌肉与血管	烹饪加工前以水浸泡4 h～6 h，或者用30%食盐水浸泡1 h后洗涤；加醋红烧；水蒸30 min；腌制时的用盐量不应低于25%
青鱼、草鱼、鲢鱼、鳙鱼、鲤鱼、鲮鱼、鲫鱼、团头鲂和翘嘴鲌等淡水鱼	胆汁毒素	鱼胆胆汁	将鱼胆去除
鲨鱼、蓝点马鲛鱼、鲅鱼、狗、狼、狍、貂、熊等	维生素A，鱼油毒素	肝	弃肝不食，供药用
淡水鱼鳗鲡、黄鳝和海水鱼康吉鳗、八目鳗、裸胸鳝	鱼血清毒素	血液	加热50℃～60℃即被破坏，不生食毒鱼肉、不生饮毒鱼血
鲶鱼、狗鱼、鲤鱼、竹荚鱼、烟管鱼、褐菖、光唇鱼和湟鱼	鱼卵毒素	成熟的卵和卵巢	加工前去除鱼卵；保持鱼体新鲜；防止鱼卵毒素向肌肉渗入
八目鳗	黏液毒素	体表的黏液	熟烫（75℃～85℃浸烫1 min），用盐和醋搓揉去除黏液及毒素
海蜇	海蜇刺丝囊毒素	刺丝囊	鲜海蜇经盐、矾加工后即可去毒；鲜海蜇经静养及洗烫，烹煮后可食；避免与活海蜇直接接触
石头鱼、魟鱼、海胆	鳍刺鱼毒	石头鱼的毒腺、毒鳍、沟管；魟鱼和海胆的硬刺	剔除毒鳍、尾刺等毒器
海参、海星	棘皮毒素	棘皮	海参烹饪加工前退沙，除去棘皮，再经高温烧煮；海星泡制药酒前，应先除去棘皮
泥螺	脱镁叶绿素（又名嗜焦素）	黏液和内脏	泥螺做腌制加工时多次卤腌，换卤次数不超过3次；少食鲜泥螺；有日光性皮炎病史的人忌食鲜泥螺；进食泥螺后避免在日光下长时间受照射
蛤子、花蛤、香螺、织纹螺等被赤潮污染的贝类海产品	麻痹性贝类毒素、腹泻性贝类毒素、神经性贝类毒素	主要积聚于内脏	将贝类转移到清洁水中，使其自净；除去内脏、洗净、水煮、捞肉弃汤；推荐油炸烹饪法；避免用醋调味
花斑裸胸鳝、白斑笛鲷	雪卡毒素	肌肉、内脏、生殖腺	烹饪加工不能去毒，应加强品种识别
生畜腺体	甲状腺素、肾上腺素	甲状腺含甲状腺素、肾上腺含肾上腺素	摘除，供药用

一、河豚中毒

【案例 2－8】误食河豚送了命

2008 年 5 月 10 日，家住辽宁省法库县经济开发区南门村的老张来到龙山农贸市场。他在一个鱼摊处称了两条青鱼和两条类似蛤蟆样的鱼。下午 3 时，老张拎着鱼兴冲冲地赶回家，朋友老刘正好来串门。“老伴呀，把鱼炖上，弄点酒，我和老刘喝两盅。”石大妈十分利索地把鱼收拾干净，然后将鱼和豆腐、粉条炖下锅。老刘和老张吃完“蛤蟆鱼”不久，便先后出现了不良反应，先是恶心、呕吐，然后出现麻木和运动障碍等症状。慌了手脚的石大妈连忙找人将两人送往医院。虽然经过抢救，但这对中毒较重的老张于事无补，他不久便停止了呼吸。老刘中毒较轻，转危为安。5 月 14 日，法库县卫生监督所最终确认老张的死亡原因是家庭误食河豚中毒。

河豚中毒是一种典型的有毒动物食物中毒，病死率高，目前尚无特效解救药物。因此，应加强市场出售河豚监管，切勿“拼死吃河豚”。

问题：河豚中毒的有毒成分、流行病学特点及预防措施有哪些？

河豚，本称河鲀，又称气泡鱼，其味道鲜美但含有剧毒物质。河豚在我国沿海、长江及珠江中下游均有出产。因其外形似“豚”，又常在河口一带活动，江浙一带俗称河豚。江浙一带流传“拼死吃河豚”的说法。河豚体表无鳞，光滑而有细刺，在受到威胁时腹部能臌气。在每年 2—5 月多由海中逆流游至入海口河中产卵。河豚的形态特征及毒性状况见表 2－7。

表 2－7　河豚的形态特征及毒性状况

形态特征		身体浑圆，头胸部大，腹尾部小，背上有鲜艳的斑纹或色彩，体表无鳞，口腔内有明显的两对门牙
类别		常见的有暗纹东方鲀、虫纹东方鲀、黄鳍东方鲀、红鳍东方鲀、菊黄东方鲀、紫色东方鲀、星点东方鲀、铅点东方鲀和棕斑腹刺鲀等
毒性大小的影响因素	部位	卵巢和肝毒性最强，其次为肾、脾、血液、眼睛、鳃和皮肤，肌肉一般无毒
	季节	3—5 月毒性最强，6—7 月过后毒性可减弱
	性别	雌性比雄性的毒性强
	个体差异	巨大
烹饪加工的影响		不能有效地破坏毒素

（一）有毒成分

河豚所含有毒成分为河鲀毒素。河鲀毒素性质稳定，煮沸、盐腌、日晒均不被破坏，在 100℃条件下加热 7 h、200℃以上条件下加热 10 min 才能被破坏，是目前已知的毒性最强的低相对分子质量非蛋白类神经毒素。河豚鱼体卵巢与肝的毒性最强，肾、肠、脾、脑、髓次之，肌肉一般无毒。河豚在每年的生殖产卵期含毒素最多，易发生中毒。

（二）中毒表现

河鲀毒素主要作用于神经系统，能阻断神经肌肉间的传导，发病很快且剧烈。河鲀毒素中毒患者先感觉手指、口唇、舌尖麻木或有刺痛感，然后出现恶心、呕吐、腹痛、腹泻等胃肠道症状；进而四肢肌肉麻痹、行走困难，甚至全身麻痹成瘫痪状；严重者眼球运动迟缓，瞳孔散大，随之言语不清、体温下降、呼吸困难，最后呼吸衰竭引致死亡。病死率为 40%～60%，致死时间最快可在发病后 10min。目前无特效解毒药，一般预后不良。

（三）流行病学特点

每年春季是河豚的产卵季节，这时河豚的毒性最强，所以春天是河豚中毒的高发季节。

（四）预防措施

水产部门必须加强监督管理，严禁出售鲜河豚，加工河豚干制品必须严格按照规定程序操作。加强宣传教育，宣传河豚的毒性及危害，不擅自食用沿海地区捕捞或捡拾的不知名或未吃过的鱼。提高识别能力，捕捞时必须将河豚剔除。

二、毒蕈中毒

【案例 2－9】野生蘑菇引起的食物中毒

2015 年，江苏无锡的梅雨季刚过不久，各种菌类生长茂盛。6 月 29 日，无锡市发生一起家庭食物中毒事件，一家 7 口人因食用野生蘑菇导致食物中毒。其中，2 名大人生命垂危，3 名儿童肝功能受到严重损坏，于 7 月 1 日晚被送往上海复旦大学附属儿童医院抢救。事发原因为 6 月 28 日，这家主人到附近的九龙湾山上去采蘑菇，当天晚上将采摘的蘑菇烹饪加工后食用，导致全家食物中毒。

截至 2016 年 7 月 10 日，湖北省连续发生误食野生毒蘑菇引起的中毒事件并造成多人死亡。事件发生的时间和数量分布为 5 月 1 起、6 月 3 起、7 月 7 起。发生场所以农村家庭为主。监测数据分析发现，近 10 年来湖北省食物中毒死亡事件的主要原因是误食野生毒蘑菇，占总死亡人数的 49.0%。

毒蘑菇中毒事件在我国发生频率很高，不熟悉的野生蘑菇绝对不可擅自采摘和食用。

问题：毒蘑菇中毒的流行病学特点及预防措施有哪些？

蕈类通称蘑菇，是大型真菌。蘑菇在我国资源丰富，自古被视为珍贵食品。在我国目前已鉴定的蕈类中，有可食蕈类近 300 种、毒蕈类 180 多种，其中，能威胁人类生命的有 20 余种、含剧毒能使人致死的有 10 多种。

(一)有毒成分及中毒表现

毒蕈的有毒成分比较复杂，往往同一种毒素含于几种毒蕈中或一种毒蕈可能含有多种毒素。当几种有毒成分同时存在时，有的互相拮抗、有的互相协同，因而中毒患者的症状较为复杂。一般按临床症状将毒蕈中毒患者分为 5 种类型。

1. 胃肠毒型

胃肠毒型的毒素成分可能为类树脂物质、苯酚、类甲酚、胍啶或蘑菇酸等，含有这种毒素的毒蕈很多，主要为黑伞蕈属和乳菇属的某些蕈种，其中变黑蜡伞、毒红菇、虎斑蘑、橙红毒伞、黄韧伞等可致人死亡。中毒表现以胃肠道症状为主，潜伏期为 0.5 h～6 h，发病时表现为恶心、呕吐、腹痛、腹泻等症状，一般不发热。

2. 神经毒型

含有神经毒型毒素的蘑菇种类较多，其有毒成分主要有毒蝇碱、腊子树酸、光盖伞素以及致幻毒素等。中毒表现为副交感神经为主的症状，流涎、呕吐、腹泻、大汗、面色苍白、流泪、瞳孔缩小等，严重者呼吸困难，有时出现幻觉（如幻听、幻视、唱歌及小人国幻觉等）。

3. 溶血毒型

含有溶血毒型毒素的蘑菇主要有马鞍蕈（又称鹿花蕈）类。马鞍蕈内含有鹿花蕈素，它可破坏大量红细胞，有强烈的溶血作用，主要作用于肝和肾，毒性较强。中毒的潜伏期为 6 h～12 h，开始表现为呕吐和腹泻，1 d～2 d 后出现头痛、无力和痉挛等症状，严重的有肝、肾疼痛，之后出现急性溶血，甚至可引起死亡。

4. 肝肾损害毒型

肝肾损害毒型也称实质脏器损害型，引起中毒的毒素主要有毒肽和毒伞肽两大类。毒素主要存在于毒伞、白毒伞、鳞柄白毒伞及褐鳞小毒伞等蘑菇中。此类毒素为剧毒，其毒性稳定，耐高温、耐干燥，一般烹饪加工方法不能将其破坏。此类蘑菇中毒，潜伏期较长，一般为 10 h～24 h，最长可达数日；病情复杂而凶险，病死率高。脏器损害表现为肝脏肿大、肝功能异常及肾脏受损，甚至肾功能衰竭等，病死率一般为 60%～80%。

5. 日光性皮炎毒型

日光性皮炎毒型是胶陀螺（又名猪嘴蘑）引起的中毒，潜伏期一般为 24 h，患者暴露于日光的部位，皮肤可发生皮炎，表现为颜面肿胀、疼痛，嘴唇肿胀、外翻等症状。

(二)流行病学特点

毒蕈中毒多发生在高温、多雨的夏、秋季节。因蕈类品种繁多、形态特征复杂，毒蕈与食用蕈不易区别，往往由于采集野生鲜蕈时缺乏经验而误食中毒。毒蕈含有毒素的种类与多少因品种、地区、季节、生长条件的不同而异，因此，中毒症状复杂多变，通常为综合症状。

(三)预防措施

毒蕈中毒的原因主要是误采、误食。毒蕈难以鉴别,因此要记住不要采摘不认识的野蘑菇食用,以免发生中毒。关于毒蕈与食用蕈的鉴别,目前尚缺乏简单、可靠的方法,一般肉眼鉴定时毒蕈有如下特征:颜色奇异鲜艳,形态特殊,蕈盖有斑点、疣点,损伤后流浆、发黏,蕈柄上有蕈环、蕈托,气味恶劣,不长蛆、不生虫,破碎后易变色,煮时能使银器变色、大蒜变黑等。但上述特征仅为参考,不是鉴别标准,有的蘑菇虽不具有上述特征,却是毒蕈,如白毒伞、豹斑毒伞等。

三、其他动植物中毒

(一)含氰苷类植物中毒

木薯、杏、桃、李、梅、枇杷、樱桃、杨梅等果仁内均含有氰苷,人食用后,氰苷在消化道内经自身的酶水解产生剧毒的氢氰酸。

此类中毒潜伏期短,食后 1 h～2 h 即出现头晕、头痛、恶心、呕吐、心慌,继而出现呼吸困难、胸闷,重者出现昏迷、痉挛、瞳孔放大、休克、呼吸和心跳停止而死亡。

应禁止食用生木薯,不吃苦杏仁、苦桃仁等含氰苷的食品;木薯食用前应先削皮、切片,用清水浸泡漂洗两遍,再敞锅蒸煮后食用,且煮薯的汤应弃去;食用甜杏仁时必须加热炒透,以使有毒物挥发,食用时应限量,儿童更应少食。

(二)鱼类组胺中毒

一般青皮红肉的鱼,如鲐鱼、竹荚鱼、秋刀鱼、金枪鱼、鲭鱼、鲣鱼、沙丁鱼等,体内含有大量的组氨酸,当鱼体被脱羧作用强的细菌污染时,可使鱼体内组氨酸脱掉羧基形成大量组胺,从而引起组胺中毒。

组胺中毒主要引起类似过敏反应的一系列症状,如全身潮红、似酒醉状、头痛、头晕、心跳加快、呼吸窘迫、有胸闷感。多数症状较轻,恢复较快,死亡者较少。

预防措施主要是防止鱼类腐败变质,不出售腐败变质的鱼,进行冷藏和烹饪时采取除胺措施。青皮红肉鱼烹饪加工时适量加入雪里蕻或红果,可明显降低组胺含量。过敏体质的人最好不食用青皮红肉鱼类。

(三)贝类中毒

随着经济和生活的改善,贝类中毒已越来越受到人们的关注。某些毒藻如膝沟藻类,多存在于形成“赤潮”的海域。生长在该水域的贝类摄取毒藻后,自身被毒化,毒物在贝类体内富集;贝类本身不会中毒,但当人摄入这种贝类后,毒素迅速被释放导致人类中毒。

导致中毒的贝类包括贻贝、蛤、螺、扇贝、蛎、蚶子等。浙江、广州等地曾多次发生贝类中毒事件。贝类一般所带的有毒物质是石房蛤毒素,其毒性强、耐高温,在 116℃的条件下加热,仅能破坏其中的一半毒素,在一般烹饪加工过程中不易将其破坏、去除。该毒素主要是阻断神经传导,为神经毒素,作用机制与河鲀毒素相同,病死率为 5%～18%。

对此类中毒事件应加强预防性监测，当发现“赤潮”或贝类生长的水域出现大量毒藻时，要测定捕捞贝类所含毒素量；贝类食用前应清洗、漂养，或在烹饪加工前采用水煮、捞肉、弃汤的方法，以使人体的毒素摄入量降至最低程度。

（四）发芽土豆中毒

土豆中含有龙葵碱，其含量为0.005%～0.01%，当土豆发芽后，其幼芽和芽眼部分龙葵碱的含量可高达0.3%～0.5%，人食用此含量的土豆有发生中毒的可能。龙葵碱可麻痹呼吸中枢，溶解红细胞并引起脑水肿和充血；食后10min至数小时，口腔有烧灼感、恶心、呕吐、腹痛、腹泻；过多食用可引起昏迷、抽搐、呼吸困难，重者因心力衰竭、呼吸中枢麻痹而死亡。

预防龙葵碱中毒最主要的方法是将土豆贮藏在低温、干燥、避免阳光直射的地方，以防止发芽；已发芽或皮色变为黑绿色的土豆不能食用；发芽不多的土豆在食用前应彻底剔去芽及芽基，削净皮；烹饪时充分加热，使其熟透，最好加醋以破坏龙葵碱。

项目五　化学性食物中毒

化学性食物中毒是指食入被化学性毒物污染的食品而引起的食物中毒。化学性食物中毒主要包括亚硝酸盐、化学农药、金属毒物、假酒、鼠药及化学添加剂等引起的中毒。该类食物中毒不受季节性、地区性影响，但发病率和致死率很高。

一、亚硝酸盐中毒

【案例2－10】亚硝酸盐中毒事件

2018年1月17日18时，江西省萍乡市安源区某村李某某因生日宴请亲友共21人就餐。18时20分开始进食晚餐，19时进餐完毕，随后21人相继出现恶心、呕吐、头晕、乏力、唇甲发紫等症状。以上患者均在医院接受了洗胃及特效解毒药亚甲蓝、补液等治疗，治疗后病情均已好转，并且都在72 h内痊愈，无死亡。

经调查，可疑餐次为1月17日晚餐，进餐食谱主要有油麦菜、猪脚、紫菜、茄子、苦瓜、山药、乳豆腐、米饭等，属于家庭聚餐形式。中毒原因为李某某的妻子在烹饪加工食物时因食盐用完，误将厨房楼梯边的亚硝酸钠替代食盐使用。

较严重亚硝酸盐中毒事件往往是误食或加工肉制品时添加过量引起的。摄入0.2 g～0.5 g亚硝酸盐就可以引起中毒，3 g可导致死亡。

问题：亚硝酸盐中毒的具体原因有哪些？有哪些预防措施？

（一）中毒原因

亚硝酸盐中毒是指因食入含有大量亚硝酸盐或硝酸盐的蔬菜，或误将亚硝酸盐当作食盐食用而引起的急性食物中毒。主要的中毒原因如下：

①蔬菜贮藏过久或发生腐烂，或煮熟的蔬菜放置太久，蔬菜中的硝酸盐被还原菌转化成亚硝酸盐；

②腌制蔬菜时间较短，当加盐量少于12%、气温高于20℃时，7 d～15 d亚硝酸盐含量达到高峰，易引起中毒，20 d即可消失；

③肉制品中过量加入作为发色剂的硝酸盐或亚硝酸盐；

④用苦井水（硝酸盐含量高）煮粥或食品并放置过久；

⑤亚硝酸盐误当食盐食用；

⑥体内生成：对于胃肠功能紊乱者，肠道硝酸盐还原菌增多，过量摄入含有硝酸盐多的蔬菜时，即被还原为亚硝酸盐。

（二）中毒表现

亚硝酸盐进入人体血液，可使血液中血红素的Fe^{2+}氧化成Fe^{3+}，发生以高铁血红蛋白症为主的急性中毒。血红蛋白失去结合氧的能力，从而使组织缺氧出现青紫症状。中毒轻者表现为口唇、舌尖、指尖青紫等缺氧症状，重者眼结膜、面部及全身皮肤青紫。自觉症状有头晕、头痛、无力、心率快等。

（三）预防措施

预防亚硝酸盐中毒有以下措施：

①加强亚硝酸盐的保管，避免误作食盐或面碱食用，同时要加强集体食堂的安全管理，防止坏人投毒；

②应妥善贮藏蔬菜，使蔬菜保持新鲜，切勿过久存放蔬菜，不吃腐烂的蔬菜；

③苦井水勿用于煮粥和做菜；

④饭菜要现做现吃，不吃存放过久的熟菜；

⑤现腌的菜，最好马上就吃，不能存放过久，若腌菜时间长，要腌透，腌20 d以上再吃；

⑥搞好厨房卫生，特别是锅和容器必须洗刷干净，不饮用过夜的温锅水，也不用过夜的温锅水做饭；

⑦严格遵守食品安全国家标准的规定，控制肉制品中亚硝酸盐的添加量。

二、“瘦肉精”中毒

【案例2－11】“健美猪”真相

2011年3月，中央电视台新闻频道播出《“3·15”特别行动》——“‘健美猪’真相”：南京市场上广受消费者欢迎的瘦肉型猪是用“瘦肉精”喂养出来的，这些“健美猪”来源于河南省孟州市、沁阳市等地养猪场，这种有毒猪肉部分流向河南双汇集团下属公司——济源双汇食品有限公司。

“瘦肉精”猪肉遭曝光后，农业部、商务部会同河南省相关部门立即对事发地进行了拉网式的排查。3月19日，对涉嫌使用“瘦肉精”的9个养殖场（户）存栏生猪进行全部封存，已发现疑似“瘦肉精”阳性猪158头及含有“瘦肉精”的饲料791 kg，并对其进行了销毁或封存。对涉及此事的孟州、沁阳、温县三县（市）畜牧局相关人员进行了依法处理。

身陷“瘦肉精”旋涡的双汇集团，责令济源双汇食品有限公司停产，并收回在市场上流通的相关产品。3月31日，双汇集团召开“万人职工大会”，再次向消费者道歉。为了消除影响，杜绝类似事件的再次发生，双汇集团提出了加强食品安全管理的具体措施。

问题：残留“瘦肉精”的猪肉有哪些危害？如何有效杜绝和防止“瘦肉精”中毒？

（一）中毒原因

“瘦肉精”是一种白色或类似白色的结晶体粉末，无臭，味苦，学名为盐酸克伦特罗，是一种可用作兴奋剂的药物，并可用于治疗哮喘。20世纪80年代初，美国一家公司意外发现，在饲料中添加适量的盐酸克伦特罗后，可使猪瘦肉率提高10%以上。猪食用盐酸克伦特罗后，可在代谢过程中促进蛋白质合成，加速脂肪的转化和分解，能提高猪肉的瘦肉率。

受经济利益的驱使，一些饲料加工企业和养猪专业户不顾有关部门的规定，在饲料中掺入盐酸克伦特罗已经成为其获利的“秘密武器”。在猪体内残留的“瘦肉精”随食品进入人体，人摄取一定量后就会导致中毒。

（二）中毒表现

“瘦肉精”中毒症状表现为心慌、肌肉震颤、头痛以及脸部潮红等，长期食用则有可能导致染色体畸变，诱发恶性肿瘤。另外，“瘦肉精”对心律失常、高血压、青光眼、糖尿病、甲状腺功能亢进等疾病的患者有较大危害。

（三）预防措施

首先，餐饮企业应加强肉类食品原料、半成品、成品的采购和验货管理，如果发现猪肉颜色比较深、肉质鲜艳、屁股浑圆、肌肉结实，而且脂肪层非常薄，就应该意识到：可能是服用过“瘦肉精”的猪。其次，购买肉类食品原料应选择正规的食品经营企业，不要向流动摊贩、无证摊贩购买没有检疫合格证明的猪肉和猪内脏。最后，“瘦肉精”进入动物体内后主要分布于肝脏，而肌肉中含量较肝脏低很多，因此，应尽量避免食用猪肝等内脏。

三、农药中毒

【案例 2－12】韭菜馅毒饺子

2007 年 4 月 17 日晚，辽宁省某市有 4 人因进食韭菜馅饺子，出现疑似食物中毒的症状。发病的 4 人为一家人，韭菜是 16 日在市场上花 2 元钱购买的，17 日中午包的韭菜馅饺子，饺子馅里加了 1 个鸡蛋和 5 个鸭蛋。17 日 14 点 40 分，3 个大人和 1 个孩子一同进餐，另有 1 个大人因事回来晚了，只吃了 2 个饺子。15 点左右，除后回来的大人外其他 4 人相继发病，17 时 15 分到市医院急诊，孩子因病重转到上一级医院抢救。另外，将摘下来的韭菜根喂食了鸭子，鸭子食后死亡。患者中毒症状表现为：恶心、呕吐、腹痛、头痛、头晕、心悸、口干、多汗、流涎、血压升高、肌束震颤、肺水肿、抽搐、昏迷、瞳孔缩小、大小便失禁等。事后调查确认，这是一起因韭菜农药残留严重超标而引起的食物中毒事件。

问题：农药残留的危害有哪些？如何有效预防农药中毒？

农药污染食品引起的危害是全世界共同面临的一个食品安全问题。有机磷农药大多为油状液体，是我国目前应用最广泛的杀虫剂，可分为高毒性、中等毒性及低毒性 3 类，如甲胺磷、甲基对硫磷、敌敌畏、敌百虫、乐果等。甲胺磷是一种剧毒有机磷农药，农业主管部门曾三令五申禁止将其用于蔬菜和水果的杀虫使用，但少数菜农违反规定，用甲胺磷喷洒蔬菜致使残留量过高引起的中毒事件较多。

（一）中毒原因

农药中毒的主要原因是污染食品引起的，包括：

①用装过农药的空瓶装酱油、酒、食用油等；

②农药与食品混放污染；

③使用国家禁止用于蔬菜、水果的高毒农药在蔬菜、水果成熟期喷洒造成残留等，这是我国目前最主要的导致人类农药中毒的原因。

（二）中毒表现

有机磷农药是我国生产使用最多的一类农药，在食品中残留相当普遍，南方地区比北方地区严重。污染的食品以水果和蔬菜为主，尤其是叶菜类；夏、秋季高于冬、春季，夏、秋季节害虫繁殖快，农药使用量大，污染最严重。

有机磷农药进入人体后与体内胆碱酯酶迅速结合，使胆碱酯酶活性受到抑制，当大量乙酰胆碱在体内蓄积时，就导致以乙酰胆碱为传导介质的胆碱使神经处于过度兴奋状态，从而出现中毒症状。

有机磷农药中毒的潜伏期一般在 2 h 以内，若是吸入、口服高浓度或剧毒的有机磷农药，可在几分钟到十几分钟内出现症状，以致死亡。有机磷农药中毒早期或轻症可出现头痛、恶心、呕吐、多汗、视物模糊、乏力等症状；病情较重者瞳孔缩小、肌肉震颤、意识恍惚、行路蹒跚、心动过缓等；重症患者常表现为心动过速、血压升高或下降、昏迷、四肢瘫痪、呼吸困难等，可因呼吸麻痹或伴有循环衰竭而死亡。

（三）预防措施

要广泛宣传农药的相关知识并普及如何安全使用农药；农药要专人专管，不能与食品混放；严禁用装农药的容器再装食品；要严格执行 GB/T 8321（所有部分）《农药合理使用准则》；喷洒农药及收获蔬菜、水果等食品，须遵守安全间隔期；食用蔬菜、水果前要洗干净，用清水浸泡后再烹饪或食用。

【知识链接 2－1】2008—2015 年全国食物中毒情况分析

《食品安全导刊》的资料显示，2008—2015 年，我国年均发生食物中毒事件 199.63 起、中毒 7279.38 人、死亡 127.88 人，平均每起事件发病 36.47 人，年均病死率为 1.76％。2008—2015 年，在化学性、微生物性、有毒动植物中毒事件中，致病因素的品类逐年增加，呈多样化趋势。

微生物是食物中毒的主要源头，影响范围大，其中沙门氏菌、副溶血性弧菌、蜡状芽孢杆菌、金黄色葡萄球菌及其肠毒素是主要的致病菌。

有毒动植物中毒事件致死率最高，其中毒蘑菇、未煮熟的四季豆、野生蜂蜜均为高发致病因素，此类中毒通常与食品的加工工艺不当及采食者猎奇尝鲜的心理有关。

剧毒鼠药、农药、亚硝酸盐为化学性食物中毒常见的致病因素。这些化学成分毒性强，一旦发生食物中毒，若不能及时诊断并采取抢救措施，往往导致死亡。

食物中毒多发生在每年秋季，主要原因有以下几点：①秋季外部环境易导致微生物大量生长繁殖，很容易引起食物中毒；②秋季是各种有毒动植物，如河豚、高组胺鱼类、毒蘑菇、四季豆、扁豆、大豆、木薯及黄花菜等的收获期，如加工方法不当或采食者缺乏辨别能力，就容易发生食物中毒事件。

【思考与训练】

一、解释基本概念

食物中毒，食源性疾病，细菌性食物中毒，霉变甘蔗，化学性食物中毒

二、问答题

1. 食物中毒有哪些类型？其流行病学特点有哪些？
2. 细菌性食物中毒的原因与流行病学特点有哪些？
3. 沙门氏菌、副溶血性弧菌食物中毒的表现、流行病学特点有哪些？如何预防？

4. 如何预防河豚中毒？

5. 如何预防亚硝酸盐和“瘦肉精”中毒？

三、客观题

(一)单项选择题

1. 下列细菌性食物中毒中，主要由食用海产品引起的是（　　）。

A. 沙门氏菌食物中毒　　B. 金黄色葡萄球菌食物中毒

C. 致病性大肠杆菌食物中毒　　D. 副溶血性弧菌食物中毒

2. 食用霉变甘蔗中毒的毒素为（　　）。

A. 伏马菌素　　B. T－2毒素

C. 3－硝基丙酸　　D. 脱氧雪腐镰刀烯醇

3. 不属于食物中毒的病原菌是（　　）。

A. 伤寒杆菌　　B. 沙门氏菌　　C. 变形杆菌　　D. 副溶血性弧菌

4. 下列是嗜盐病原菌食物中毒的为（　　）。

A. 沙门氏菌　　B. 大肠杆菌　　C. 金黄色葡萄球菌　　D. 副溶血性弧菌

5. 植物性食品(如剩饭、米粉)引起的食物中毒最可能由下列哪种病原菌引起？（　　）

A. 沙门菌属　　B. 副溶血性弧菌

C. 金黄色葡萄球菌肠毒素　　D. 变形杆菌

6. 禁止加工被毒死的动物，主要是为了预防（　　）。

A. 细菌性食物中毒　　B. 化学性食物中毒

C. 有毒动物中毒　　D. 霉菌毒素中毒

7. 暴饮暴食引起的腹泻属于（　　）。

A. 食物中毒　　B. 细菌食源性传染病

C. 寄生虫病　　D. 消化不良

8. 河豚毒性最强的部位是（　　）。

A. 血液　　B. 肝脏　　C. 卵巢　　D. 肌肉

(二)多项选择题(至少选择两项)

1. 河鲀毒素毒性最强的器官是（　　）。

A. 肝脏　　B. 眼睛　　C. 皮肤　　D. 卵巢

E. 血液

2. 食物中毒的主要特点有（　　）。

A. 潜伏期短　　B. 流行呈暴发性

C. 症状相似　　D. 有传染性

E. 同时发病者有共同饮食史

3. 下列哪些因素可能会引起食物中毒？（　　）

A. 旋毛虫　　B. 河鲀毒素

C. 金黄色葡萄球菌肠毒素　　D. 霍乱弧菌

E. 副溶血性弧菌

4. 下列哪些项不属于食物中毒？（　　）

A. 长期饮用被污染的水而引起的重金属中毒

B. 服用药物不当而引起的中毒

C. 冒险食用河豚引起的中毒

D. 细菌性痢疾

E. 毛蚶引起的甲型肝炎暴发

5. 组胺含量高的青皮红肉鱼包括(　　)。

A. 鲐鱼　　B. 金枪鱼　　C. 沙丁鱼　　D. 秋刀鱼

E. 竹荚鱼

6. 餐饮业食物中毒的起因可能包括(　　)。

A. 初加工不当　　B. 烹饪方式不当

C. 调味品使用不当　　D. 成品污染

E. 食品伪造

7. 河豚的形态特征有(　　)。

A. 体圆　　B. 头大　　C. 无鳞　　D. 尾短

E. 长牙

8. 引起食物中毒的动物肝脏有(　　)。

A. 蓝点马鲛鱼肝脏　　B. 鲨鱼肝脏

C. 鲅鱼肝脏　　D. 猪肝脏

E. 狗肝脏

(三)判断题

1. 引起金黄色葡萄球菌食物中毒的污染源常为带有化脓性病灶的部位。(　　)

2. 副溶血性弧菌最适生长的含盐浓度为7.5%。(　　)

3. 肉毒梭菌毒素主要侵犯人体血液循环系统。(　　)

4. 在我国，引起肉毒梭菌中毒最常见的食品是自制发酵食品。(　　)

5. 木薯中毒是由氢氰酸引起的食物中毒。(　　)

6. 肉毒梭菌食物中毒的致病因素主要是细菌产生致呕吐毒素。(　　)

四、综合训练题

1. 在餐饮工作中如何预防细菌性食物中毒？请根据餐饮加工过程举例进行逐步分析。

2. 2005年8月，石家庄市卫生防疫站接到群众举报，称在某饭店就餐后，6人先后出现腹痛、腹泻症状。经流行病学调查：8月19日20点，6人一同在某饭店聚餐，食用了海鲜火锅；次日2点首例患者出现腹痛、腹泻；至11点，6人相继出现腹泻症状。因20日早餐6人未在一起食用，故认为19日晚餐引起疾病的可能性较大。患者症状以腹痛、腹泻为主，其中4人大便为黄糊状，2人为黄水样，次数5次～8次不等，2人伴有发热，体温37.2℃～37.9℃，均未呕吐。

2008年6月12日，杭州市余杭区发生一起食物中毒事件。当地卫生监督所调查情况如下：6月12日14点30分至22点30分，瓶窑镇居民李某家(4人)、田某家(4人)及蒋某共9人先后出现中毒症状，表现为呕吐、恶心及腹痛、腹泻，呕吐多者达10次，也有全身无力或呼吸困难者，9例中无发热者。潜伏期最长的为6 h，最短的为2 h，平均为3 h。经过前2天3户家庭9人的食谱回忆调查，食品品种较多，但板鸭是9人唯一的共同食品。经过进一步调查，该板鸭是李某、田某在该镇农贸市场同一家卤味熟食店中购买的。而蒋某作为田某的朋友被田某请去吃饭，食用该板鸭后也发病了。根据对卤味熟食店业主调查，该板鸭是熟食店业主6月11日剩余未卖出的，带回家后放在蓝色塑料筐内未采取冷藏保存。对该卤味店进行卫生学调查，加工场所物品、工具、容器存放杂乱，卫生状况较差。

请分析以上两个案例最可能是什么类型的食物中毒？引起中毒的原因是什么？如何防止此类事件的发生？

3. 我国几乎每年都有到野外采摘新鲜蘑菇后因误食毒蘑菇发生食物中毒的事件发生。请以2人～3人为一个小组，根据文献或网络收集的相关彩色图片和资料，尽可能归纳、总结鉴别食用蘑菇与毒蘑菇的方法，提出预防毒蕈中毒的措施，以PPT形式在课堂上讲解。

单元三　食品原料的安全

【知识目标】

1. 了解各种食品原料受到污染的原因与途径。
2. 理解有关食品原料鲜度的感官判定标准。
3. 理解食品原料的贮藏方法。

【能力目标】

1. 通过感官判定食品原料的鲜度与变质情况，能合理选择食品原料。
2. 能够有效防止食品原料的腐败变质。

食品原料种类繁多，按其来源和性质可分为动物性原料（如畜禽肉类、奶类、蛋类、水产品等）、植物性原料（如粮谷类、豆类、薯类、坚果类、蔬菜、水果等）及加工性原料（如油、罐头、糕点、调味品等）三大类。食品原料本身容易腐败变质，必须合理贮藏。为了从源头上确保餐饮业食品的质量安全，必须重视各类市售食品原料的卫生安全，采购环节严格把关。

项目一　动物性原料的安全

一、畜肉类原料的安全

（一）生畜肉的安全

1. 生畜肉腐败变质

宰杀后畜肉从新鲜至腐败变质要经过尸僵、成熟、自溶和腐败 4 个阶段。畜肉处于尸僵和成熟阶段为新鲜肉。

(1)尸僵

刚屠宰完的畜肉呈中性或弱碱性（pH 为 7.0～7.4），随着血液循环和氧气供应停止，肉中糖原和含磷有机化合物在无氧条件下酵解而产生乳酸，使肉的酸度增加，当肉的 pH 下降到 5.4（肌凝蛋白的等电点）时，肌纤维硬化，肌肉僵直，畜肉的这个阶段称为尸僵。处于尸僵阶段的肉，肌纤维粗硬，蛋白质保水性差，肉汤浑浊，有不快气味，制熟后滋味较差，为非理想烹饪原料。

(2)成熟

尸僵阶段后，肉内糖原继续分解为乳酸，使 pH 进一步下降，肌肉结缔组织变软并具有一定的弹性，此时肉松软多汁、滋味鲜美，表面因蛋白凝固形成一层干膜，可以阻止微生物侵入，该过程称为成熟。一般在 4℃时 1 d～3 d 可完成成熟过程，温度越高成熟速度越快。烹饪上可利用肉的成熟作用提高肉的风味和嫩度，此阶段的肉最适合作为烹饪原料。

(3)自溶

成熟阶段的肉，若贮藏不当可进入自溶阶段。此阶段的肉主要是在固有酶的作用下，组织蛋白酶分解蛋白质引起组织自体分解。内脏中组织酶比肉丰富，故内脏在存放时比肌肉类更易发生自溶。自溶阶段的肉，肌肉松弛、缺乏弹性、无光泽，带有一定气味，呈强烈的酸性反应，硫化氢反应阳性。自溶阶段的肉滋味比成熟阶段逊色得多，而且必须立即食用，不宜长期保存。

(4)腐败

自溶为细菌的入侵、繁殖创造了条件。当细菌的酶使蛋白质、含氮物质分解，肉的 pH 上升，该过程即为腐败。肉腐败变质的主要表现为具有强烈难闻的气味、发黏、发绿。腐败肉含有蛋白质和脂肪的分解产物，如吲哚、硫化物、硫醇、尸胺、醛类、酮类和细菌毒素等，可导致人体中毒，应禁止食用。

动物的皮肤、蹄毛、肠道及其排泄物带有大量细菌，它们是引起肉污染、腐败的主要原因。除有病(受感染)动物肉外，肌肉组织一般无细菌存在。新暴露的肉块切口表面带有大量的污染微生物，环境适宜时，微生物大量生长繁殖，导致肉复杂的分解过程。这些微生物多从肉块的外表面和内脏转移而来，也可来自刀具、其他用具、工作台等。

2. 人畜共患的寄生虫病

人畜共患的寄生虫病主要有猪囊尾蚴病、旋毛虫病、蛔虫病等。这些寄生虫病会对人体造成极大的危害，进食病畜肉及其产品是引起这些疾病的重要途径。因此，必须加强卫生监督与检验，畜肉须有兽医卫生检验合格印戳才允许销售；养成肉食品一定要烧熟煮透后方进食的饮食习惯；对于病畜肉，要根据情况进行销毁或无害化处理。

3. 化学物质残留

在牲畜饲料中过量或违禁使用抗生素和激素，其残留物会随着食品进入人体，引发食物中毒。抗生素残留最大的潜在危害是产生细菌耐药性，使致病菌难以被有效控制。

【知识链接 3－1】如何鉴别“米猪肉”

米猪肉对人体健康危害很大，不能食用。“米猪肉”中含有的猪囊虫呈石榴籽状，寄生在肌纤维(瘦肉)中，腰肌是猪囊虫寄生最多的地方。识别方法为用刀在肌肉上切割出厚度为 1 cm、长度为 20 cm 的切口，每隔 1 cm 切一刀，切 4 刀～5 刀后，在切面上仔细观察，如发现肌肉上附有石榴籽一般大小的水泡状，即为猪囊虫。

（二）生畜肉及内腔质量的判定

肉是一类易腐性较高的食品原料，肉的腐败变质以微生物分解蛋白质及其产物为主，脂肪、糖原也有一定程度分解。腐败肉的感官特征为肉表面发黏、肉色变暗、肉质变软、污浊无弹性、有腐败气味。肉类等蛋白类食品如果感官检验难于判定时，应送实验室进行理化检验，测定挥发性盐基氮（TVBN）含量。肉类腐败变质是在以微生物为主的多种因素作用下，所发生的营养成分分解破坏、感官性状异常、最终失去实用价值的变化，这种变化往往经历食品由新鲜转为次质再到变质的过程。

1. 鲜（冻）畜产品质量的判定

GB 2707—2016《食品安全国家标准　鲜（冻）畜、禽产品》对鲜（冻）畜产品感官要求和理化指标进行了规定，见表 3－1 和表 3－2。屠宰前的活畜应经动物卫生监督机构检疫、检验合格。鲜畜肉是指活畜（猪、牛、羊、兔等）宰杀、加工后，不经过冷冻处理的肉。冻畜肉是指活畜（猪、牛、羊、兔等）宰杀、加工后，在≤－18℃条件下冷冻处理的肉。

表 3－1　鲜（冻）畜产品的感官要求

项目	要求	检验方法
色泽	具有产品应有的色泽	取适量试样置于洁净的白色盘（瓷盘或同类容器）中，在自然光下观察色泽和状态，闻其气味
气味	具有产品应有的气味，无异味	
状态	具有产品应有的状态，无正常视力可见外来异物	

表 3－2　鲜（冻）畜产品的理化指标

项目	指标	检验方法
挥发性盐基氮/（mg/100 g）　≤	15	GB 5009.228

2. 畜类内脏质量的判定

畜类内脏器官包括心、肝、肺、肾、胃和肠。其组织一般含水量高、酶活性大、酶的种类多、纤维细嫩，且组织结构适合于酶类活动，又易受污血、粪便、胃内容物等污染，极易腐败变质。畜类内脏质量的判定见表 3－3。

表 3－3　畜类内脏质量的判定

部位	品质	
	新鲜	变质
肠	乳白色，稍软，略带坚韧，黏液无变质异味，无脓点、出血点、伤斑	淡绿色或灰绿色，组织软化，有腐败臭味
胃	乳白色，黏膜清晰，质结实，无异臭	灰绿色，无光泽，组织松弛，有臭味
肾	淡褐色，有光泽、弹性，组织结实，无异味	灰绿色，无光泽，组织松弛，无弹性，有异臭
心	淡红色，脂肪乳白色，组织结实，有弹性，气味正常	红褐色或绿色，组织松弛，无弹性，有异臭
肺	粉红色，有弹性，无异臭	灰绿色，有异臭味，无弹性，无光泽
肝	棕红色，有光泽，润滑，略有弹性，组织结实、紧密	发绿，无光泽，触及易碎，无弹性，有酸败味

【知识链接3－2】动物内脏宜炖不宜炒

许多人喜欢吃炒动物肝、肺、肠、肚、肾等内脏，这种烹饪方法不太卫生。动物内脏如肝、肾、肺、肚、肠等是“藏污纳垢”的地方，常被多种病原微生物污染，也是各种寄生虫的寄生部位。内脏不易炒熟炒透，将内脏炒着吃，不易杀死其中的病菌和寄生虫。如果吃了未炒熟的动物内脏，感染疾病的机会便大大增加。动物内脏最好的烹饪办法是长时间高温、高压焖煮，使其彻底煮烂煮透，将寄生虫、病菌和虫卵杀死，然后再食用，以消除病从口入的隐患，避免食后致病。

(三)腌腊肉制品品质的判定

GB 2730—2015《食品安全国家标准　腌腊肉制品》将腌腊肉制品定义为：“以鲜(冻)畜、禽肉或其可食副产品为原料，添加或不添加辅料，经腌制、烘干(或晒干、风干)等工艺加工而成的非即食肉制品。”我国主要的腌腊肉制品有火腿、腊肉、咸肉、香(腊)肠等。这些腌腊肉制品种类虽多，但其加工原理基本相同，主要工艺为食盐腌渍、脱水和成熟等。

由于食盐的抑菌、防腐作用有一定的限度，如果在气温适宜、卫生条件差、原料肉不新鲜或处理不当、用盐量和用盐方法未掌握好等情况下，都容易造成腌腊肉制品腐败变质。腌腊肉制品的腐败变质主要发生于肉制品深部、食盐不容易渗透和用盐不均匀的部位。常采用“看”“插”“切”3步检验法。“看”是从表面和切面观察其色泽和硬度；“插”是用竹扦插入腌腊肉制品深部以探测气味；“切”是用刀将腌腊肉制品切开观察内部变化。必要时还可尝试煮，以品评腌腊肉制品的气味和风味。

1.咸肉

咸肉是指以鲜(冻)畜肉为主要原料，配以其他辅料，经腌制等工艺加工而成的非即食肉制品。咸肉品质的判定见表3－4。

表3－4　咸肉品质的判定

项目	感官要求与理化指标	变质咸肉的感官状态
色泽	具有产品应有的色泽，无黏液、无霉点	外表稍湿润、发黏、有霉点或其他变质现象，质地松软，切面发黏，肌肉切面呈酱色，脂肪呈黄色或带绿色，有酸味或腐败味
气味	具有产品应有的气味，无异味、无酸败味	
状态	具有产品应有的组织性状，无正常视力可见外来异物	
过氧化值(以脂肪计)/(g/100 g)≤	0.5	

2.腊肉

腊肉是指以鲜(冻)畜肉为主要原料，配以其他辅料，经腌制、烘干(或晒干、风干)、烟熏(或不烟熏)等工艺加工而成的非即食肉制品。腊肉品质的判定见表3－5。

表 3－5　腊肉品质的判定

项目	感官要求与理化指标	变质腊肉的感官状态
色泽	具有产品应有的色泽，无黏液、无霉点	肌肉灰暗、无光泽，脂肪呈黄色，表面有霉点，抹后仍然有痕迹，肉身松软、无弹性，指压后凹陷不易恢复，有酸味或臭味
气味	具有产品应有的气味，无异味、无酸败味	
状态	具有产品应有的组织性状，无正常视力可见外来异物	
过氧化值（以脂肪计）/（g/100 g）≤	0.5	

3. 火腿

火腿是指以鲜（冻）猪后腿为主要原料，配以其他辅料，经修整、腌制、洗刷脱盐、风干发酵等工艺加工而成的非即食肉制品。火腿品质的判定见表 3－6。

表 3－6　火腿品质的判定

项目	感官要求与理化指标	变质火腿的感官状态
色泽	具有产品应有的色泽，无黏液、无霉点	肌肉切面有各色斑点，脂肪呈黄色、有霉点，肉身松软、无弹性，指压后凹陷不易恢复，有臭味
气味	具有产品应有的气味，无异味、无酸败味	
状态	具有产品应有的组织性状，无正常视力可见外来异物	
过氧化值（以脂肪计）/（g/100 g）≤	0.5	
三甲胺氮/（mg/100 g）≤	2.5	

另外，香（腊）肠是指以鲜（冻）畜禽肉为原料，配以其他辅料，经切碎（或绞碎）、搅拌、腌制、充填（或成型）、烘干（或晒干、风干）、烟熏（或不烟熏）等工艺加工而成的非即食肉制品。香（腊）肠的感官要求和理化（过氧化值）指标与咸肉、腊肉、火腿相同。

（四）禁用畜肉及其鉴别

禁用畜肉及其鉴别见表 3－7。

表 3－7　禁用畜肉及其鉴别

类别	鉴别要点
注水肉	用手触摸注水肉，缺乏弹性，有坚硬感和湿润感，手指压下去的凹陷往往不能完全恢复，按压时常有多余水分流出，如果是注水冻肉还有滑溜感
病畜肉	瘟猪肉：由猪瘟病毒引起。病猪的肉皮上可见大小不同的出血点，淋巴结呈黑红色，有异臭味；被不法商贩用水浸泡后肉的色泽惨白，肌肉呈发灰的暗红色。丹毒猪肉：由猪丹毒杆菌引起。病猪肉皮上可见方形红色疹块突出于皮肤表面
死猪肉	在猪死亡后再宰杀的称为死猪肉或冷宰肉。其特征是放血不全，肉的色泽较深，瘦肉呈暗红色或黑红色，脂肪呈淡玫瑰红色，弹性较差；肉有淤血，将肌肉切开，切面整齐，这是肌肉无弹性的缘故；在切面上用刀背压挤，可见肉的血管中有暗红色血液渗出，骨髓红染，带有腥味

续表

类别	鉴别要点
毒狗肉	偷狗人常使用氰化物类剧毒化学药品毒死家养狗,弃内脏后出售。氰化物的剧毒性在于氰离子对细胞色素氧化酶有明显抑制作用,可使细胞内的生物氧化过程中止,导致机体窒息死亡。食用毒狗肉会使人体发生腹部剧痛、呕吐,患急性坏死性胰腺炎,并发全身器官功能衰竭及死亡。毒狗肉色泽惨白,不法分子常将其烤黄后出售。现杀狗的表皮呈红色,肉的色泽相对鲜红,而毒狗肉的色泽较暗

(五)生畜肉的贮藏

肉类安全性的最大挑战来源微生物的污染和加工过程中的腐败变质。畜肉在贮藏过程中,要阻碍微生物繁殖,减弱在固有酶作用下的品质变化过程,延长肉的贮藏期。生肉消费的3种形态是热鲜肉、冷却肉和冷冻肉。

1. 热鲜肉

热鲜肉卫生条件差,容易被微生物污染,保质期短。

2. 冷却肉

冷却肉是经过严格检疫和工业化屠宰后迅速冷却的肉。冷却肉在24 h内肉温降为0℃~4℃,并且在分割、剔骨、分切、称量、包装、贮存、流通和销售过程中始终保持在0℃~7℃条件下,是以完整的冷链系统为基础,良好的操作规范为保障,肉质鲜嫩、安全、营养,肉表面有干膜。此种肉的贮藏期为2周。

3. 冷冻肉

冷冻肉贮藏在-18℃条件下,内部大多数微生物的生长繁殖受到抑制,只有部分嗜冷微生物会成为安全隐患。在解冻时肉汁和营养易流失,鲜度和嫩度下降,但贮藏期较长。将冷冻肉放在温度为-18℃~-16℃、湿度为90%~95%的冷藏间贮存,贮藏期可达6个月以上。

【知识链接3-3】肉类检疫上市印章的识别

凡经动物防疫部门根据国家规定检疫上市出售的肉类,都会加盖印章标志,可供鉴别。①圆形章:是合格印章,章内标有定点屠宰场场名、序号、日期,这是经过兽医部门生畜屠宰前检疫、宰后检验合格后所盖的印章;②"X"形章:是销毁章,这类肉禁止出售和食用;③三角形章:是高温章,这类肉含有某些致病菌或者病毒、寄生虫,必须在规定时间内进行高温处理;④长方形章:是食用油章,盖有这种章的生肉不能直接出售和食用,必须熬炼成油后才能出售;⑤椭圆形章:是工业油章,这类肉不能出售和食用,只能作为工业用油。各种肉类的印章见图3-1所示。

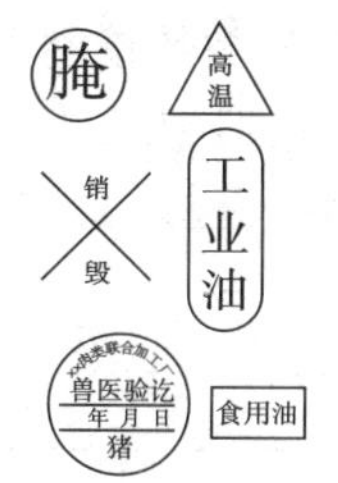

图3-1 肉类的印章标志

二、禽肉类原料的安全

（一）生禽肉的安全

1. 生禽肉的腐败变质

禽类放血后也经历尸僵、成熟、自溶、腐败4个阶段。禽肉若贮存不当，尸僵、成熟阶段后则向自溶阶段发展。如果尸僵、成熟不彻底，禽肉未彻底冷却即行堆放，即容易造成禽肉的变黑现象，并散发一种特殊酸味，脂肪变成赤铜色。

在活禽的羽毛、足、肠部位隐匿有大量不同类型的微生物，它们易感染禽肉造成腐败变质。禽肉的腐败变质往往从肉尸内部开始。如果发现只有禽两翅肋际皮下有污绿色暗斑，则意味着已经腐败。

2. 活禽的宰杀处理

洗烫去除禽类羽毛的过程，一般在装有热水（约55℃）的大容槽中进行，洗烫约30 min。由于洗涤作用，可以减少禽类皮肤表面微生物的数量，并能消灭热敏性细菌（嗜冷菌）。

机械性脱毛实际上会增加禽类皮肤表面的细菌数量，还会引起禽类间交叉污染。去除脏器的过程也可能使禽类粪便中的细菌扩散到表皮上，并引起传播。

禽肉一般在冷空气中冷却放置。冷却可使禽肉表皮干燥，从而延缓嗜冷菌的生长。研究表明，经初步冷却后，鸡皮表面的细菌数约为5×10^3 CFU/cm^2～1×10^5 CFU/cm^2，而胴体内侧常低于1×10^4 CFU/cm^2。

（二）病禽的鉴别

购置活禽时，应对禽类进行观察。对于出现精神萎靡、羽毛松乱、动作迟缓、外貌异常、减食或不食的禽类，可作为可疑对象，或进行个别检疫，以剔除病禽。

（三）禽产品质量的判定

根据GB 2707—2016《食品安全国家标准　鲜（冻）畜、禽产品》对鲜（冻）禽产品的质量要求，其感官要求和理化指标与鲜（冻）畜产品相同，见表3－1和表3－2。

（四）活禽宰杀产品与死禽冷宰产品的鉴别

活禽宰杀是指将鸡、鸭、鹅、肉鸽、鹌鹑等可食用活体禽类进行宰杀。死禽冷宰是指禽类先死亡后宰杀。死禽冷宰的禽类由于放血不干净，而形成质量低劣的产品。活禽宰杀产品与死禽冷宰产品的鉴别要点见表3－8。

表3－8　活禽宰杀产品与死禽冷宰产品的鉴别要点

项目	产品种类	
	活禽宰杀产品	死禽冷宰产品
放血切口	健禽肉的切口不整齐，放血良好，切口周围组织有被血液浸润现象，呈鲜红色	死禽肉的切口平整，放血不良，切口周围组织无被血液浸润现象，呈暗红色

续表

项目	产品种类	
	活禽宰杀产品	死禽冷宰产品
表皮	健禽肉的表皮色泽微红，具有光泽，皮肤微干而紧缩	死禽肉的表皮呈暗红色或淡青紫色，有死斑，无光泽
脂肪	健禽肉的脂肪呈白色或淡黄色	死禽肉的脂肪呈暗红色，血管中淤存有暗紫红色血液
肌肉	健禽肉的切面光洁，肌肉呈淡红色，有光泽，弹性好	死禽肉的切面呈暗红色或暗灰色，光泽较差或无光泽，用手按压肌肉会有少量暗红色血液渗出

（五）板鸭品质的判定

板鸭是指健康育肥鸭宰杀、去毛、净膛后经腌制、复卤、定型、晾晒或烘干而成的腌制品。根据 NY/T 628—2002《板鸭》的规定，板鸭品质的判定见表 3－9。

表 3－9　板鸭品质的判定

项目	等级	
	一级品	二级品
外观	呈扁平状或扁圆形，腿硬，头足完整；体表光洁无小毛，表皮完整无破损，呈黄白色、乳白色或该类板鸭正常的颜色，腹腔内壁干燥，肌肉切面呈玫瑰红色	呈扁平状或扁圆形，腿硬，桃形，头足完整；体表有部分小毛，表皮略有破损，黄白色、乳白色或该类板鸭正常的颜色，腹腔内壁略有湿润，肌肉切面呈深红色
组织状态	肌肉切面紧密，有光泽	肌肉切面较紧密，略有光泽
气味	具有板鸭特有的香味	具有板鸭固有的香味略淡，无异味
煮沸后肉汤及肉味	清澈、芳香，液面有大片团聚的脂肪，肉嫩味鲜	汤略混、有香味，液面有少量团聚的脂肪，肉味较鲜
过氧化值（以脂肪计）/(g/100 g)	＜1.8	1.8～2.5
酸价（以 KOH 计）/(mg/g 脂肪)	＜1.6	1.6～3.0

（六）禽肉的贮藏

宰后禽肉在－1℃～1℃、相对湿度为 85％的条件下冷藏，可贮存 1 d～2 d；在－23℃～－18℃、相对湿度为 85％的条件下冻藏，可贮存 4～10 个月。

【知识链接 3－4】如何选购安全烧鸡

气味：买烧鸡时，先闻烧鸡气味，如果有异臭味，说明这只鸡是用存放已久而变质的病死鸡或中毒死亡鸡加工制成的。

眼睛：看烧鸡的眼睛状态，如果是半睁半闭，则是用健康鸡加工制成的；如果双眼紧闭，说明是用病死鸡加工制成的。

色泽：用手掀开鸡皮看肉色，如果肌肉呈白色，则是健康鸡加工制成的，如果肌肉呈红色，则是用放不出血的病死鸡加工制成的。

光泽：烧鸡表面油色光亮，不能说明烧鸡是新鲜鸡还是病死鸡加工制成的。从检测中发现，往往用病死鸡加工制成的烧鸡，鸡皮表面鲜艳光亮，因为油色是使用红糖或蜂蜜与油调和后涂抹在鸡皮上的。

三、水产品类原料的安全

【案例 3－1】江苏省苏州市售动物性水产品兽药残留和重金属含量检测

2018 年 3 月至 10 月，有研究者采集苏州市售水产品共 300 批次，样品涵盖淡水鱼、蟹、虾和海水鱼、蟹、虾等水产制品。采样分析共 33 批次不合格，整体不合格率为 11.0%，不合格产品类别为淡水鱼、淡水虾、海水蟹、海水虾 4 类，主要不合格项目为重金属镉和兽药残留。淡水虾、淡水鱼主要存在兽药残留超标问题，如孔雀石绿、恩诺沙星（以恩诺沙星与环丙沙星之和计）、呋喃西林代谢物、氧氟沙星超标。海水蟹、海水虾易存在重金属镉含量超标现象，其中皮皮虾、梭子蟹镉含量超标情况较严重。

近年来，在中国对日本、美国、欧盟水产品出口受阻事件中，兽药残留是造成我国水产品出口受阻最主要的因素，特别是禁用兽药问题。重金属超标也是水产品中存在较多风险的问题。重金属会给水产品造成直接毒害，也会通过食物链在消费者体内富集，对人体健康造成危害。

问题：如何防止水产品的腐败变质与化学污染？

（一）鱼类安全与鲜度的判定

1. 鱼类的安全

（1）固有酶对鲜鱼品质的影响

鱼类出水垂死时，出于保护性反应，会从皮肤腺分泌出黏液，覆盖整个体表。鱼死后十几分钟至 4 h～5 h，鱼体为尸僵期，处于最新鲜的状态。尸僵期后，鱼体肌肉弹性增高而进入成熟阶段，但鱼体成熟期相当短暂。鱼体组织蛋白酶活性比畜肉高，所以自溶发生的速度相对较快。降低温度、盐腌等措施可阻止或延缓鱼体自溶过程的进行。自溶阶段的鱼肉，应立即食用，不能冷冻贮存。

(2)鱼的微生物污染

1)鲜鱼的易腐性

健康鱼的肉和体液本来是无菌的，而皮肤、鳃、内脏等与外界接触的部位有许多细菌生存。处于自溶期时，细菌透过血管或直接侵入肌肉及体液中，经大量繁殖，最终引起鱼体腐败。另外，水生动物含酶丰富，含水量高，pH 比畜肉高，加上供销环节复杂，与异物接触频繁，所以比其他动物性食品更易腐败。

2)鲜鱼的腐败

当细菌繁殖到一定程度，其产生的酶类就会分解鱼体组织，产生一些低级分解产物，使鱼体产生明显的腐败臭味。鲜鱼腐败变质的特征为：眼球逐渐下陷，鱼角膜变浑浊；鳃色发生变化，变成灰白色；鱼鳞很容易脱落，而呈残缺不全的状态；肌肉弹性完全消失；肠内容物会发酵产气，而呈现膨胀状态。

2. 鱼类的化学污染

由于工业“三废”等的污染，使水产品体内含有较多的重金属(如汞、镉、铬、砷、铅等)与农药等，通过生物富集作用，使鱼体内有毒物质的浓度远远高于环境。另外，为了提高水产品的质量和数量，滥用添加剂或违法使用违禁药品也会危害人体健康。使用渔用饲料添加剂应当符合《饲料和饲料添加剂管理条例》和 NY 5072—2002《无公害食品　渔用配合饲料安全限量》的要求，严禁水产品养殖出现违规使用抗生素、禁用化合物及兽药残留超标问题。

3. 鱼类鲜度的判定

鱼类的鲜度检验包括感官检验、理化检验和微生物检验，由于鱼类微生物污染受环境条件影响，微生物检验差异很大，所以以感官检验和理化检验为主。鱼类鲜度的判定见表 3-10。

表 3-10　鱼类鲜度的判定

项目	种类	
	淡水鱼	海水鱼
体表	有光泽，鳞片较完整不易脱落，黏液无浑浊，肌肉组织致密、有弹性	鳞片较完整不易脱落，体表黏液透明，无异臭味，具有固有光泽
鱼鳃	鳃丝清晰，色泽红或暗红，无异臭味	鳃丝较清晰，色泽鲜红或暗红，黏液不浑浊，无异臭味
眼睛	眼球饱满，角膜透明或稍有浑浊	眼球饱满，角膜透明或稍有浑浊
肛门	紧缩或稍有凸起	—
肌肉	—	组织有弹性，切面有光泽，肌纤维清晰
挥发性盐基氮(TVBN)/(mg/100g)　≤	20	30

（二）虾、蟹鲜度的判定

1. 虾鲜度的判定

虾鲜度的判定见表 3－11。

表 3－11　虾鲜度的判定

<table>
<tr><td rowspan="2">项目</td><td colspan="2">品种</td></tr>
<tr><td>河虾</td><td>海虾</td></tr>
<tr><td>感官要求</td><td>虾体具有河虾固有的色泽，外壳清晰透明，虾头与虾体连接不易脱落，尾节有伸展性，肉质致密，无异臭味</td><td>体表：虾体完整，体表纹理清晰，有光泽；
肢节：头胸节与体节间连接紧密，允许稍松弛，壳允许有轻微红色或黑色；
眼球：眼球饱满突出，允许稍萎缩；
肌肉：肌肉纹理清晰，呈玉白色，有弹性，不易剥离；
气味：具有海虾的固有气味，无任何异味</td></tr>
<tr><td>挥发性盐基氮（TVBN）/（mg/100g）　≤</td><td>20</td><td>30</td></tr>
</table>

2. 蟹鲜度的判定

（1）河蟹

活河蟹动作灵活、好爬行，善于翻身，腹面甲壳轻硬，肉多，黄足，脐盖与蟹壳之间凸起明显；垂死者精神委顿，不愿爬行，将其仰卧时不能翻身。死河蟹禁止生产经营。

（2）海蟹

海蟹离开海水会迅速死亡，这类蟹常称作死鲜蟹，它们在贮藏过程中极易发生腐败。海蟹鲜度的判定见表 3－12。

表 3－12　海蟹鲜度的判定

项目	鲜海蟹
感官要求	具有海蟹的固有气味，无任何异味；体表纹理清晰，有光泽，脐上部无胃印；步足与躯体连接紧密，提取蟹体的步足不松弛下垂；鳃丝清晰，呈白色或微褐色；蟹黄凝固、不流动；肌肉纹理清晰，有弹性，不易剥离
挥发性盐基氮（TVBN）/（mg/100 g）　≤	25

3. 扇贝鲜度的判定

扇贝鲜度的判定见表 3－13。

表 3－13　扇贝鲜度的判定

项目	品质判定
贝壳外观	贝壳表面无畸形、破碎，附着物少，表面无泥污
贝壳色泽	呈浅褐色或淡黄色
活力	离水时双壳紧闭有力或可以自主开合，外套膜伸展并紧贴壳口
气味	呈海湾扇贝特有的气味，无异味

(三)鱼类原料的贮藏

1.鱼的冷却

由于鱼类具有极易腐败的特性,为了保持鱼的质量,延长其僵硬期,必须将鱼体温度迅速降至接近其肌肉汁液的冻结点(-0.5℃~2℃),抑制和降低鱼体内微生物和酶的作用,延长贮藏期。

冷却后的鱼体温降至0℃~4℃,可做短期保存。鱼冷却的方法有两种,一种为碎冰冷却法。此法冷却鱼体温度只能降至1℃,达不到0℃,一般可贮存8 d~10 d。另一种为盐水冷却法。一般用循环或淋浇式盐水冷却鱼体,鱼体温度可降至0℃~0.5℃,但盐水冷却的鱼,鱼体发白,影响感官性状。

2.鱼的冻结

冷却后的鱼,虽然体内微生物活力受到一定抑制,但它们仍在生长繁殖,不能长期贮存。若要长期贮存,必须将鱼体冻结。当鱼体在冻结间温度降至-18℃以下时,冻结即结束,此时鱼体组织中80%的水分变成冰晶,可贮存6个月以上。

【知识链接3-5】如何鉴别污染鱼类

鉴别被污染的鱼类有以下几种方法。

①如果鱼的形体不整齐,如头大尾小、脊椎明显弯曲,或者颜色不正常,如有尾部发青、眼睛外鼓且浑浊等现象,那么很可能是被污染的鱼。

②受到污染的鱼有汽油味、煤油味、柴油味或类似氨的气味。

③鳃是鱼的呼吸器官,也是毒物最容易积蓄的位置。如果鱼鳃不光滑、不鲜艳,甚至呈暗红、黑褐色,则为污染鱼,不可食用。

四、蛋类的安全

【案例3-2】“红心鸭蛋”

2006年11月12日,某电视台播报了一种产自河北省的含有苏丹红Ⅳ号的“红心鸭蛋”正在北京市场销售的新闻;随后,北京、广州等地有关部门下发紧急通知,暂停销售此种“红心鸭蛋”。14日,河北省有关部门下发紧急通知,要求全面清查有害“红心鸭蛋”;农业部、国家质检总局、卫生部等均下发查处“红心鸭蛋”的紧急通知。

一般放养于滩涂等地的蛋鸭食用的鱼虾、胡萝卜等饲料富含类胡萝卜素,可以产出颜色较深的真正红心鸭蛋。一些不法经营者为了牟取暴利向蛋鸭饲料中添加了苏丹红色素。

问题:蛋类有哪些食品安全问题?如何防止禽蛋被污染?

（一）蛋的污染

1. 微生物污染

生殖器中的病原微生物可在蛋液形成过程中进入禽类卵巢的卵黄部，使蛋黄带有致病菌，如鸡伤寒沙门菌。蛋壳表面有一层防水性表皮，它对微生物经过蛋壳的孔（即气孔）侵入时具有选择作用。蛋如果贮存时间过长，细菌或霉菌经蛋壳气孔侵入蛋体内，蛋白质分解就会导致蛋黄移位、蛋黄膜破裂，形成“散黄蛋”；如果条件继续恶化，蛋黄与蛋清混在一起，称为“浑汤蛋”；至此，蛋白质分解形成的硫化氢、胺类、粪臭素等产物使蛋具有恶臭气味。外界霉菌进入蛋内可形成黑斑，称为“黑斑蛋”。凡已经腐败变质的蛋不得食用，应予以销毁。

2. 化学污染

饲料中含有的重金属汞和铅、激素、抗生素、霉菌毒素、农药及禁用化学添加剂等有害物质会造成蛋的污染，如“红心鸭蛋”事件。

（二）新鲜蛋的判定

新鲜蛋蛋壳上有一层霜状粉末，蛋壳完整而清洁，色泽鲜明，呈粉红色或洁白色，无裂纹，无凹凸不平的现象，轻磕时有清脆的咔咔声（如石子相撞），在手中掂动有沉甸感。陈蛋蛋表皮粉霜脱落，皮色油亮或乌灰，碰撞响声空洞，在手中掂动有轻飘感。劣质蛋是腐败蛋，外壳常呈灰白色。孵化或漂洗的蛋则外壳异常光滑，气孔明显。蛋鲜度的判定见表 3－14 。

表 3－14　蛋鲜度的判定

品种		感官状态	处理
新鲜蛋		蛋壳清洁完整；灯光透视时整个蛋呈微红色，蛋黄不见或略见阴影；打开蛋后，蛋黄凸起完整，系带有韧性，蛋白澄清透明，稀稠分明	可贮藏及不受限使用
次劣蛋	劣质蛋	裂纹蛋、硌窝蛋、流清蛋（鲜蛋受压形成）；血圈蛋、血筋蛋（受精蛋在温热条件下形成）；绿色蛋白蛋（大量饲喂青绿饲料造成）；壳外霉蛋	应在短时间内用完
	次质蛋	重流清蛋、轻度黏壳蛋、散黄蛋、红黏壳蛋、轻度霉蛋	须先经高温处理后使用，如经85℃以上高温处理3min～5min
变质蛋		泻黄蛋（蛋黄、蛋白全部变稀且相互混浊，有恶臭味）；黑腐蛋；重度霉蛋；重度黑黏壳蛋	禁止使用

通过蛋相对密度的测定也能判断蛋的新鲜度。新鲜蛋在相对密度为 1.073 的食盐溶液中下沉，次鲜蛋在相对密度为 1.060 的食盐溶液中下沉，而陈蛋或变质蛋在上述两种相对密度的食盐溶液中均悬浮。

（三）防止禽蛋被污染的措施

为了防止微生物对禽蛋的污染，提高鲜蛋的卫生质量，应加强禽类饲养条件的卫生管理，保持禽体及产蛋场所的卫生。鲜蛋应贮藏在1℃～5℃、相对湿度为87%～97%的条件下，一般可贮存4～5个月。自冷库取出时应先在预暖室内放置一段时间，防止因产生冷凝水而造成微生物对禽蛋的污染。

五、乳类的安全

【案例3－3】奶牛吃药，人吃药奶，警惕“有抗奶”危害健康

“有抗奶”是指奶或奶制品中残留有抗生素。牛奶中抗生素残留是全世界奶牛业普遍存在的问题。据调查，目前我国一般奶牛场中奶牛乳腺炎的患病率在30%左右，奶牛子宫和肢蹄病的患病率在40%和25%左右。使用抗生素治疗奶牛这些疾病都可造成牛奶中抗生素残留，即使是治愈后的3 d～4 d内，抗生素也会残留在奶牛的体内，然后转移到乳腺里、牛奶中。

如果长期饮用“有抗奶”，会造成人体胃肠道微生物平衡被破坏，对抗生素产生耐药性。有些先天对抗生素过敏的人长期喝“有抗奶”之后，有过敏性休克的风险。

问题：乳类会受到哪些污染？如何防控？

（一）牛乳的污染

1.致病菌对乳的污染

牛乳的致病菌主要是人畜共患传染病的病原体，除了加强兽医卫生检验工作外，对于已被污染的乳品尤其要慎重，处理原则如下。

（1）牛型结核

有明显结核症状奶牛产的乳，不应供人食用，如仅对结核菌素反应呈阳性的奶牛产的乳，应经70℃、30 min消毒后方可制成乳制品。

（2）布氏杆菌病

患有布氏杆菌病的病牛产的乳，应立即煮沸5 min，然后再经巴氏消毒后出售，如奶场无消毒设备，应煮沸后送到消毒站消毒。

（3）口蹄疫

口蹄疫病毒对酸和热的抵抗力差，只有饮用病牛产的生乳才会导致被感染。因此，患口蹄疫病的病牛产的乳，挤出后应立即煮沸5 min或经80℃加热30 min后才允许喂饲牛犊或其他幼畜。

（4）乳腺炎

乳腺炎主要由葡萄球菌及放线菌等引起，当有严重化脓症状时，挤出的乳应予以销毁，如仅为轻度感染，而乳的性状无异常时，挤出的乳应及时消毒，以防止葡萄球菌产生耐热的肠毒素而引起人类食物中毒。

（5）炭疽

患炭疽的奶牛泌乳量显著下降，而且只有在患病后期才由乳里排出炭疽杆菌，且乳中常带有血液。因此,患炭疽的病牛产的乳应予以销毁。

2. 牛乳的化学污染

为增加奶牛的产奶量,在饲料中添加的动物激素,或奶牛患病治疗使用的抗生素,都会在牛奶中残留,食用后危害人体健康。因此,应该逐步提倡"无抗奶"。此外,如果奶牛饲料受到环境中的金属毒物和放射性物质的污染,以及霉菌和霉菌毒素的污染,也会对牛奶造成污染。

(二)牛乳的消毒

经过滤冷却的乳,应尽快进行消毒。消毒的目的是杀灭乳中的致病菌和一切生长型的细菌。最常见的牛乳灭菌过程(即热处理过程)包括:巴氏消毒、保持灭菌、超高温瞬时杀菌等。

1. 巴氏消毒

巴氏消毒的操作方法有很多种,其设备、温度和时间各不相同,但都能达到消毒的目的。低温长时间(63℃~65℃,30 min),其处理是一个间歇的过程;高温短时间(72℃~75℃,15 s 以上),通常在板式热交换器中进行,广泛应用于饮用牛奶的生产。通过此方法获得的产品仍含有少量的微生物,贮存与处理的过程中需要冷藏。快速巴氏杀菌(90℃以上,数秒至数分钟),主要用于生产酸奶制品。

2. 保持灭菌

保持灭菌是为了杀死乳中所有的微生物(115℃~121℃,20 min~30 min),所获得的产品是商业无菌的,即达到:①不含毒素;②不含致病菌;③不含在正常的贮存和配送条件下有繁殖能力的微生物。因此,此种方法处理的产品在贮存、运输和销售过程中不需要冷藏。

3. 超高温瞬时杀菌

超高温瞬时杀菌通过短暂高强度的加热(135℃~150℃,保持数秒)处理,使牛奶达到商业无菌的程度。即在一条生产线上,将被包装物料的杀菌、包装盒成型及包装一次性完成,可彻底消灭细菌,杜绝再次污染。

每种杀菌过程对产品都有影响,使其营养价值和感官特性发生变化。如加热对赖氨酸损失情况为:巴氏杀菌 1%~2%、保持灭菌 6%~10%、超高温瞬时杀菌 3%~4%。乳脂肪、矿物质、脂溶性维生素基本上不受热处理的影响。热处理会导致 B 族维生素、维生素 C 及叶酸的大量损失。

(三)乳的品质检验

正常乳只有香味和微甜味,而异常时会出现酸败臭味、日晒气味及异味(牛乳有很强的吸味能力)等。乳腺炎是奶牛的高发病,国内外都采用抗菌类药物来治疗此病,有的甚至直接在牛乳房上注射抗菌类药物。凡经抗菌类药物治疗过的奶牛,其牛乳在一定时期内仍残留着这些药物。

为了防止药物残留的危害,我国 2008 年颁布的《乳品质量安全监督管理条例》规定:禁止收购在规定用药期和休药期内的奶畜产的生鲜乳。牛奶中的青霉素、链霉素、磺胺类等药物残留被作为牛奶安全监控的主要内容。

项目二 植物性原料的安全

一、粮食原料的安全

【案例3－4】粮食中的“恐怖炸弹”

2018年5月，在湖南省洞口县某猪场发生陈化粮饲料霉菌毒素中毒事件。全场猪全部中毒，症状为普遍减食，粪便干结，但没有死亡猪。抽检饲料样品中黄曲霉毒素含量超出国家标准限量。采取轻泻、冲洗直肠、保肝护肝、解毒的对症治疗后，虽然治愈率100%，但仍有39.7%的猪掉膘。对剩余的陈化粮饲料通过添加山苍子油脱霉除毒后，再饲养猪若干头进行试验，结果发现猪群没有霉菌毒素中毒症状，生活状况正常。工业上常用山苍子油脱除陈化粮中黄曲霉毒素。山苍子油内含有柠檬醛，易与黄曲霉毒素发生加成反应，改变毒素的化学结构，从而将毒素迅速清除。

2004年7月，长沙市工商部门查获80 t陈化粮加工而成的大米。如果这批有害大米没有被查获，将流向工地作为民工口粮和加工成米粉。长期贮藏的陈化粮中的油脂会发生氧化，产生对人体有害的醛、酮等物质，而且陈化粮会感染黄曲霉菌，继而产生黄曲霉毒素。黄曲霉毒素是目前发现的最强的化学致癌物，可导致肝癌，其致癌性比化学致癌物亚硝胺类强75倍。陈化粮中的黄曲霉菌最短能在24周内让一个健康的肌体发生癌变。因此，把陈化粮比作粮食中的“恐怖炸弹”一点儿都不为过。

按照国家有关规定，陈化粮必须在县级以上粮食批发市场公开拍卖，我国的陈化粮60%用于酿酒，40%用于饲料。

问题：为防止粮食原料变质应如何贮藏？

（一）粮食的陈化

粮食在贮藏过程中，随着时间的延长，其食用品质会出现不同程度降低的现象，称为自然陈化。产生自然陈化的主要机理：一是由于粮食籽粒脱离植株后，仍然保持着生命活动，不断地进行有氧呼吸或无氧呼吸，消耗着籽粒内含的糖类物质等。二是粮食中含有淀粉酶、脂肪酶、蛋白酶等水解酶能缓慢水解其中的营养物质，使粮食品质逐渐下降。如脂肪水解成游离脂肪酸，进一步氧化生成醛和酮，产生异味。影响粮食原料陈化的主要因素是粮食的水分和环境温度，也与加工精度有密切关系。例如，陈面粉蒸馒头会发酵不良，擀面条易断和糊汤；陈大米有陈腐味，影响食用口味。长期（3年以上）贮藏的陈化粮，其黄曲霉菌可能超标，不能直接作为口粮食用。

（二）微生物污染与粮食的变质

无菌的粮食在自然界中几乎不存在，粮食上的微生物包括霉菌、细菌、放线菌、酵母菌和病毒。它们通过多种途径，从粮食作物在田间生长期、收获期、贮藏、运输和加工各个环节聚集到粮粒上，带来污染。

微生物附着于粮粒的表皮或外壳上，霉菌可以侵入到粮粒表皮内部及胚部，从数量上看，细菌最多，其次是霉菌，放线菌和酵母菌很少。但从对粮食的危害看，霉菌污染最严重。

（三）昆虫和异物污染

粮食害虫主要有甲虫、螨类（粉螨）及蛾类（螟蛾）等。这些害虫常把粮食蛀蚀一空，并且还能在粮食上排泄大量粪便和各种分泌物，促使粮食发热霉变，造成很大损失。

粮食的异物夹杂污染一般为有害植物种子与无机夹杂物（主要是砂石、泥粒和金属等）两类。

（四）粮食原料品质的判定

感官鉴别是判定粮食原料质量的基本方法，其鉴别指标主要包括色泽、口感、气味、水分、杂质、纯度等。

良质粮食在加工、销售、食用过程中不受任何限制，其食用品质、蒸煮品质、烘焙品质均保持良好，可放心食用。劣质粮食则禁止食用，如霉变、运输中被毒物污染以及生虫、病害污染的粮食应经相应处理，并改作他用。

1. 大米品质的判定

大米品质的判定见表 3－15。

表 3－15　大米品质的判定

指标	品质	
	良质	劣质
色泽	呈精白色或淡青白色，有光泽，呈半透明状	米粒色泽差，表面呈异色，有黄色、灰褐色，甚至黑色、绿色等
状态	米粒呈长形或椭圆形，籽粒均匀，组织紧密完整，有少量碎米，无霉变、无虫害、无杂质	米粒不完整，组织疏松，有结块，有霉粒
气味、口味	具有纯正的香味、气味，无霉味，无腐败，无异味	有霉味、酸味，有异味

选购大米时应将正常大米与掺假、伪造大米相区别。

（1）色素大米

不法商人为了追求高额利润，违法将大米着上黄色、绿色等，标上含有胡萝卜素大米、竹香大米等诱人的名字。这些大米用水反复搓洗可洗掉色素。

(2)抛光大米

不法商贩利用陈化大米制假“抛光大米”牟取暴利。用抛光机给陈大米抛光，使陈化大米由黄色变成颜色白亮的“新大米”，这种米饭在食用时常常带有一股怪味道。

(3)其他掺伪大米

一些不法商贩为了掩盖大米的霉味，违法加入一些香精；为了给大米上光，掺入有毒的工业用油造成“毒大米”；用氧化铁红和活性炭粉等工业染料伪造出“红曲米”；为了提高米粉的白亮度加入禁用的“吊白块”。

2. 面粉品质的判定

面粉品质的判定见表 3－16。

表 3－16　面粉品质的判定

指标	品质	
	良质	劣质
色泽	呈白色或微黄色，不发暗，无杂色	不正常，呈灰白色或深黄色，变暗，色泽不均匀
组织状态	呈粉米状，用手捏无颗粒感，用手捏后松开不结块，无虫害、无杂质	面粉发生霉变，易成团、结块，发黏
气味、口味	具有正常的小麦粉固有的清香味，无霉变、无酸味、无苦味或其他异味	有霉味、发酸、苦味或其他异味

(五)粮食原料的贮藏

谷类应放置于密闭、干燥的容器内，并置于阴凉处，勿存放太久或置于潮湿、高温处，以免发生虫害及发霉变质。

二、豆及豆制品的安全

(一)微生物污染及防控措施

豆制品含有丰富的蛋白质、脂肪、糖类等营养物质，水分含量较高，是微生物生长繁殖的理想基质。当豆腐通风不良，散热缓慢时，能加快细菌的生长繁殖。豆腐轻微变质时，能闻到馊酸味；腐败变质时，表面出现油状、黏状物，颜色变黄，并产生难闻的酸臭味。

干豆类应清理后贮存。青豆类应清洗后沥干，放在清洁干燥的容器内。豆腐、豆腐干类低温冷藏可以抑制大量微生物生长繁殖。目前，我国豆制品生产方式多是手工操作，卫生条件差，微生物污染严重，因此，应提高豆制品生产技术，加强食品安全管理。

(二)添加剂的污染

我国豆制品生产使用的食品添加剂有凝固剂、消泡剂等。凝固剂主要有盐卤、石膏、右旋葡萄糖酸内酯等。使用质量不合格的凝固剂，可引起铅、砷、汞等重金属污染，因此，生产加工豆制品中，使用的凝固剂必须符合食品安全国家标准的规定，使用时注意不要过量。

(三)掺假

豆浆加水,点制豆腐脑时加尿素,豆芽生长过程中使用尿素、硝酸铵和硫酸铵等化肥,这些豆制品安全问题非常普遍,应引起重视。

(四)豆制品和豆芽品质的判定

1. 豆制品品质的判定

豆制品品质的判定见表 3－17。

表 3－17 豆制品品质的判定

种类	品质	
	良质	劣质
豆腐	乳白色或淡黄色,有光泽。具有豆腐特有的香味和细腻香嫩感。块型完整,软硬适度,质地细嫩,无杂质,无豆粞,无石膏渣	灰白色、深黄色或发红呈褐色,无光泽。有酸败味,有异味。组织松散,表面粗糙,不细嫩
卤制豆腐干	色泽正常,有光泽。具有豆腐干特有的香味、滋味,无酸味,无异味。块型完整均匀。质地细腻,有弹性,边角整齐,无杂质	色泽不正常,无光泽。有不良气味、滋味,有酸败味。发黏,掰开后拉丝,无弹性,有游离水渗出
油豆腐	皮薄软,不实心,黄橙发亮	表面色暗,中心较硬。有哈喇味、霉腐味,发黏
豆腐皮	乳白色或淡黄色,有光泽。具有豆腐皮特有的香咸味。组织软硬度适中,厚薄均匀,有韧性	色泽灰暗,无光泽。有酸臭味,有异味。表面发黏
腐竹	黄色或淡黄色,有光泽。味香,无异味。呈条形或片叶状,有空心,易折,无杂质、无虫蛀	灰黄或深黄色,无光泽。有酸败或其他不良滋味、气味。有破碎、虫蛀等异常现象
素鸡	切口光亮,无裂缝,无破皮,无重碱味	切口可见较多裂缝,有碱味,质松脆。表面发黏,有酸臭味
红腐乳	表面红色或枣红色,内部呈杏黄色,有光泽。具有红腐乳固有的香气。滋味鲜美,咸淡适口,无异味。块型整齐、均匀,质地细腻,无杂质	色泽不正常,无光泽。有苦、涩、酸等异味。块型不整,质地较粗

2. 豆芽品质的判定

孵生豆芽多选用颗粒完整,无虫蛀、无霉变的黄豆或绿豆做原料,用水应干净无害,浇水不宜过多。豆芽品质的判定见表 3－18。

表 3－18 豆芽品质的判定

良质豆芽	劣质豆芽
洁白,根部呈白色、清晰,头部呈淡黄色,有光泽,鲜艳。具有豆芽特有的香、脆、嫩气味、滋味,无异味。豆芽挺身完整,组织脆嫩,无霉烂	灰白发暗,无光泽,不鲜艳,茎部带浅棕色。无香、脆、嫩气味、滋味,有霉烂、酸臭味,有农药及其他不良气味,豆芽萎蔫,不完整,腐烂或霉烂出水

【知识链接 3－6】识别有问题的豆芽

除草剂培养的豆芽：无根豆芽是在培养豆芽时放入了除草剂，造成豆芽不长根只长苗，豆芽长得又粗、又长、又白，很好看。但经常食用这种豆芽对人体有很大害处。

识别化肥水生的豆芽：用化肥水生的豆芽虽然长得快、数量多，但其营养价值却大为降低，并且对人体健康有害。用化肥水生的豆芽颜色发白，豆粒发蓝，看起来异常鲜嫩，形状比正常的豆芽粗而短，含水量大，尝一尝还带有化肥味。

三、果蔬类原料的安全

【案例 3－5】2015—2016 年宁夏地区部分市售蔬菜农药残留状况

2015—2016 年，宁夏疾病预防控制中心分夏、秋、冬 3 个季节随机抽取 22 个县(市、区)的超市和农贸市场蔬菜样品 206 份(包括叶菜类、根茎类、甘蓝类、瓜果类和豆类蔬菜)，对氨基甲酸酯类、拟除虫菊酯类、有机磷类等共 29 种农药进行检测。结果 206 份样品中农药残留的检出率为 33.98%，超标率为 3.40%。2015 年及 2016 年两年合计，检出率最高的为根茎类(42.11%)，其次是叶菜类(41.07%)。结论：宁夏地区市售蔬菜中仍存在不同程度的农药残留，建议食品安全监管部门考虑季节和蔬菜种类等因素有针对性地加强食品安全监督管理工作，相关部门建立健全农药限制标准，确保蔬菜的食用安全。

问题：蔬菜和水果有哪些食品安全问题？如何保障蔬菜和水果的质量？

1. 微生物污染

新鲜果蔬采摘后，若贮藏不当，易被微生物污染而腐烂。采摘后的果蔬，仍是活着的生命有机体，当环境缺氧时，果蔬缺氧呼吸生成的最终产物为乙醛和酒精，对细胞有毒害作用，易引起果蔬类原料腐烂。果蔬类原料较长时间贮藏，因植物细胞水分减少、细胞膨压降低，就会出现组织萎蔫、枯烂的现象。经过后熟的果蔬不宜再贮藏，否则很容易腐败变质。

一般来说，土壤源性细菌的污染以长在地下的根类蔬菜最多，其次是靠近地面收割的叶菜类。离地面一定高度收取的黄瓜、茄子、豆类等蔬菜受土壤细菌的污染较轻，而被酵母菌、霉菌污染的机会较多。果蔬的形态结构影响着微生物的入侵程度，如表皮角质层越厚，保护作用就越强。

许多种水果 pH 较低($pH<4.5$)，其腐败主要由真菌引起。真菌能分泌果胶分解酶，会软化和分解植物组织。因此，果蔬中真菌的生长繁殖常常导致严重的组织破裂，造成烂糊状区域。

2. 农药污染

在蔬菜和水果的生长过程中施用农药，可造成蔬菜、水果中农药的残留，在夏、秋季节较为严重。如夏、秋季节的花椰菜、叶片肥大及色泽浓绿的韭菜以及卷心菜等，易发生虫害，菜农为了杀虫，常常使用高毒农药。如果人进食未洗净的这些蔬菜、水果就会导致农药中毒，因此，应严格按照国家标准要求施用农药。近年来，在某些蔬菜、水果中常检出敌百虫、敌敌畏、甲胺磷、乐果、对硫磷，这些农药对人体的危害性较大，食品安全国家标准明确规定蔬菜中不得检出这 5 种农药。

餐饮业为了杜绝、减少使用有农药残留的果蔬，应选购无公害或绿色果蔬原料，以及经过检测合格的果蔬原料。一般根茎类蔬菜的农药污染比叶菜少。

3. 工业废水污染

工业“三废”中含有汞、镉、铅及砷等金属毒物，若不经过处理而直接灌溉农田，毒物可通过蔬菜进入人体，产生危害。不同的蔬菜对重金属的富集能力差别较大，一般规律为：叶菜类＞根茎类＞瓜类＞茄果类＞豆类。在工业废水污染地区，应选择富集能力弱的蔬菜、水果品种栽培。

4. 硝酸盐和亚硝酸盐污染

一般蔬菜、水果中硝酸盐与亚硝酸盐的含量很少，但若土壤长期过量施用氮肥，其含量就会增加，会对人体产生不利的影响。按照蔬菜对硝酸盐的富集能力，可将蔬菜分为轻度富集、中度富集和重度富集 3 类。不同硝酸盐浓度的蔬菜品种见表 3－19。

表 3－19　不同硝酸盐浓度的蔬菜品种

轻度富集的蔬菜	豇豆、菜豆、豆角、四棱豆、甘薯、马铃薯、芫荽、胡萝卜、洋葱、大蒜、生姜、番茄、辣椒、甜椒、冬瓜、南瓜、丝瓜、西瓜、甜瓜、茭白、莲藕、荸荠、竹笋、黄花菜等
中度富集的蔬菜	大白菜、小白菜、油菜、花椰菜、球茎甘蓝、芥菜、萝卜、茼蒿、莴苣、韭菜、葱、蒜苗、黄瓜、苦瓜、芦笋、百合等
重度富集的蔬菜	菜心、甘蓝、生菜、芹菜、菠菜、小水萝卜等

按照 GB 2762—2017《食品安全国家标准　食品中污染物限量》的规定，蔬菜及其制品中腌渍蔬菜的亚硝酸盐（以 $NaNO_2$ 计）限量标准为≤20 mg/kg。

（二）水果和蔬菜品质的判定

1. 水果品质的判定

水果品质的判定见表 3－20。

表 3－20　水果品质的判定

优质水果	具有典型果形，表皮色泽光亮，肉质鲜嫩、清脆，具有固有的清香味，无机械外伤和病虫害，亚硝酸盐含量≤4 mg/kg
次质水果	表皮较干，外形不够丰满，光泽较暗，肉质清脆度差，含水量下降，营养减少，清香味减退，有部分斑点。去除斑点、虫伤部分后仍可食用
变质水果	严重腐烂、虫蛀、变味，不可食用

2.蔬菜品质的判定

蔬菜品质的判定见表3－21。

表3－21　蔬菜品质的判定

优质蔬菜	质地鲜嫩,外形饱满,表面色泽光亮,无黄叶,无伤痕,无病虫害,无烂斑
次质蔬菜	梗硬且韧性大,外形萎蔫,失去水色光泽,老叶多,枯黄,有少量病虫害、烂斑和空心,挑选后可食用
变质蔬菜	霉烂,呈腐臭气味,亚硝酸盐含量增多,有毒或严重虫蛀,空心,不可食用

(三)蔬菜和水果的贮藏

果蔬的热容量大,水分含量高(约90%),在贮藏前应进行冷却处理,使果蔬内热量迅速散出,延缓后熟作用和抑制微生物的生长繁殖,从而延长果蔬的贮藏时间。果蔬冷却间温度一般在5℃左右或稍低,相对湿度保持在85%～95%。

果蔬的贮藏主要有冷藏、窖藏、气调贮藏等方法。冷藏是将冷却的果蔬放在温度为－1℃～1℃、相对湿度为90%的冷藏间贮存;窖藏是将果蔬放在温度为0℃～1℃的井窖、棚窖内贮存;气调贮藏是利用人工调节贮存库内空气中二氧化碳或氧的含量,控制果蔬的呼吸作用,从而延长贮藏期。

【知识链接3－7】化学药品催熟美容的水果

催熟的草莓:为了使草莓提前上市卖个好价钱,将离成熟期较远的青果催熟,则所需乙烯的量较大。凡是激素水果,其形状特大且异常,外观色泽光鲜,果肉味道平淡。

美容的柑橘:作为夏季的反季节水果,柑橘类水果贮存中有时会出现超量使用防腐剂、在出售中用着色剂“美容”或用工业石蜡抛光等现象。工业石蜡的杂质中含有铅、汞、砷等重金属,能渗透到果肉中,危害人体健康。另外,还有浸泡的荔枝、泡美的桃子、浸熟的葡萄、催熟的西瓜、染色的红毛丹、催黄的香蕉、硫酸喷洒的桂圆等品种,购买时要警惕。

打针西瓜:不法分子以糖精加色素水注入未熟的西瓜,这种“打针西瓜”虽然瓤红味甜,但色泽会过于鲜艳,没有沙瓤,瓜籽色淡;而自然成熟的西瓜色泽比较温和,中心有沙瓤,瓜籽呈黑色。

催熟葡萄:为了提前上市,用混有乙烯类催熟剂的水浸泡,这样的葡萄几天后就红得发紫,显得异常饱满。选购葡萄不能光看色泽,外表有白霜者品质最佳。催熟的葡萄味酸、甜度低,食用前应浸泡和清洗。

催熟番茄:表面喷上乙烯类催熟剂,使番茄外皮由青绿色迅速变成黄红色、浅红色或红色,给人成熟的假象。未成熟的番茄含有番茄碱,多食容易中毒。正常番茄会在蒂的周围留有部分绿色,大小不等的个体色泽有差异,外观圆滑,手感较软,切开后可见肉质红色，籽粒为土黄色，沙瓤，多汁。催熟的番茄多为反季节上市，应季番茄无需催熟。过分催熟的番茄通体全红，外观色泽差异很小，手感硬，较小的个体常呈多面体，切开后可见皮红籽绿，部分尚未长籽，皮内发空，肉质无沙，瓤内无汁。

催熟香蕉：表面喷涂禁用的二氧化硫催熟剂，使尚未成熟的香蕉在 1 d～2 d 内迅速变黄。手使劲捏一下，催熟香蕉果皮软，果肉硬且有苦味。

项目三　其他食品原料的安全

一、酒类食品的安全

【案例 3－6】云南省与山西省发生的重大假酒中毒事件

1996 年 6 月 27 日至 7 月 21 日，云南省某县发生饮用散装白酒甲醇严重超标的特大食物中毒事件。在这起利用工业酒精（主要含甲醇）制售有毒假酒致人死亡的特大恶性案件中，有 192 人中毒，其中 35 人死亡，6 人致残。1998 年 2 月，时值春节前后，山西省连续发生多起重大的假酒中毒事件，有 200 多人中毒，并夺去了 27 人的生命。山西省这一恶性事件同 1996 年在云南省发生的特大假酒中毒事件如出一辙，都是因为饮用了不法之徒使用工业酒精制作的假酒。

工业酒精虽然价格便宜，但它所含有的大量甲醇是强烈的神经和血管毒物，对肝、肾，特别是眼球有选择性损害作用，误饮甲醇轻者可致中毒，严重者可致失明或死亡。查获的山西假酒每升含甲醇高达 361 g，是国家规定量的 900 倍。

问题：酒类食品中的危险因素有哪些？如何防控？

酒类食品主要分为蒸馏酒和发酵酒两种。

（一）蒸馏酒的安全

蒸馏酒也称为白酒，乙醇含量一般为 50%（即 50%vol），其主要原料是粮食、糠麸，也有用薯类（红薯、马铃薯、木薯）、甜菜做原料的。

1. 甲醇

含果胶多的原料制成的白酒中甲醇含量高，如红薯干、薯蔓、薯皮中果胶含量比其薯肉高几倍。除含量因素外，蒸煮料温度高、时间长及某些含果胶多的糖化剂（如黑曲霉）也能提高成品中甲醇含量。由于甲醇分解缓慢，所以在机体内有蓄积作用。人体视神经对甲醇的毒害作用很敏感，一般 7 mL～8 mL 可引起失明，30 mL～100 mL 即可使人死亡，因此，蒸馏酒严格限制甲醇含量。按照 GB 2757—2012《食品安全国家标准　蒸馏酒及其配制酒》的规定，以粮谷类为原料的蒸馏酒中的甲醇含量不允许超过0.6 g/L，其他类原料的蒸馏酒中的甲醇含量不允许超过2.0 g/L。这里的甲醇指标均按100%酒精度折算。

2.杂醇油

酒中碳链比乙醇长的高级醇混合物被称为杂醇油。除糖类产生杂醇油外，氨基酸分解也能产生杂醇油。凡比乙醇碳链长的高级醇混合物，其沸点都高于乙醇，在体内分解氧化速度较慢，故毒性较乙醇强。人饮用含杂醇油含量较高的酒类后，易出现头痛的症状。

3.醛类

蒸馏酒中的醛类物质主要有甲醛、乙醛、糠醛、丁醛，以及相应醇类氧化产物，其沸点较相应醇低，而毒性则较强。如甲醛是一种细胞原浆毒，其毒性是甲醇的30倍，能使蛋白质凝固，30 mg/L的浓度即能刺激黏膜，使人出现灼烧感、头晕、呕吐等症状，10 g即可致死。蒸馏过程开始时蒸出的酒（俗称"酒头"）中低沸点的醛含量高，而高沸点醛类往往留在酒糟中，因此，酒类蒸馏时要掌握乙醇的沸点，去除"酒头"和"酒尾"，可以降低醛类的含量。

4.铅

酒中的铅来自蒸馏器和贮酒容器。蒸馏时，含有机酸的高温酒蒸气对器壁的铅有强烈的溶出能力，质量低劣的蒸馏器，蒸馏酒中含铅量能达到使人中毒的程度，因此，要对蒸馏器严格监督使用。如果被淘汰的含铅量高的旧蒸馏器被小企业重新使用，再加上发酵条件不稳定，就容易使酒中铅含量高到使人中毒的程度。

5.氰化物

用木薯做原料生产的酒中含有氰化物。这是由于木薯中含有氰糖苷，蒸馏时其分解产生氰氢酸而进入酒中。氰化物毒性极强，应予以严格限制。

6.配制酒及食品添加物的卫生问题

用蒸馏酒作为酒基，添加芳香植物、中药或添加剂调香而得到配制酒。有的企业乱加中药等物质，既无疗效证据又不按药酒登记，随意吹嘘宣传，混充食品酒类销售，是违反《中华人民共和国食品安全法》的行为。

（二）发酵酒的安全

米酒、啤酒和黄酒是不经过蒸馏处理的发酵酒。由于不经过蒸馏处理，所有成分都保留在成品酒中，黄曲霉毒素含量高的粮食酿造的酒中黄曲霉毒素含量也高。

1.啤酒的卫生问题

啤酒是以大麦芽为主要原料，加入少量的大米为淀粉类辅料，经液态糊化和糖化，接种啤酒酵母，在低温下液态发酵，再经后发酵产生大量二氧化碳而成。成品为生啤酒（或称鲜啤酒），装瓶巴氏杀菌消毒后即为熟啤酒。因为啤酒是发酵酒，不经过蒸馏直接饮用，所以含霉菌毒素的粮食不能用作啤酒原料。

2.果酒的卫生问题

果酒是以葡萄、苹果和草莓等各种水果为原料酿造成的发酵酒。果汁中的糖经酒精发酵，再经过压榨过滤制成透明的果酒。

如果用腐烂水果酿造果酒，果胶酶大量分解果胶，就会使成品中甲醇含量增加。因为在生产过程中加入亚硫酸盐或二氧化硫处理，以达到净化水果汁并控制杂菌的目的，所以其加入量应符合卫生标准的要求。

二、调味品的安全

调味品是人们日常生活中不可缺少的食品原料，主要包括酱、酱油、食醋、糖、盐、味精等。

（一）酱油的安全

1. 酱油的加工卫生

根据烹饪方法与饮食习惯，酱油分为生抽和老抽，均是以大豆和（或）脱脂大豆、小麦和（或）麸皮为原料，经微生物发酵制成的具有特殊色、香、味的人工发酵酱油。生抽色淡，常用于凉拌菜或餐桌佐餐；老抽色浓，多用于烧制菜肴。两者均要求选用清洁、纯净、无霉变的原料。用花生饼做蛋白质代用料时，更应注意原料是否霉变，因为花生饼容易污染黄曲霉毒素。用棉籽饼、菜籽饼做蛋白质代用料时，应去除其中的有毒物质棉酚和菜油酚。发酵菌种必须进行经常性的纯化与鉴定，防止菌种因多次传代而发生变异或污染。酱油进行消毒（85℃～90℃、10 min，或 60℃～70℃、30 min）处理，可抑制大部分微生物的生长，也可通过加入适量的防腐剂来抑菌。

2. 酱油的安全性判定

根据 GB 2717—2018《食品安全国家标准　酱油》的规定，酱油的安全性判定见表 3－22。

表 3－22　酱油的安全性判定

感官要求	色泽：具有产品应有的色泽； 滋味、气味：具有产品应有的滋味和气味，无异味； 状态：不混浊，无正常视力可见外来异物，无霉花浮膜				
理化指标	氨基酸态氮≥0.4 g/100 mL				
微生物限量	项目	采样方案[a]及限量			
		n	c	m	M
	菌落总数/（CFU/mL）	5	2	5×10^3	5×10^4
	大肠菌群/（CFU/mL）	5	2	10	10^2
[a] 样品的采样及处理按 GB 4789.1 执行。					

【知识链接 3－8】毛发“酱油”

2004 年 1 月，中央电视台新闻频道《每周质量报告》节目报道，湖北省荆州市某调味品厂生产的“红帅”牌酿造酱油，其中用的氨基酸液的生产原料竟然是废毛发。如果把水、红糖、盐、焦糖色素与熬好的此种氨基酸液按比例混合，一锅酱油基本上就制成了。这样的酱油可降低一半以上的成本。使用这种氨基酸液配制的酱油，其氮的含量完全能够达到酿造酱油的国家标准要求。

> 毛发中含有砷、铅等有害物质，食用后对人体有毒副作用，可以致癌，同时加工过程中也会产生一些有害的致癌物质。因此，我国明令禁止使用由毛发等非食品原料生产的氨基酸液配制酱油。

(二)酿造酱的安全

酿造酱是指以谷物和(或)豆类为主要原料经微生物发酵而制成的半固态的调味品，如面酱、黄酱、蚕豆酱等。由于酱类多为直接食用，其原料要求比酱油高。大豆和面粉原料应不霉变，食盐要使用精制盐。

根据 GB 2718—2014《食品安全国家标准　酿造酱》的规定，酿造酱的安全性判定见表 3－23。

表 3－23　酿造酱的安全性判定

感官要求	滋味、气味：无异味，无异嗅； 状态：无正常视力可见霉斑、外来异物				
理化指标	氨基酸态氮≥0.3 g/100 g				
微生物限量	项目	采样方案[a] 及限量			
		n	c	m	M
	大肠菌群/(CFU/g)	5	2	10	10^2
[a] 样品的分析及处理按 GB 4789.1 和 GB/T 4789.22 执行。					

(三)食醋的安全

1. 食醋的主要卫生问题

食醋是单独或混合使用各种含淀粉、糖的物料或酒精，经微生物发酵酿制而成的液体调味品。食醋主要有以下卫生问题。

(1)黄曲霉毒素的污染

黄曲霉毒素污染食醋主要是使用发霉变质的原料造成的，为此必须严格执行原料的卫生质量标准。

(2)微生物污染

食醋在生产过程中，如果用水不符合卫生要求，发酵条件控制不当，就会使一些杂菌在酸度偏低的食醋中保留下来，从而影响食醋的卫生质量。因此，对低浓度的食醋一定要进行加热杀菌。

(3)其他生物污染

当食醋生产厂卫生管理不当时，会出现醋虱和醋鳗，造成食醋的生物污染。醋虱和醋鳗会吞食醋酸菌，影响正常的醋酸发酵，使成品质量下降，为此要加强对酿造用水、容器、发酵塔等处的卫生控制，以防止产生醋虱和醋鳗。在发酵过程中或发酵完成的醋中发现醋虱或醋鳗时，应将醋加热至 70℃数分钟，然后过滤除去。

2. 食醋的安全性判定

根据 GB 2719—2018《食品安全国家标准　食醋》的规定，食醋的安全性判定见表 3－24。

表 3－24　食醋的安全性判定

感官要求	色泽：具有产品应有的色泽； 滋味、气味：具有产品应有的滋味和气味，尝味不涩，无异味； 状态：不混浊，可有少量沉淀，无正常视力可见外来异物				
理化指标	总酸（以乙酸计）：食醋≥3.5 g/100 mL；甜醋≥2.5 g/100 mL				
微生物限量	项目	采样方案[a]及限量			
		n	c	m	M
	菌落总数/(CFU/mL)	5	2	10^3	10^4
	大肠菌群/(CFU/mL)	5	2	10	10^2
[a] 样品的分析及处理按 GB 4789.1 执行。					

（四）食糖的安全

根据 GB 13104—2014《食品安全国家标准　食糖》的规定，以甘蔗、甜菜为原料生产的常用食糖有原糖、白砂糖、绵白糖、赤砂糖、红糖、方糖和冰糖等。食糖品质的判定见表 3－25。

表 3－25　食糖品质的判定

项目	感官要求
色泽	具有产品应有的色泽
滋味、气味	味甜，无异味，无异嗅
状态	具有产品应有的状态，无潮解，无正常视力可见外来异物

不同种类的食糖，具体的感官要求各有不同。白砂糖的晶粒应均匀，干燥松散，颜色洁白，无带色糖粒、糖块。绵白糖质地绵软，糖的晶粒或溶液味甜、纯正，无异臭味，无异物。冰糖应呈均匀清白或金黄色，半透明，有结晶体光泽，纯甜，无异味，无明显杂质。赤砂糖晶粒均匀，颜色棕红或黄色，味甜而略带蜜糖味，无潮解和发霉现象，不得有可见的异物，无异味。淀粉糖应是无色或淡黄色、棕黄色半透明的黏稠液体，具有淀粉糖的正常风味，无异味，无杂质，无霉变浮膜。

（五）食盐的安全

食盐包括海盐、湖盐、井盐和矿盐。食盐是人们生活中最重要的调味品，但摄入过多的钠盐是导致高血压的危险因素之一。为保护人民群众的身体健康，应严加控制和积极整顿食盐的生产和销售，坚决杜绝质量低劣、工艺落后、污染严重、浪费资源、浪费能源的土盐、硝盐及工业废盐。绝不允许工业盐冲击食盐市场，坚决阻止非碘盐进入碘缺乏地区。食盐应为白色或洁白色，味咸，无可见的外来杂物，无苦味、涩味，无异臭。

(六)味精的安全

味精的主要成分为L-谷氨酸的钠盐，是以淀粉为原料用发酵法制得的，是人们常用的调味品。世界卫生组织明确规定了味精摄取的限量：每千克体重每天允许摄入量以不超过120 mg为宜(12周岁以下的婴幼儿不在此例)。同时，凡需经过高温烹制的菜肴，不可将味精与生菜同时下锅，以免产生致癌物质。

若摄入过量的味精会引起胎儿畸形及其他疾病，如骨骼及骨髓发育变异、神经异常、情绪焦躁、兴奋过度。味精应具有正常的色泽、滋味，不得有异味及夹杂物。

三、食用油脂的安全

加工油脂的原料主要是植物种子和动物脂肪，其所携带的农药残留物、霉菌毒素、工业废物会转移到油脂中，造成成品污染。油脂从动植物组织中分离出来的过程叫作炼油，植物种子炼油的方法有压榨法和浸出法。压榨法是用物理压榨的方式，直接从油料作物中榨取油脂；浸出法是使用食用级溶剂从油料中提出油脂的一种方法。压榨油和浸出油都须经过碱炼、脱色、脱臭等化学精炼过程，以去除油脂中的杂质。

只经过压榨或浸出加工得到的油叫作毛油。毛油是从植物油料中分离出来的初级产品，主要是一些不具备除杂和精炼设备的作坊式榨油坊生产的，常在一些农贸市场销售，以低廉的价格吸引消费者和餐馆购买。毛油中含有大量杂质、水分、磷脂等物质，过多杂质和水分导致油脂色泽加深，容易酸败；磷脂的存在，使油脂受热泛起大量泡沫，不利于食品的加工，缩短油脂存放时间。

未精炼的菜籽油含硫化物较高，会对人体产生不良影响，如刺激黏膜、致甲状腺肿大、降低生长速度等。由于霉变油料作物的存在，导致毛油中霉菌毒素的含量超标，如花生易被黄曲霉污染，导致花生毛油中含有强致癌物质——黄曲霉毒素。经过精炼的花生油可以大大降低黄曲霉毒素的含量。

未精炼的棉籽油含有游离棉酚，会导致心、肝、肾等器官的实质细胞受损，生殖系统损坏，甚至急性中毒猝死，对人体危害极大。经过精炼的棉籽油，能去除所含毒素。

油脂炼制精度的识别见表3-26。

表3-26 油脂炼制精度的识别

类别	制取方法	品质评价
毛油(压榨油)	先将植物种子蒸炒，然后进行压榨，这种经压榨分离出的油脂，也称作毛油	毛油色泽深，状态浑浊，往往带有一定的组织残渣和杂质，不能直接食用。毛棉籽油中含有棉酚类毒物，食用后会引起食物中毒。毛菜籽油中含有异硫氰酸酯和唑烷硫铜等有毒成分
精炼油	对毛油进一步进行水洗(加入2%～3%食盐，加热到80℃～90℃，搅拌后自然沉淀去除)、碱炼(加入NaOH)制得	碱炼处理可以经中和反应除去游离脂肪酸、可溶性蛋白质，还可以破坏黄曲霉毒素和棉籽油中棉酚等毒物

续表

类别	制取方法	品质评价
浸出油	是利用适当的有机溶剂将植物组织中的油脂分离出来，然后脱去并回收溶剂制得	产品质量纯，不含组织残留物，但可能带来新的溶剂残留物或溶剂中有毒杂质的污染
色拉油	将压榨法或浸出法得到的毛油再经脱色、脱臭、脱味处理制得	具有无色、无臭、无味、澄清的良好感官性状

食用油脂安全性的判定可参照表 3－27。

表 3－27　食用油脂安全性的判定

感官要求	植物油	具有正常植物油的色泽、透明度、气味和滋味，无焦臭、酸败及其他异味
	色拉油	具有正常色拉油的色泽、透明度、气味和滋味，无其他酸败味及异味
	猪油	①凝固时色泽、组织状态：白色或带微黄色泽，组织细腻，呈软膏状； ②融化时色泽、透明度：微黄色、澄清透明； ③气味及滋味：有猪油固有的香味及滋味
外观判定		将油脂倒入 150mL 小烧杯中，置于水浴上加热至 50℃，以玻璃棒迅速搅拌，嗅其气味。酸败的油脂带有酸味和哈喇味，酸败越严重，气味越强烈。蘸取少许样品辨尝其滋味，酸败的油脂有酸味和辛辣味

食用油脂作为餐饮业大宗采购的原材料，历来是监管部门的监管重点。尤其是近年来出现的“地沟油”“潲水油”等事件，督促了监管部门强化对餐饮企业食用油来源的监管。监管部门要求餐饮企业必须使用来源可靠、标识清楚的食用油脂，使用正规企业生产的桶装油，适量购买，在保质期内使用，并严格执行《餐饮服务食品采购索证索票管理规定》。

【思考与训练】

一、解释基本概念

尸僵，肉的自溶，肉的成熟，陈化粮，果蔬的后熟

二、问答题

1. 畜禽肉类、鱼类、果蔬类原料主要有哪些食品安全问题？
2. 如何判定畜禽肉类原料的质量？
3. 如何判定鱼类、虾及蟹的鲜度？
4. 畜禽肉类及鱼类贮藏有哪些注意事项？

三、客观题

（一）单项选择题

1. 一种理想的农药应是(　　)。

A. 高效，杀毒能力强　　B. 低毒，可以残留

C. 低残留，毒性小　　D. 高效、低毒、低残留

2. 去市场购买(　　)时，应看见动物防疫部门印有的卫生检验印章。

A. 猪肉　　B. 蔬菜　　C. 水产品　　D. 谷物

3. 以下哪种因素与发生的食品腐败变质无关？(　　)

A. 温度　　B. 湿度　　C. 氧气　　D. 紫外线

4. 对散黄蛋的卫生评价应属于(　　)。

A. 劣质蛋　　B. 新鲜蛋　　C. 次质蛋　　D. 变质蛋

5. 凡经动物防疫部门检疫合格允许上市出售的肉类，都会加盖(　　)。

A. 三角形章　　B. X 形章　　C. 圆形章　　D. 长方形章

6. 肉的表面形成一层干膜，有羊皮纸样感觉，可减少干耗及阻止微生物进入，该肉所处时期为(　　)期。

A. 尸僵　　B. 成熟　　C. 自溶　　D. 腐败

7. 果蔬水分减少，细胞膨压降低，出现组织疲软、皱缩、光泽消退的现象称为(　　)。

A. 呼吸　　B. 萎蔫　　C. 完熟　　D. 衰老

(二)多项选择题(至少选择两项)

1. 植物性原料的主要安全问题包括(　　)。

A. 农药残留　　B. 有毒害的物质污染

C. 仓储害虫　　D. 工业污水污染

E. 真菌和真菌毒素污染

2. 生畜肉在固有酶作用下会发生(　　)等变化。

A. 陈化　　B. 尸僵　　C. 成熟　　D. 自溶

E. 腐败

3. 引起蔬菜、水果、粮食、花生变质的主要微生物是(　　)。

A. 细菌　　B. 霉菌　　C. 酵母菌　　D. 病毒

E. 赤潮微藻

4. 鱼类较畜肉容易腐败的原因包括(　　)。

A. 肌纤维疏松　　B. 水分含量高

C. 不饱和脂肪酸含量多　　D. pH 高

E. 蛋白质含量高

5. 分析粮食容易霉变的原因，可能有(　　)。

A. 水分增高　　B. 温度较高

C. 淀粉含量较高　　D. 湿度较高

E. 蛋白质含量高

6. 属于变质蛋的有(　　)。

A. 裂纹蛋　　B. 泻黄蛋　　C. 黑腐蛋　　D. 重度霉蛋

E. 重度黑黏壳蛋

7. 餐饮业应禁止生产经营的肉类包括(　　)。

A. 冷鲜肉　　B. 病畜肉　　C. 死猪肉　　D. 毒狗肉

E. 注水肉

(三)判断题

1. 宰杀的畜禽肌肉组织 pH 变化规律是先降低再升高。(　　)

2. 鱼类受生活环境和自身组织结构等因素的影响,是烹饪原料中最容易发生腐败和被污染的原料。(　　)

3. 粮食发生自然陈化,主要由于微生物作用,导致营养素发生分解,风味和品质发生改变。(　　)

4. 鲜畜肉是指畜类屠宰加工,经卫生防疫人员检验符合市场鲜销的肉品。(　　)

四、综合训练题

2007 年 1 月,贵州省质监局稽查处接到举报,某食品厂生产加工劣质香肠。执法人员进入厂区,发现该厂生产环境极其恶劣,垃圾遍地,污水横流,工人没有穿戴工作衣帽、口罩、手套,用于加工的肉浸泡在暗红色的血水里,已经搅拌好准备灌装的肉发出一阵阵难闻的恶臭。经现场初步调查,这家工厂根本就不具备生产条件,厂房、卫生设施等都未达到要求,也没有 QS 标志,未建立企业化验室。在配料库房,执法人员还发现了严禁用于肉制品的着色剂——胭脂红。用于加工香肠、腊肉的猪肉没有检疫合格证明,甚至肉眼就可以看出原料肉变质。执法人员当场将待生产的原料及加工好的数百斤香肠、腊肉全部封存。

分析以上案例,总结归纳该企业在生产中存在哪些食品安全问题?应如何改进?

单元四　原料采购与烹饪工艺的食品安全管理

【知识目标】

1. 了解应用食品生产许可证和食品生产许可证编号的意义。
2. 理解采购人员应具备的岗位素养及食品原料采购管理制度。
3. 理解冷菜、热菜、面点的食品安全控制方法。

【能力目标】

1. 能够按照原料采购管理制度来采购卫生、安全的烹饪原料。
2. 能够有效地进行烹饪工艺的食品安全管理与控制。

项目一　原料采购的食品安全管理

【案例4－1】江西省市场监督管理局关于食品不合格情况的通告

2019年4月3日，江西省市场监督管理局依据《中华人民共和国食品安全法》及其实施条例等有关规定，公布了2019年第15期省食品安全监督抽检信息，涉及三大类食品274批次样品。其中，粮食加工96批次，合格96批次；餐饮76批次，合格64批次，不合格12批次；糕点102批次，合格98批次，不合格4批次。总共不合格16批次，其中餐饮类就占据了12批次。

据调查，餐饮业普遍存在原料采购不规范的行为，餐饮生产经营单位往往贪图便宜，采购时重价格、轻品质，采购人员素养不高，原料的采购环节存在诸多隐患。

问题：餐饮企业原料采购时应遵守哪些原则？如何从原料采购环节降低餐饮食品安全风险？

一、餐饮企业原料采购存在的问题

1. 采购组织结构不合理

大多数餐饮企业限于企业规模，组织结构不够明确，采购部门的职责和权限没有明确规定，无法形成有效规模的集中采购，多数采取分次、零散采购的形式，增加了对采购环节监管的难度。这种情况，一方面导致了采购人员无法集中精力深入了解采购行情；另一方面如果采购环节出现问题则责任无法落实到个人。此外，单一的采购人员设置未形成有效的相互监督机制，为采购人员中饱私囊提供了机会。

2.采购工作流程不畅通

餐饮企业采购原料种类较多，在实际采购过程中存在诸多问题。①多层级的审批，导致采购工作流程冗长复杂，具体工作执行起来不畅通；②购置方式过于单一，未能灵活采用经验法、招标法和跟随法等方法，大多进行临时采购，增加了采购成本；③货物的验收和入库工作不严谨，采购原料到货后，应由厨师长对食材进行仔细查验，合格原料才能收入仓库，如果验收过程中发现原料有问题，应当拒绝签收，但是在实际工作中，多数餐饮企业仅核查了所购物品的数量。

3.采购原料管理不科学

餐饮企业的采购工作与其他行业的采购工作存在很大差异，主要是因为餐饮企业采购的原料种类繁多、规格不一，无法实现标准化操作。例如，河虾类、蔬菜类和肉制品等原料无法实现标准化采购，只能通过质量来确定规格；产品价值差异大，如蔬菜类较廉价，一般是以“斤”为单位，干料调味包以“包”为单位；产品订货周期不一，有的物品采购周期长，如主食类的面和米，而生鲜类的原料，如水果、蔬菜和蛋类、水产品类，需要天天派送，保证新鲜。正是由于采购原料的众多特性，导致餐饮企业采购工作的管理极为困难，没有科学的分类方法，采购部门无法使用定量分析方法，从而导致企业有限的资金使用效率低下。

4.供应商管理不规范

在供应商选择方面，多数餐饮企业主要依据报价，优先签约报价低的一方，无法保证与同一家或者单独的几家供应商保持长期的合作关系。对供应商的选择缺乏公平性，部分供应商通过与采购人员拉近关系而获得诸多特权。这些问题都造成了餐饮企业在供应商管理方面缺乏相应的监管制度，只是凭借工作经验，结果缺乏可信度。有时过于依赖餐饮部后厨对食材类原料质量是否达标、送货是否及时等简单的评价，记录太过于片面，缺乏客观性。

因此，对于餐饮生产经营单位，尤其是中小型餐饮企业来讲，把好原料关，构建与原料供应商之间安全、高效的采购供应链，依法建立健全的原料采购安全制度，是餐饮业食品安全控制的重要保障。

二、餐饮企业原料采购的安全保障

1. 食品生产许可制度的安全保障

《中华人民共和国食品安全法》规定：“食品经营者采购食品，应当查验供货者的许可证和食品出厂检验合格证或者其他合格证明。”《食品生产许可管理办法》规定：“在中华人民共和国境内，从事食品生产活动，应当依法取得食品生产许可。”《食品生产许可管理办法》是国家市场监督管理总局为规范食品、食品添加剂生产许可活动，加强食品生产监督管理，保障食品安全而制定的规章。对于具备基本生产条件、能够保证食品质量安全的单位，发放食品生产许可证，准予生产获证范围内的产品；未获得食品生产许可的企业不准生产食品。这就从生产条件上保证了食品企业能生产出符合质量安全要求的产品，以满足餐饮企业原料采购的要求。

2. 相关法律、法规的安全保障

根据《中华人民共和国食品安全法》的有关规定，餐饮服务提供者应当制定并实施原料控制要求，不得采购不符合食品安全标准的食品原料。倡导餐饮服务提供者公开加工过程，公示食品原料及其来源等信息。餐饮服务提供者在加工过程中应当检查待加工的食品及原料，发现有腐败变质、油脂酸败、霉变生虫、污秽不洁、混有异物、掺假掺杂或者感官性状异常的食品、食品添加剂等情形的，不得加工或者使用。食品生产经营者采购或者使用不符合食品安全标准的食品原料、食品添加剂、食品相关产品，由县级以上人民政府食品安全监督管理部门依据违反规定程度进行罚款或责令停产停业，直至吊销许可证。

3. 市场准入食品的标志

对实施食品生产许可制度的产品实行市场准入标志制度。对检验合格的食品要加印(贴)市场准入标志，没有加贴标志的食品不准进入市场销售。2018 年 10 月 1 日起，食品生产者生产的食品不得再使用“QS”(食品生产许可)标志。食品包装或者标签上应当标注新的食品生产许可证编号。食品生产许可证编号由 SC(“生产”的汉语拼音字母缩写)和 14 位阿拉伯数字组成。数字从左至右依次为 3 位食品类别编码、2 位省(自治区、直辖市)代码、2 位市(地)代码、2 位县(区)代码、4 位顺序码、1 位校验码，如图 4－1 所示。

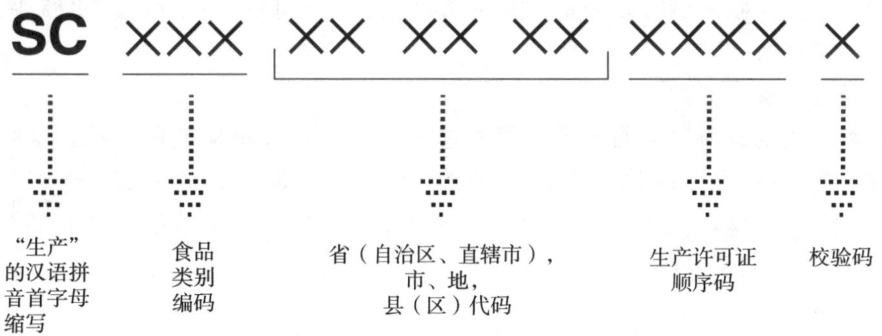

图 4－1　食品生产许可证编号

新版食品生产许可证改“一品一证”为“一企一证”，即同一个生产者从事食品生产，取得一个许可证，同时列出酒类、肉制品、粮食加工品等三十二大类，分类许可。新的“SC”编号是商品与企业对应的唯一编号，相当于企业的“身份证”，这体现了食品生产企业在保证食品安全中的主体地位，监管部门从单纯发证，变为事前、事中、事后的持续监管。新的食品生产许可证编号完全可以达到识别、查询的目的，取消“QS”标志有利于增强食品生产者的食品安全主体责任意识。政府通过对食品市场准入标志的监督管理，有利于保护消费者的合法权益，便于采购人员科学选购各类烹饪原料。

三、供应商的选择

餐饮企业在选择供货单位时，应充分考虑供货单位的食品安全管理水平。大型餐饮企业最好将具有较高食品安全管理水平和食品安全质量信誉良好的食品生产经营企业作为长期的食品原料供货单位。

（一）供应商分类

一般按照用途把餐饮原料分为 10 类：米面油及其他粮食制品、蔬菜和果品、肉类及其制品、水产品、糖及乳制品、禽蛋类、罐头及饮料、调味品及干货、烟酒、低值易耗品等。

根据供应商在食品供应链中的增值能力和竞争能力，餐饮业供应商大致分为 4 类：普通供应商（糖及乳制品、罐头及饮料、烟酒、低值易耗品）；有影响力的供应商（蔬菜和果品、水产品）；技术性/竞争性供应商（调味品及干货、禽蛋类）；战略性供应商（米面油及其他粮食制品、肉类及其制品）。

对于大型餐饮生产经营单位和集体配送单位而言，要求供应商具有较高的增值能力和竞争力，因为该类供应商提供的产品和服务具有较高的价值，而且对餐饮运作流程具有较大的影响，因此，要选择战略性供应商，建立长期的合作伙伴关系。通过统一采购、合理配送，加快物资的流转，使餐饮产品的采购供应成本迅速、有效下降。

（二）供应商选择的方法

餐饮企业选择原料供应商通常采用的方法有：经验判断法、招标法、协商法、跟随法和线性加权综合法。

1. 经验判断法

经验判断法是指依据采购经理的经验进行判断来选择供应商的方法。这种方法的优点是较为快速，但是主观性太强，只适合价值较小、辅助材料的采购。采购经理的能力、专业水平、风险意识、忠诚度都可能会影响选择结果，并且采购经理因私利可能会出现不端行为，给企业带来风险。

2. 招标法

招标法是指通过设置招标条件，把最匹配招标条件的供应商挑选出来的方法。对于采购量大、合作伙伴竞争激烈的情况，多数企业在选择原料供应商时采用招标法，对最接近招标条件的供应商优先考虑。此方法的好处是通过组织一定数量的原料供应商参加竞标，让他们展示各自的实力以期获得最优供应商。但在招标过程中供应商可能会掩盖自己的不足，并恶意报价打击竞争对手，极有可能导致优质的原料供应商被淘汰出局，而低劣的供应商可能中标，为以后产品质量安全留下隐患。

3. 协商法

协商法是指企业事先选择几家供应商，将企业对供应商的选择标准分别与这些供应商进行沟通和协商，最终选择产品质量、交货能力、售后服务等满足条件的供应商作为合作伙伴。协商法适合时间紧、技术复杂、投标单位少的情况。协商法的缺点是选择范围有限，沟通成本大，可能会出现协商困难的情况。

4.跟随法

跟随法是指餐饮企业效仿行业中优秀标杆企业的做法，将标杆企业选择的供应商作为自己的供应商，这是一种跟随战略。通常标杆企业在选择供应商的时候相对谨慎，有一套自己的评价体系。对于中小食品企业来说，跟随法是一种相对省时、省力的方法，毕竟跟随大企业能降低错误选择所带来的风险。但是这种方法的缺点是：我们无法知晓标杆企业与其供应商合作的具体内容、采购协议以及相互之间的承诺。标杆企业可能会通过自己的行业地位和影响力与其供应商签订排他性协议（合同），以保证自己在行业中的有利地位。原料供应商迫于压力可能会对跟随企业采取不同的政策，隐瞒自己的产品质量、成本、交货能力方面的真实信息，因此，对跟随企业来说潜在风险不容忽视。

5.线性加权综合法

线性加权综合法是指通过对供应商产品质量风险因子的识别，构建一套具有层次结构的综合评价指标体系，根据不同的指标对上层评价指标的影响大小赋予相应的权重，建立相应的评价数学模型，通过计算获得项目的评价分值，按照分值的大小进行排序并纳入相应的等级，分别采取相应的供应商管理对策。线性加权综合法是一种定性和定量相结合的方法，因其简单、直观和易操作等特点被广泛采用。

（三）供应商选择的原则

供应商选择的基础原则是基于供应商评价体系建立的。评价体系的建立应结合行业的特点和食品的特殊性，对食品供应商选择作出综合的判断，为餐饮生产经营单位与食品供应商建立长期的合作伙伴关系提供决策支持，减少食品供应商选择的偶然性。

1.系统性原则

食品安全问题的产生并不是单一环节造成的，往往是多因素共同作用的结果，因此，在供应商选择指标体系设置时应尽量全面，将食品安全问题减少到最低。

2.质量优先原则

各类研究表明，供应商选择中最重要的指标是质量和成本，但在食品供应商选择指标体系中，质量是最基础的指标，也是最重要的指标。任何置质量于不顾、片面追求降低成本的做法都会为企业生产埋下安全隐患。

3.定性与定量相结合原则

现有文献报道对供应商评价的模型主要有定性和定量两种方法。定性方法主要是概念性、经验性的研究，通过直观判断与协商等途径，建立供应商选择和评价的指标体系；定量方法是采用仿真研究和数学模型分析。上述两种方法都存在一定的局限性，定性方法易因主观偏好带来决策失误，而定量方法对于供应商选择评价的多种指标无法量化，判断结果的全面系统性得不到保证。为了客观地评价供应商，应两者相互结合使用。

（四）供应商选择的基本指标

餐饮企业选择原料供应商的首要任务是对原料供应商的产品质量进行科学评价，把产品质量优良的供应商作为备选供应商，然后再结合成本、价格、交货能力等因素进行综合考虑后作出最优选择。

1. 质量

原料必须同时符合食品相关法律、法规的要求和食品加工产品对原料质量及工艺的要求。我国的食品质量控制体系主要包括 HACCP、ISO 2000、GMP 等；食品加工企业应严格按照产品的国家标准、行业标准和企业标准来进行实际生产。

2. 价格

在原料采购过程中，无论是招标采购还是其他采购方式，餐饮企业均须在保障产品质量的前提下再追求最低的价格，同时还应考虑季节性等影响因素。

3. 服务

供应商提供的服务主要有原料包装及贮存环境、交付方式、支付方式、退换货制度等。供应商提供的服务对于餐饮企业来讲也是至关重要的选择因素。

4. 信誉

供应商的信誉不仅对原料的质量、交货期、服务等有着直接影响，同时，还对企业形象或其他方面有着间接影响。因此，在采购过程中必须对原料供应商的信誉等级进行考查与评估，只有满足企业信誉要求的供应商才能被纳入备选供应商当中。

5. 交货提前期和订单完成率

交货提前期是影响供应链服务水平的关键因素之一，影响供应链上下游的市场竞争能力，因此，缩短交货提前期是增强供应商市场竞争力的重要指标。订单完成率是反映供应商信誉的重要指标，直接影响着与餐饮企业长期合作的可能性。

6. 资金实力和企业管理水平

资金实力和企业管理水平两项指标让供应商有能力和条件为可能发生的食品安全问题承担责任，从而降低采购企业承担的食品安全风险，这也是选择供应商的重要间接指标。

四、采购人员的岗位素养

采购人员属于餐饮业从业人员，应取得健康证明后才能上岗。采购人员的岗位素养有赖于对原料质量、卫生、成本标准以及产品适合度的掌握程度。采购人员须接受教育形成廉洁和诚实的品格，绝不能在卫生、质量方面作出妥协。采购人员在工作中对采购原料的量要合理把握，既要保证长期贮存原料稳定供应，又要避免鲜活原料过剩的情况。

（一）道德素养

道德虽然不具有强制约束力，却是约束自我行为的最普遍工具。采购人员需要具备基本的道德素养，才能更好地为餐饮企业服务。

1. 忠诚度

诚实、守信和奉献是采购人员对餐饮企业忠诚度的具体体现。乐于奉献的采购人员是企业发展、成长的宝贵财富，将会为餐饮企业的采购工作节约大量的成本，为企业降低经营成本、提高利润、提高竞争力发挥重要作用。

2. 敬业精神

敬业精神与忠诚度同属于职业道德范畴。忠诚度可以分解为诚实、守信和奉献，敬业精神是对奉献的升华与强调。在实际工作中，诚实、守信是被动的，而奉献、敬业则是积极主动的。如果采购人员没有敬业精神，其忠诚度将会大打折扣。

(二)知识素养

采购人员想要顺利开展工作，必须具备采购的理论知识、采购原料知识、食品卫生与安全知识、法律知识和财务管理知识等。

1. 采购的理论知识

(1)采购流程

采购流程是指导采购人员完成采购工作的行动指南。餐饮企业采购流程如图 4－2 所示。

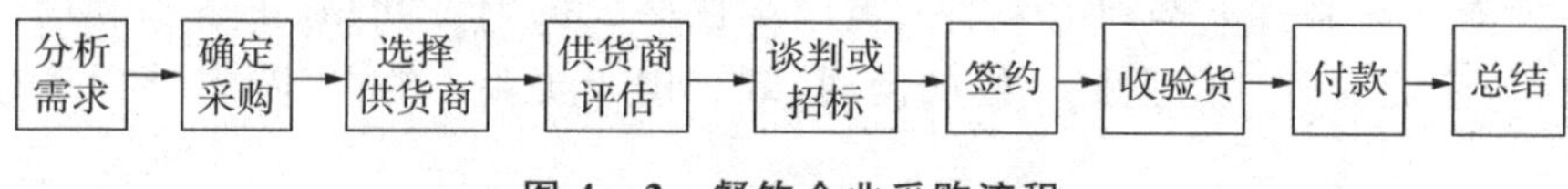

图 4－2　餐饮企业采购流程

首先，餐饮企业的生产部门会同营销等部门根据对未来市场需求的分析，确定在未来一段时间内，为了满足企业生产需要所要采购的原材料。然后，根据各个供应商经营的产品种类选择合适的供应商，对经过初选的供应商进行信誉、供货能力、企业经营质量认证等方面的评估。确定一家或者几家供应商进行谈判或者邀请招标，根据谈判或者招标结果签订供货合同。最后，供货、验收、付款、总结，这就是一个完整的餐饮企业采购流程。

(2)采购模式及方法

采购人员应该掌握采购的各种模式及方法，根据实际情况进行选用。常见的采购模式有集中采购、分散采购、联合采购和即时制采购等。餐饮企业选择什么样的采购模式应该结合餐饮企业的实际情况而定。一般来讲，大中型餐饮企业更多地选择集中采购、联合采购与分散采购相结合的模式，而一些小型餐饮企业采用即时制采购和分散采购相结合的模式更有利于企业发展。采购的方法一般分为电子采购、招标采购等。餐饮企业采用什么样的采购方法应根据采购的规模和物品种类而定。如有些物品在本地无法完成采购工作的，这种情况更适合选用电子采购方法(如阿里巴巴)，而且采购成本低廉。

2. 采购原料知识

根据对餐饮企业日常采购原料的数据统计，餐饮企业采购的原料一般包括动物性原料、植物性原料、调味品、饮料以及低值易耗品等。这些原料的正常购进是保证餐饮企业正常运转的前提。采购人员必须熟悉这些原料，了解它们的性质，掌握其用途。如猪肉，应掌握猪肉的不同部位的不同用途，哪些部位适合切丝、切片，哪些部位适合炒，哪些部位适合烧、炖等。水产类原料必须能够判断其新鲜度，如通过鱼的眼睛、鳃、鱼鳞、鱼身等指标直接判断鱼的新鲜度。采购人员应能够识别原料的真伪，特别是一些价格昂贵的物品，如鉴别酒类的真伪。

3. 食品卫生与安全知识

餐饮企业采购原料的安全性，是为了保障就餐客人的安全，是对企业负责的表现。

一般来讲，采购人员需要掌握一定的食品卫生与安全知识，包括原料受污染、腐败变质的原因，对人体健康的影响以及如何预防等。

4. 法律知识

采购人员应该具备相应的法律修养，以避免在工作中处于被动地位。所有的采购人员都应该熟悉《中华人民共和国民法典》《中华人民共和国招标投标法》等法律、法规。餐饮企业采购人员还应该熟悉《中华人民共和国食品安全法》《中华人民共和国食品安全法实施条例》《中华人民共和国农产品质量安全法》等法律、法规。

5. 财务管理知识

掌握必要的财务管理知识对于采购人员是十分必要的。采购人员的工作除了负责把货物买回来，还应该协助供应商取得货款，与供应商建立良好的互助合作关系，为下次获得质优价廉的商品打下基础。采购人员应掌握必要的财务知识，了解和利用供应商的财务政策，与企业财务部门保持良好的沟通，既有助于提高工作效率，又能保证企业正常的现金流。

（三）能力素养

采购人员的工作能力对于企业采购工作具有非常大的影响。如果采购人员能力不足，采购的东西就可能价高质低，对一些紧俏的商品还可能会出现采购不到的局面。合格的采购人员应该具备以下几种能力。

1. 驾驭市场的能力

驾驭市场的能力是指采购人员分析和预测市场的能力，能根据市场变化的情况提前做好准备。在市场经济条件下，采购人员应能够根据网络、电视、报纸等媒介提供的资料，分析、判断出企业将要采购的原料的价格变化趋势，提前进行采购或者延后采购。如通过媒体发现今年全球大豆、菜籽等油料作物减产，而去年的产量也不高，在这种情况下，采购人员就应该能预计到今年食用油肯定会涨价，因而需要提前大量采购、囤积货物，为企业节约成本。

2. 议价能力

采购人员的议价能力对商品价格有相当大的影响。如采购人员在谈判或者与供应商接触中，能根据供应商的表现，判断出哪些是供应商有一定库存的货物，而这些货物是企业需要，也是供应商急于出售的。如果采购人员能抓住这些细节，必然能以较低的成本获得货物。供应商与采购方是一个整体，采购方要生产出高质量的产品离不开供应商高质量原料的支持。

3. 表达沟通能力

采购人员在与供应商的接触中必须清楚地表达自己的需求，避免语言含混不清，影响采购工作。采购人员应该准确理解供应商所要表达的意思，才能做到有的放矢，圆满完成采购任务。

4. 协调能力

良好的协调能力有助于采购人员在应急采购时获得支持。如餐饮企业突然接到大订单时，按照常规采购必然会影响餐饮企业的生产，这时协调能力强的采购人员可以通过诸如向同行借用原料或者请供应商挤出部分原料来满足餐饮企业的生产需要。这种协调能力是采购人员在平常工作中礼貌待人、客观公正、互惠互利中逐步建立起来的。

5.信息收集能力

采购人员必须掌握货物的来源信息是进行有效采购的基本前提。采购人员应该具备收集信息的能力，就是阅读商品目录、行业期刊，拜访供应商与销售代理商，使用网络，整理采购记录等的能力。这些渠道是采购人员日常获取采购货物信息的主要来源。

五、原料采购管理

《餐饮服务食品采购索证索票管理规定》指出："餐饮服务提供者应当建立并落实食品、食品添加剂及食品相关产品采购索证索票、进货查验和采购记录制度，保障食品安全。餐饮服务提供者采购食品、食品添加剂及食品相关产品，应当到证照齐全的食品生产经营单位或批发市场采购，并应当索取、留存有供货方盖章(或签字)的购物凭证。购物凭证应当包括供货方名称、产品名称、产品数量、送货或购买日期等内容。餐饮服务提供者应当按产品类别或供应商、进货时间顺序整理、妥善保管索取的相关证照、产品合格证明文件和进货记录，不得涂改、伪造，其保存期限不得少于2年。"

《餐饮服务食品安全操作规范》对原料采购全部过程中的各个环节，如原料采购、原料运输、进货查验、原料贮存等进行了较为详细的规定。

(一)原料采购

原料采购的具体规定如下。

①选择的供货者应具有相关合法资质。

②特定餐饮服务提供者应建立供货者评价和退出机制，对供货者的食品安全状况等进行评价，将符合食品安全管理要求的列入供货者名录，及时更换不符合要求的供货者。鼓励其他餐饮服务提供者建立供货者评价和退出机制。

③特定餐饮服务提供者应自行或委托第三方机构定期对供货者食品安全状况进行现场评价。

④鼓励建立固定的供货渠道，与固定供货者签订供货协议，明确各自的食品安全责任和义务。鼓励根据每种原料的安全特性、风险高低及预期用途，确定对其供货者的管控力度。

(二)原料运输

原料运输的具体规定如下。

①运输前，对运输车辆或容器进行清洁，防止食品受到污染。运输过程中，做好防尘、防水，食品与非食品、不同类型的食品原料应分隔，食品包装完整、清洁，防止食品受到污染。

②运输食品的温度、湿度应符合相关食品安全要求。

③不得将食品与有毒有害物品混装运输，运输食品和运输有毒有害物品的车辆不得混用。

（三）进货查验

进货查验的具体规定如下。

1. 随货证明文件查验

①从食品生产者采购食品的，查验其食品生产许可证和产品合格证明文件等；采购食品添加剂、食品相关产品的，查验其营业执照和产品合格证明文件等。

②从食品销售者（商场、超市、便利店等）采购食品的，查验其食品经营许可证等；采购食品添加剂、食品相关产品的，查验其营业执照等。

③从食用农产品个体生产者直接采购食用农产品的，查验其有效身份证明。

④从食用农产品生产企业和农民专业合作经济组织采购食用农产品的，查验其社会信用代码和产品合格证明文件。

⑤从集中交易市场采购食用农产品的，索取并留存市场管理部门或经营者加盖公章（或负责人签字）的购货凭证。

⑥采购畜禽肉类的，还应查验动物产品检疫合格证明；采购猪肉的，还应查验肉品品质检验合格证明。

⑦实行统一配送经营方式的，可由企业总部统一查验供货者的相关资质证明及产品合格证明文件，留存每笔购物或送货凭证。各门店能及时查询、获取相关证明文件复印件或凭证。

⑧采购食品、食品添加剂、食品相关产品的，应留存每笔购物或送货凭证。

2. 入库查验和记录

（1）外观查验

①预包装食品的包装完整、清洁、无破损，标识与内容物一致。

②冷冻食品无解冻后再次冷冻情形。

③具有正常的感官性状。

④食品标签标识符合相关要求。

⑤食品在保质期内。

（2）温度查验

①查验期间，尽可能减少食品的温度变化。冷藏食品表面温度与标签标识的温度要求不得超过+3℃，冷冻食品表面温度不宜高于−9℃。

②无具体要求且需冷冻或冷藏的食品，其温度可参考附录1的相关温度要求。

（四）原料贮存

原料贮存的具体规定如下。

①分区、分架、分类、离墙、离地存放食品。

②分隔或分离贮存不同类型的食品原料。

③在散装食品（食用农产品除外）贮存位置，应标明食品的名称、生产日期或者生产批号、使用期限等内容，宜使用密闭容器贮存。

④按照食品安全要求贮存原料。有明确的保存条件和保质期的，应按照保存条件和

保质期贮存。

⑤及时冷冻(藏)贮存采购的冷冻(藏)食品,减少食品的温度变化。

⑥冷冻贮存食品前,宜分割食品,避免使用时反复解冻、冷冻。

⑦冷冻(藏)贮存食品时,不宜堆积、挤压食品。

⑧遵循先进、先出、先用的原则,使用食品原料、食品添加剂、食品相关产品。及时清理腐败变质等感官性状异常、超过保质期等的食品原料、食品添加剂、食品相关产品。

六、原料追溯

2018年12月28日,国家标准化管理委员会发布了GB/T 37029—2018《食品追溯　信息记录要求》,该标准于2019年7月1日开始实施。该标准规定了工业化生产的预包装、可销售的食品在生产、物流和销售过程中涉及的追溯信息记录要求,适用于食品安全追溯。餐饮企业须建立食品追溯体系,要求原料供应商提供符合标准的原料可追溯凭证。GB/T 37029—2018《食品追溯　信息记录要求》包括4点基本要求和3类信息记录要素,具体内容如下。

1.基本要求

(1)制度要求

追溯参与方应建立信息记录制度,对食品供应链的环节信息详细记录,确保对食品从原料采购到销售的所有环节都可进行有效追溯。信息记录应有专人负责管理。追溯参与方应建立信息记录文件的管理制度,对文件进行有效管理,确保各相关场所使用的文件均为有效版本。追溯参与方应定期对信息记录文件进行更新。

(2)形式要求

信息记录可为电子化形式或纸质形式,且在必要时能够出示。追溯参与方可采用一维码、二维码、RFID等作为信息记录的载体。

(3)填写要求

填写信息记录时内容应完整,单位名称的缩写或简写应统一,并提供与单位全名的对应表,其他内容不得简写、缩写。填写任何数据及文字包括签名时应做到清晰易读,且不易擦掉。需修改时应在修改处签名或盖章。信息记录应在当班填写或采集,不应事后补写,不得事先预估填写。信息记录应由记录填写人员和审核人员复核签名,记录内容应完整、清晰。电子化形式的信息记录的签名要求应符合GB/T 25064的规定。

(4)保存期限

信息记录和相关凭证的保存期限不得少于产品保质期满后6个月;产品没有明确保质期的,保存期限不得少于2年。法律法规另有规定的除外。

2.信息记录要素

(1)食品生产环节

食品生产环节涉及的记录文件、标签包括进货查验记录,领用使用记录,食品生产记录,食品抽样和留样记录,不合格品处理记录,销毁记录,设施设备维修和清洁保养记录,食品仓储记录,冷藏、冷冻设备温度记录,出厂检验记录,食品销售记录,食品出货记录,购货者投诉及异常处理记录,退货记录,召回记录,员工管理记录,培训记录,食品原料贮存标签，食品添加剂贮存标签，食品包装材料贮存标签，半成品贮存标签，成品标签。

（2）食品物流环节

食品物流环节涉及的记录文件、标签包括运输工具管理记录，收货记录，分拣包装记录，仓储记录，出货记录，冷藏、冷冻食品温度信息记录，员工管理记录，培训记录，物流标签。

（3）食品销售环节

食品销售环节分为非网络销售食品和网络销售食品。非网络销售食品包括进货查验记录，发运记录，冷藏、冷冻设备温度记录，冷藏、冷冻设备维修和清洁保养记录，销售记录，问题/异常食品处理记录，退货记录，召回记录，员工管理记录，培训记录，散装食品贮存标签，散装食品销售标签，预包装食品销售标签。

网络销售食品包括入网食品生产经营者查验记录、入网食品生产经营者档案记录、抽检及结果记录、订单记录、运单记录、退货/换货记录、网络食品交易第三方平台提供者和自建网站交易食品的生产经营者资质标识、入网食品生产经营者资质标识、网络食品网页标识。

【知识链接4-1】识别有机食品、绿色食品和无公害食品

食品在生产加工过程中普遍使用农药、化肥、激素等人工合成化学物质，严重威胁着人类健康。食用安全无污染、高品质的食品已成为众多消费者的共识和追求，有机食品、绿色食品、无公害食品应运而生。有机食品是指来自有机农业生产体系，根据有机认证标准生产、加工，并经独立的有机食品认证机构认证的农产品及其加工品等。绿色食品是指遵循可持续发展原则，按照特定生产方式生产，经中国绿色食品发展中心认定，许可使用绿色食品标志商标的无污染的安全、优质、营养类食品，分为A级和AA级。无公害食品是指产地环境、生产过程和产品质量符合无公害食品标准及规范，经农业农村部农产品质量安全中心认证合格，获得认证证书并使用无公害农产品标志的未经加工或初加工的农产品。食品安全等级金字塔见图4-3。有机食品、绿色食品、无公害食品都是安全食品，安全是这3类食品突出的特点，它们在种植、收获、加工、贮存及运输过程中都采用了无污染的工艺技术，实现了从土地到餐桌的全程质量控制，保证了食品的安全性。

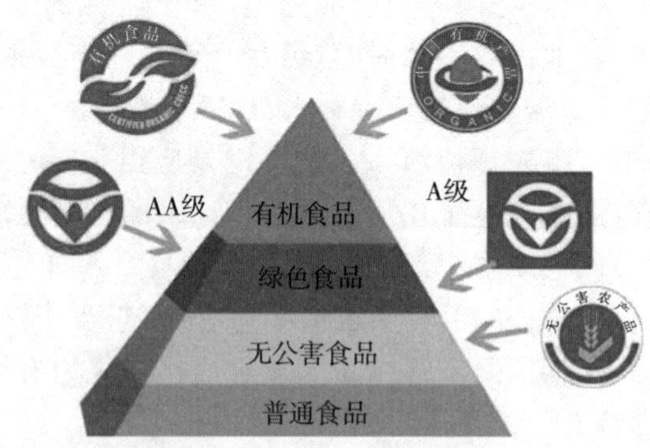

图4-3 食品安全等级金字塔

项目二　烹饪工艺的食品安全管理

【案例 4－2】烤鸭店的食物中毒事件

某 519 人的旅行团在某烤鸭店就餐，当天 18 时开始相继有 105 人发病，临床表现均为上腹部及脐周围阵发性绞痛，继之出现腹泻，多数为 6 次～10 次，水样便，部分呈血便、脓血便；部分病人伴有 2 次～5 次呕吐；发热不明显，最高为 38.6℃。根据流行病学调查情况、临床表现和实验室检验结果，判定这是一起由冷荤凉菜引起的副溶血性弧菌食物中毒事件。中毒原因如下。

①烤鸭店就餐客人较多，加工量大，员工超负荷运转，未按正常操作程序进行加工。

②每餐约有 10 种凉菜，海蜇的加工存在交叉污染情况：同一水池既泡生海蜇，又洗刷刀、盘、盆等用具。生海蜇在大盆中仅用热水冲一下，起不到杀菌的效果，致使生海蜇感染的副溶血性弧菌污染到工具及其他冷荤食品上。

③从热加工到进食间隔时间较长，食物在室温下存放 4h～6h，造成副溶血性弧菌大量生长繁殖。

问题：如何在烹饪加工过程中确保食品安全？

烹饪工艺的食品安全管理，是从烹饪工艺的特点入手，探讨各类菜品和面点制作过程中食品安全危害产生的原因，通过规范烹饪工艺条件，从而降低或防止菜品和面点中的生物性、化学性及物理性危害，这是保障烹饪食品安全的重点工作。

一、冷菜的食品安全管理

发生在餐饮服务企业的食物中毒事件中，导致食物中毒的主要原因之一就是微生物污染，而各类冷菜则是易被微生物污染的高风险品种。

冷制菜肴，各地的名称不同，又称冷荤、冷盘、冷拼、凉菜、冷碟等。冷制菜肴具有用料广泛、菜品丰富、味型多样、色泽鲜艳、造型美观等特点，在宴席和便餐中都占有极其重要的地位。因此，餐饮行业对冷制菜肴的色、香、味、形及食品安全都有很高的要求。

各类冷制菜肴制作过程中，需共同遵守“五专”的安全要求，具体如下。

①专人——专人加工制作，非操作人员不得擅自进入专间。不得在专间内从事与凉菜加工无关的活动。

②专室——制作间都应为独立隔间。

③专用具——专间内应使用专用的工具、容器，用前应消毒，用后应洗净并保持清洁。

④专冷藏——制作间应设有专用冷藏设施。制作好的凉菜应尽量当餐用完，剩余尚需使用的应存放于专用冰箱内冷藏或冷冻。

⑤专消毒——应设有专用的工具清洗、消毒设施和空气消毒设施。

冷制菜肴的加工过程可分为两类：冷制凉食和热制凉食。下面就按照两种不同类型冷制菜肴的加工过程，分别介绍各自的食品安全管理方法。

（一）冷制凉食类菜肴的食品安全控制措施

冷制凉食类菜肴的原料通常以蔬菜等植物性原料居多，如黄瓜、莴苣、木耳、萝卜、生菜等。目前，餐饮业常制作的鲜榨果蔬汁和利用动物性原料如三文鱼、蚝、蚶等加工制作的生食水产品，都可归类为冷制凉食类菜肴。根据加工原料的性质不同，针对生食蔬菜类、生食水产品、鲜榨果蔬汁、菜肴围边和食品雕刻的加工过程，各种冷制凉食类菜肴的食品安全控制措施如下。

1. 生食蔬菜类

生食蔬菜类菜肴是对蔬菜等植物性原料进行拌、腌等工艺制作或用味碟蘸食，具有清香脆嫩、口味鲜美的特点，适用于黄瓜、莴苣、萝卜等原料。生食蔬菜类菜肴的加工流程图如图 4－4 所示。

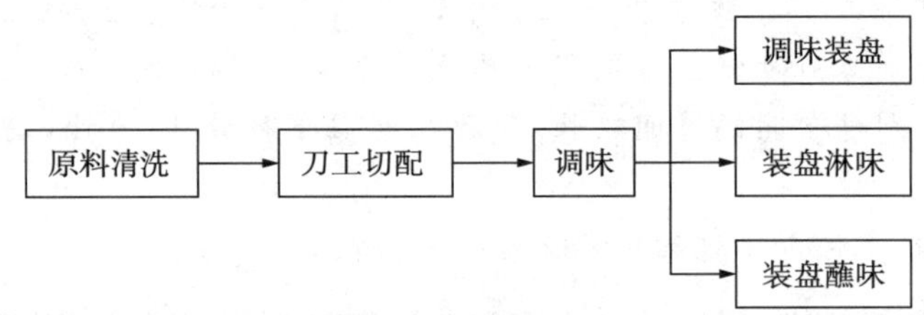

图 4－4　生食蔬菜类菜肴的加工流程图

（1）原料清洗

由于生食蔬菜类菜肴不经过加热处理，选择新鲜、安全的原料是保证食品安全的基本前提，而确保蔬菜原料彻底清洗干净是保证食品安全的重点。先用流动水充分清洗蔬菜上的泥土、污物，减少蔬菜表面的寄生虫、虫卵和细菌数量，降低蔬菜中的农药残留量；再用果蔬消毒剂或净水进一步清洗、消毒果蔬。应注意消毒剂的浓度和作用时间。一般蔬菜用 0.2%～0.3%的漂白粉溶液，浸泡 3 min，瓜果消毒时间可长一些。还可采用 0.5%～1.0%的盐酸溶液浸泡，以清除果蔬表面的砷、铅等重金属，有效率可达 89%～99%。稀盐酸溶液对果蔬组织没有影响，洗涤后残留溶液容易挥发，不需做中和处理，用清水漂洗干净即可。

（2）刀工切配

生食蔬菜类菜肴在调味前主要切配成丝、片、丁、块等规格。使用的刀具、砧板、器皿等应清洗、消毒，避免与其他用具混用，防止交叉污染。

（3）调味

同一种类蔬菜不同味型的杀菌作用。生食蔬菜类菜肴味型较多，常用的有咸鲜味、糖醋味、酸辣味、麻辣味等。有资料显示，对萝卜生食类菜肴，不同味型杀菌率大小依次为：糖醋味＞酸辣味＞麻辣味＞咸鲜味。糖醋味和酸辣味味型杀菌率较高的原因是配方中含有较多的食醋。对于麻辣味和咸鲜味而言，主要依靠生姜和大蒜来杀菌。由于生姜本身带有较多的泥土污物，初始菌数较高，最好做烫洗处理，切成姜末的效果比姜丝的效果好。

不同种类蔬菜同一味型的杀菌作用。由于原料质地不同，食醋的渗透程度不一样。在食醋等调味品用量基本一致的情况下，杀菌率主要取决于原料的初始菌数。常见的蔬菜中，原料的初始菌数排序为：萝卜＞莴苣＞黄瓜＞卷心菜，这与原料的种类、外部结构、初加工方法和质地等有关。

随着调味品中食醋浓度的增加，可使菜肴中的微生物数量大大减少。此外，如果能够同时利用大蒜中植物杀菌素的作用，将使生食蔬菜类菜肴不仅保持良好的风味和可接受性，而且可显著降低食品安全风险。

2. 生食水产品

生食水产品因为风味独特，口感滑爽、清凉，而备受消费者欢迎，中高档餐饮企业经营生食水产品的较为常见，尤以沿海地区为甚。生食水产品的原料多以海产品中的蚝、虾、三文鱼等为主；淡水产品品种挑选要求更为严格，通常来源于无污染的水域。

生鱼片，又叫作刺身、鱼生等，通常是由活的或鲜度极高的鱼、虾、贝类等加工而成，如果水体受到生活污水、工业污水污染，则鱼类原料常常带有肠道致病菌、寄生虫或重金属等。在引起食源性疾病的案例中，以海鱼加工的菜肴，常以副溶血性弧菌引起食物中毒为主，同时海鱼中还可能带有异尖线虫；以淡水鱼加工的菜肴，存在沙门氏菌引起食物中毒的可能，还因为淡水鱼是一些人体寄生虫的中间宿主，也常出现肝吸虫和异形吸虫等引起的食源性寄生虫病。

由于该类菜肴加工过程中没有加热处理环节，不能有效破坏其中存在的生物性病原体及毒素，应该严格规范加工操作流程。

(1)原料采购验收

制作生鱼片的原料必须来源于不受污染的海域或生态环境较好的大江、大河或湖泊，应有详细的感官性状要求。餐饮企业应规定本企业加工生鱼片使用的原料品种及来源，并要求供应商提供原料检验报告。原料检验报告内容必须包括寄生虫及虫卵、致病菌等项目，不符合原料性状要求或无合格检验报告的原料不能接收。接收后的原料应选择合适的贮存条件并标识，一般通过低温(－4℃以下)或深低温(－20℃)冷冻，来抑制或杀灭水产原料中的副溶血性弧菌和寄生虫。

(2)清洗、切配及供餐

加工生鱼片的海鱼，一般选择大型鱼，但必须确保鱼的鲜度。鱼体表面用流动水清洗，除去头部和内脏后，将血液和污物用流动水彻底清洗干净，使用专用工具将鱼肉加工成所需的大小和形状，放入消毒的容器中，表面覆盖一层无菌保鲜膜，防止空气中微生物落入。有条件的话，加工后的生食水产品放入保鲜柜中待用，或者放置在无菌食用碎冰块中低温贮存，并用保鲜膜分隔。加工好的生鱼片应提醒餐厅服务人员，尽快送到客人桌前食用。

需要腌制(如醉制)后食用的原料必须在经过消毒的容器中腌制，并确保在腌制完毕至食用期间食物不受其他污染源污染。不经过腌制的原料初加工过程中，通过安全操作方法把生食部分取出，放于消毒容器中，并在专间内进行切配，从原料取出可食部分至供餐给消费者的时间不超过 1 h。若原料是半成品状态并冷冻保存，食用时应彻底解冻。

加工生鱼片时，通常会使用芥末、酱、醋、蒜、姜、胡椒等调味品作为蘸料，不仅起到提鲜增香的作用，还可以起到一定的杀菌效果。其中芥末酱的杀菌率最高，当 pH 为 3.5 时，可抑制所有肠道致病菌的生长，加上大蒜素、姜辣素等植物杀菌素具有的杀菌作用，可以使生食水产品提高食用安全性。对于淡水鱼制作的生食水产品，因为淡水鱼与人类的生活环境联系密切，带有更多的寄生虫、致病菌和病毒，食用的安全风险更高。因此，加工生食的淡水鱼时，除了选择来自无污染的大江、大湖所产的青鱼、草鱼、虹鳟鱼等原料，一般利用冷冻的方法来控制各种生物性危害，调味时应充分利用醋、酒、蒜等调味品的杀菌作用。

3. 鲜榨果蔬汁

鲜榨果蔬汁是指以新鲜水果、蔬菜为原料，现场制作的供消费者直接饮用的非定型包装饮品。采用浓浆、浓缩汁、果蔬粉调配而成的饮料，不得称为鲜榨饮料。

餐饮企业应在专门的操作场所内，由专人、专用工具和设备加工制作鲜榨果蔬汁。制作鲜榨果蔬汁的原料必须新鲜，无腐烂、霉变、虫蛀、破损等，不得使用非食品原料和食品添加剂。果蔬原料应进行清洗和消毒，在压榨前应再次检查原料，发现有感官性状异常的，不得加工使用。接触食品的设备必须洗净和消毒。鲜榨果蔬汁应存放于加盖的容器中，加工后至食用的间隔时间不得超过 2 h。

4. 菜肴围边和食品雕刻

菜肴装盘后进行围边装饰，在餐饮业中是比较常见的现象。宴席档次越高，菜肴围边装饰使用越多、越复杂。由于用于菜肴围边的原料多为生料，原料带菌率较高，往往容易导致菜肴装盘过程中对食物造成交叉污染。因此，菜肴围边加工完成后，应放入净水或无菌水中，不用自来水浸泡，避免手与原料过多接触。设计菜肴围边时，避免围边与菜肴或其汤汁直接接触，应消毒后使用。

食品雕刻一般使用专用雕刻刀，刀具由厨师自备及自行管理，通常没有杀菌和消毒措施，大大增加了菜肴的带菌率。因此，在食品雕刻的过程中，厨师应注意对手、刀、砧板的消毒处理。成品菜肴采用紫外线照射来控制质量，也是一种很好的控制食品安全的方法。需要注意的是，采用紫外线照射灭菌时，食物表层的灭菌效果最好，中底层较差，灭菌效果会受到食物营养成分组成、质地致密性、细菌菌相、最初细菌数及紫外线照射强度和照射时间等因素的影响。

（二）热制凉食类菜肴的食品安全控制措施

热制凉食是指菜品经烹饪热加工后，迅速降至室温，或冷藏后切配、装盘、调味食用的菜肴。此种加工方式常见于动物性原料（如畜禽肉类、鱼虾等）、豆制品、根茎类菜肴的制作。此外，糕点制作的冷加工工艺也属于这种加工方式。热制凉食类菜肴的加工工艺流程图如图 4－5 所示。

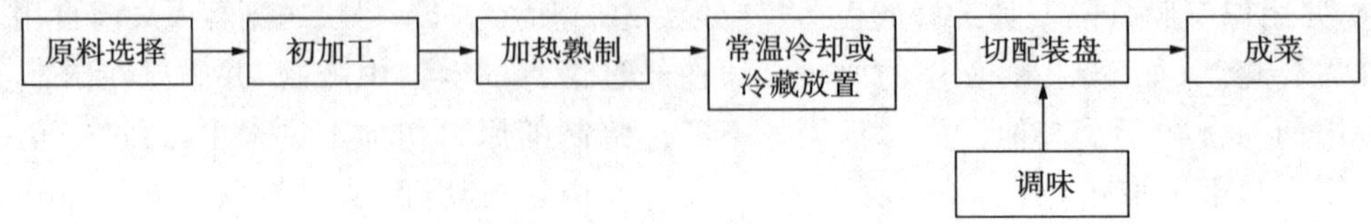

图 4－5　热制凉食类菜肴的加工工艺流程图

热制凉食类菜肴的种类很多，共同的特点是熟制后晾凉食用，但是采用的熟制方法、调味方式等各不相同，因此，有必要针对各类菜肴制作的工艺特点，分析加工过程中可能存在的食品安全危害，从工艺环节制定相应的食品安全控制措施。常见的热制凉食类菜肴的食品安全控制措施见表4－1。

表4－1　常见的热制凉食类菜肴的食品安全控制措施

熟制方法	选料加工	工艺特点	食品安全危害	食品安全控制措施	菜例
焯水拌制	适用于蔬菜类原料，选择新鲜细嫩、受热易熟的原料，以段或自然形态为主	水温高，水量大，短时间加热，焯水后用清水迅速凉透，拌制成菜，调味汁味型多样	原料加热不彻底导致致病菌、寄生虫、虫卵的污染；或者原料中天然有毒物质没有灭活；调味汁中的微生物污染和非食用物质的添加	沸水投料；选择适当的水料比、焯水时间；确保断生熟透；采用净水（或过滤水）冲凉；餐前定量制备调味汁，加盖存放	姜汁豇豆、酸辣菠菜
水煮拌制	适用于畜禽肉制品及笋类、鲜豆类等原料，以片、条、丝、丁为主	动物性原料经焯水（以紧皮为宜）后水煮，根据原料和成菜需要掌握不同成熟度，煮后晾凉切配，临上菜前拌或淋复合调味汁	煮制不彻底存在致病菌污染；晾凉时间过长，导致微生物污染；复合调味汁中的微生物污染和非食用物质的添加	大块肉类原料的中心温度达到70℃以上，根据具体菜品的需要，制定加热温度和时间；快速冷却至室温（2h内）后切配拌制；餐前定量制备调味汁，加盖存放	椒麻鸡片、蒜泥蚕豆、凉拌兔丁
卤制（与酱制基本相同）	适用于畜禽肉类及其内脏、豆制品、禽蛋等原料，以加工处理大块或整料为主	动物性原料经焯水（以紧皮为宜）后，放入卤汁中烧沸，以小火加热卤制，至入味；卤汁重复使用，每次使用前调配色、香、味；卤制完毕捞出晾凉，切配装盘后食用	卤制原料加热不彻底，导致致病菌污染；卤制原料使用过量亚硝酸盐腌制；卤汁进行调色、增香使用非食用物质或滥用食品添加剂；卤制后晾凉时间过长，导致微生物生长繁殖	大块原料体积不宜过大，确保中心温度达到70℃以上，根据不同原料质地和菜肴需要的质感，制定加热时间；原料腌制、卤汁调配中使用的食品添加剂应按照食品安全国家标准限量、限定品种使用，禁止使用非食用物质；卤制后制品应快速冷却至室温（2 h内），切配装盘后食用	卤牛肉、卤鸡、酱鸭

二、面点的食品安全管理

面点是面食和点心的总称，它包括面食、米食、点心及小吃等。在面点加工制作过程中，加工前应认真检查各种食品原料，发现有腐败变质或者其他感官性状异常的，不得进行加工;需进行热加工的应按照相关要求进行操作;未用完的面点馅料,应在冷柜内存放,并在规定的保质期内使用;奶油类原料应低温存放;水分含量较高的含奶、蛋的面点制品应当在8℃以下或60℃以上的温度条件下贮存。

(一)面点制作过程中的卫生管理

面点制作流程:原料处理——面团调制——制品成型——熟制加工——冷却盛装(或包装)。各道工序中的卫生问题及其控制如下:

1. 原料处理

面粉使用前必须过筛,并根据季节的不同而保持恒温,剔除杂物、硬块。豆油需熬炼、冷却后使用,猪油、奶油温热熔化后备用,不宜高温加热。砂糖的晶粒应加工粉碎、过筛后使用,防止高温烘焙时产生焦糊物。

2. 面团调制

面团的调制、静置(或醒发)、成型区域应分开。搅拌面团或面糊的设备应清洗干净。使用各种设备、工具、容器及操作台时,应保证干净、卫生,防止设备的污渍直接污染制品。醒发箱应注意定期清洁、换水,保持干净。

馅料制作的量,应根据生产需要来准备。制擦馅料时所用小麦粉应预先进行熟制加工,目的是使馅心熟透,不致夹生。炒制馅心时应避免受热不均匀而发生焦糊现象。使用加馅机后,应取出加馅口、料斗、加馅机头中的残馅,并将设备清洗干净。剩余料及残馅应单独存放,勿与新鲜料混放。

生产结束后,应彻底清除设备中残余的面团、面粉等物料,防止发酵、霉变、腐败。刮除操作台、面案、模具上黏结的残面。

3. 面点熟制加工

熟制加工包括烘烤、油炸、蒸制、烙制、煮制、炒制等工序。熬糖浆一般采用铜锅,较理想的为蒸汽熬糖锅,以避免砂糖结底焦化而影响品质,并产生有害物质。油炸时控制油温和油炸时间是最重要的操作要点。炸油使用过程中要及时清除锅底部的杂质,以免影响油的清洁度,而产生异味,要定期更换炸油。

4. 冷却盛装(或包装)

面点熟制以后,一般需要经过一段时间的凉置和存放。需贮存的面点一定要凉透后方可包装,以防止霉变;同时要防止面点的吸潮变形或水分蒸发而干裂。

(二)面条、饺子皮的工艺卫生管理

面条根据含水量多少分为水面和挂面。挂面含水量低、耐藏性好,而水面含水量高,容易变质。饺子皮含水量高,属于水面。水面一般采用低温处理的方式贮藏,贮藏期长短与制品起始细菌数有关。如水面制作完成后起始菌数在10 CFU/g以下,在4℃条件下能放置3 d～4 d。添加丙二醇、有机酸、乙醇等可以提高其贮藏期。丙二醇早先作为保湿剂确保生面的耐藏性,后来又作为防腐剂加以使用。乙醇的杀菌作用可应用在生面贮藏上,但其对耐热芽孢杆菌无效。

为了确保面条、饺子皮的耐藏性,必须对其原料、工艺流程及贮藏过程中出现的微生

物进行严格控制。

(三)馒头、包子的工艺卫生管理

1.发酵面团的卫生安全

(1)发酵温度的控制

酵母菌在面团发酵过程中的最适生长温度为25℃～28℃。如果发酵的温度低于酵母菌作用的最适生长温度,就会造成面团发酵速度迟缓,延长生长周期;如果发酵的温度高于酵母菌作用的最适生长温度,虽然能缩短发酵时间,但是如果温度过高却有利于产酸菌的生长(乳酸菌的最适生长温度为37℃,醋酸菌的最适生长温度为35℃),容易使面团的酸度增高,造成制品的质量下降。

另外,还需要考虑在面团发酵过程中,因为酵母菌的代谢作用而产生一定的热量,使面团的温度升高,所以面团发酵时的温度最高不超过30℃。

(2)酸度的控制

酸度是衡量发酵性面食制品质量优劣的一个重要指标。面团在发酵过程中生成的酸性物质有乳酸、乙酸、丁酸等,其中大约60%是乳酸,其次是乙酸。这些产酸菌主要存在于鲜酵母中,在面团发酵的过程中,要防止其污染,应保持酵母的纯度,严格掌握面团的发酵温度,防止产酸菌的生长与繁殖。

为了调整酸味,发酵后的面团必须加碱中和处理,同时应防止过酸过碱。

(3)发酵菌种的控制

面团发酵菌种的来源有使用面肥和鲜酵母两种形式。面肥也叫老面,是将以前剩下的小部分发酵面团接种在面粉中揉和而成。由于这种面肥长期使用,已经不再是纯种的酵母菌,其中可能存在大量杂菌,所以将对发酵面团的卫生质量控制非常不利。

近年来,面团发酵多使用活性干酵母、压缩鲜酵母等生物膨松剂,这些酵母本身含有丰富的营养素,不含杂菌,发酵过程不产酸,发酵完成后也不必加碱中和,但是生物膨松剂若保存不当,同样会造成发酵面团的卫生质量问题。另外,变质生物膨松剂中含有的谷胱甘肽是一种还原剂,能够破坏面筋的蛋白质,使面筋力减弱。因此,生物膨松剂应妥善保存,打开包装后应低温贮藏并尽快用完,防止杂菌污染。

(4)水质的控制

一般,面团的发酵使用啤酒酵母,其最适pH为5～5.8,为弱酸性环境。若发酵用水为碱性,则应加入适量的乳酸进行酸碱调节。

(5)面粉质量的控制

面粉中的细菌总数一般为10^2 CFU/g～10^3CFU/g,其中以芽孢菌为多数,如巨大芽孢杆菌、黏膜芽孢杆菌等。面食制品制熟后,其中心常会残留少量细菌,易引起制品变质。另外,杂菌的存在也影响面团的正常发酵过程,如面粉中野酵母的存在会限制生产用菌种的生长,降低其发酵能力。因此,制作面点时应选用卫生质量好的面粉,发酵用具应保持清洁、干净。

2.包子馅心的卫生安全

包子的馅心品种多样,受到污染的情况较为复杂,由于原料大多未经过灭菌处理,馅心内易带有大量微生物。

制作馅心常常使用各种果仁、果料。使用果仁时须去净杂质，有皮者应烘烤后去皮，防止制品烘烤时焦糊。果仁含油量高而且不饱和脂肪酸成分较多，容易酸败，应该妥善保存，对已经酸败的原料不能再使用。对霉变的花生仁应禁止使用，因为其可能产生致癌物黄曲霉毒素。糖渍果料、果酱、干果泥等含糖量高，属于高渗透压食品，其环境不适于多数微生物的生长繁殖，但一些耐糖细菌如明串珠菌属，耐渗透压的酵母菌及霉菌，如鲁氏酵母、灰绿曲霉等，常能引起高糖食品的腐败，应妥善保存。

在馅心的贮存过程中，由于微生物的生长繁殖，易使馅心的鲜度发生变化，在一定条件下，造成馅心腐败变质。不同包子馅心在20℃条件下贮存过程中细菌数的变化情况见表4－2。

表4－2　不同包子馅心在20℃条件下贮存过程中细菌数的变化

贮存时间/h	虾肉馅	鲜肉馅	蔬菜馅
0	1.4×10^{4}	3.8×10^{3}	2.4×10^{3}
6	6.2×10^{5}	3.5×10^{3}	4.5×10^{2}
12	3.2×10^{6}	8.0×10^{3}	2.7×10^{3}
18	3.9×10^{6}	6.5×10^{4}	8.3×10^{6}
24	5.4×10^{6}	8.3×10^{5}	2.4×10^{6}
30	—	2.7×10^{6}	2.6×10^{6}
36	—	—	1.0×10^{7}
42	—	—	1.0×10^{7}
48	—	—	4.9×10^{7}
注：细菌计数单位为CFU/g；“—”表示包子馅心已变质不再检测。			

对于原始菌数较高的馅心，其贮藏期较短，因此，在制作馅心时应认真对原料进行清洗，控制原始菌数。由表4－2可知，蔬菜馅中细菌生长速度较快，18 h时已超过鲜肉馅中的细菌数，这与蔬菜馅中无灭菌效果较好的调味品，如生姜、黄酒等有关。

包子馅心的贮藏期长短还与温度有关，在餐饮企业加工面点制品时，通常将制成的馅心置于4℃条件下冷藏，营业时取出后，存放在20℃～30℃条件下。在这种温度变化条件下馅心经常使用多天，其贮藏期应参照20℃条件下的贮藏期为好。表4－3列举了3种馅心的贮藏期。

表4－3　3种馅心的贮藏期（参考值）

项目	虾肉馅			鲜肉馅			蔬菜馅		
温度/℃	30	20	4	30	20	4	30	20	4
贮藏期	8 h	18 h	2 d	10 h	24 h	6 d	10 h	42 h	7 d

3.馒头、包子放置的卫生安全

包子蒸熟后应立即食用，但是现代餐饮连锁经营企业和食品加工厂在制品生产完成后，通常要放置一段时间使其晾凉后再包装及进行速冻处理。包子在放置过程中细菌数会不断增加，部分细菌可直接污染馅心，增加了食品安全风险，因此，应做好包子、馒头放置环境的卫生工作。以前有少数企业直接将生包子速冻处理后流通，结果出现了严重的霉变现象，给企业带来了巨大的经济损失。速冻包子应确保冷冻贮藏条件，食用前应充分加热，以免李斯特菌等微生物生长繁殖引起食物中毒。

(四)面包的工艺卫生管理

1. 面包的烘焙

面包坯中的微生物主要是酵母菌和部分产酸菌。当面包坯入炉后，酵母菌就开始了比以往更加旺盛的生命活动，使面包坯继续发酵并产生大量的气体而膨胀。当面包坯加热到 35℃左右时，酵母菌生命活动达到最高峰，约到 40℃时，酵母菌开始死亡，到 60℃数分钟后全部死亡。

面包中的产酸菌主要是乳酸菌。各种乳酸菌的最适生长温度不同，嗜温性的乳酸菌的最适生长温度为 25℃左右，嗜热性的乳酸菌的最适生长温度为 48℃～54℃。当面包坯开始烘烤时，乳酸菌的生命活动随着温度的升高而加快，当超过最适生长温度到一定程度后，其生命活动逐渐减弱，到 60℃时，乳酸菌全部死亡。

2. 面包的烤制

2004 年，Surdyk N 等人报道了小麦面粉酵母发酵面包中天冬酰胺、果糖含量、烤制条件等对丙烯酰胺形成的影响。该试验选择低浓度天冬酰胺和还原糖的面粉，以确定在没有前体物质加入的情况下，丙烯酰胺在烤制过程中的形成情况。结果发现，发酵面包的面包皮中，添加天冬酰胺者对丙烯酰胺形成具有极其强烈的作用，丙烯酰胺最高达到 6000 μg/kg(干面包皮重)；而果糖并不影响丙烯酰胺的含量，天冬酰胺与果糖两者内部反应对丙烯酰胺的形成无显著性作用，这与油炸处理马铃薯片中添加果糖会大量增加丙烯酰胺的情形不同。结果表明：在酵母发酵型小麦粉面团烤制过程中，会形成游离的糖，但通常游离的还原糖不是丙烯酰胺形成的限定性因素。

面包中超过 99%的丙烯酰胺分布在面包皮中，面包中心的温度通常不超过 100℃。烤制的时间和温度两者都能使面包皮中的丙烯酰胺含量有所增加。在较低温度条件下烤制较短时间，面包中的丙烯酰胺含量较少，低于 20 μg/kg(干面包皮重)，而在较高烤制温度条件下，面包制品中的丙烯酰胺含量较高，当在 290℃条件下烤制 20 min，丙烯酰胺达到最大值 1800 μg/kg(干面包皮重)。面包烤制的温度、时间以及温度与时间的协同作用都对丙烯酰胺的形成有着显著性作用，以温度的影响最大。面包皮中的丙烯酰胺含量约占全面包的 99%以上。面包中丙烯酰胺含量显著增加出现于 230℃烤制 18 min 时，而 200℃时则需烤制 32 min 才出现丙烯酰胺含量最高值。

面包的色泽(由纯白色到深褐色)与面包皮中丙烯酰胺含量之间有着极显著的相关性。结果表明：除天冬酰胺和还原糖外，其他氨基化合物也参与了面包皮褐变反应。因此，需要对面包烤制过程中丙烯酰胺的产生进行深入研究并制定出有效的控制措施，不能片面追求面包的色泽。

3. 面包的放置

刚出炉的面包，瓤的温度在 98℃左右，如果立即包装，热蒸汽不易散发，遇冷产生的冷凝水便吸附在面包的表面或包装纸上，给微生物的生长繁殖提供了条件，易使面包发霉变质。

面包在冷却过程中，不论采取自然冷却还是冷风冷却，都要使面包的中心温度冷却至接近室温才能进行包装。经过包装的面包，可以避免水分的大量损失，防止面包干硬，维持面包的新鲜程度。面包经过包装后，既能维持制品清洁卫生，减少微生物的污染，又能增加美感。

4. 便餐面包

便餐面包是指将炸牛肉饼和沙拉等夹进橄榄形面包里食用的一类面点，包括三明治及汉堡、牛肉饼等。由于这类面包携带方便，价格适宜，不论在什么地方均可简便食用，深受人们喜爱。

便餐面包引起食物中毒的主要原因是葡萄球菌和来自从业人员的带菌及污染，因为便餐面包使用的肉、菜等原材料适于细菌增殖。

加工过程中，往面包里夹菜用的勺子、刮刀、压勺等用具必须洗净、消毒。销售期间，便餐面包存放的温度和时间往往为细菌增殖提供了有利条件。面包从加工到售出之前，间隔的时间比其他食品长，所以应尽可能低温保存。便餐面包在30℃条件下可保存3 h，在10℃条件下可保存15 h。

5. 糕点、面包的安全标准

GB 7099—2015《食品安全国家标准　糕点、面包》适用于以谷类、豆类、薯类、油脂、糖、蛋等的一种或几种为主要原料，添加或不添加其他原料，经调制、成型、熟制等工序制成的糕点；以小麦粉、酵母、水等为主要原料，添加或不添加其他原料，经搅拌、发酵、整形、醒发、熟制等工艺制成的面包。糕点、面包的感官要求、理化指标及微生物限量见表4－4。

表4－4　糕点、面包的感官要求、理化指标及微生物限量

感官要求	具有产品应有的正常色泽；具有产品应有的气味和滋味，无异味；无霉变、无生虫及其他正常视力可见的外来异物				
理化指标	酸价（以脂肪计）（KOH）/（mg/g）　≤				5
	过氧化值（以脂肪计）/（g/100 g）　≤				0.25
	注：酸价和过氧化值指标仅适用于配料中添加油脂的产品。				
微生物限量	项目	采样方案[a]及限量			检验方法
		n	c	m	M
	菌落总数[b]/（CFU/g）	5	2	10^4	10^5	GB 4789.2
	大肠菌群[b]/（CFU/g）	5	2	10	10^2	GB 4789.3 平板计数法
	霉菌[c]/（CFU/g）　≤	150				GB 4789.15
	[a] 样品的采集及处理按GB 4789.1执行。 [b] 菌落总数和大肠菌群的要求不适用于现制现售的产品，以及含有未熟制的发酵配料或新鲜水果蔬菜的产品。 [c] 不适用于添加了霉菌成熟干酪的产品。				

(五)面点包装的卫生管理

食品包装能对食品起到保护的作用,使食品免受外界因素的影响,延长食品的贮藏期,使销售食品更加安全、卫生、经济和美观,便于消费者食用或烹饪。随着食品科学技术的不断发展,化工、生物工程、物理、机械、电子等多种学科的先进技术在食品包装中的运用越来越广泛。

食品包装材料多种多样,从古老的植物叶片(如荷叶、箬叶)、竹、木、纸、布、陶瓷、玻璃发展到当今广泛使用的树脂制品、金属制品等。包装材料除了要满足对食品的耐冷冻、耐高温、耐油脂、防渗漏、抗酸碱、防潮、保香、保色、保味等性能外,还要注意包装材料中的某些成分可能转移到食品中造成污染的问题,因此,必须确保食品包装材料的卫生与安全。

几种面点制品的包装材料如下。

(1)面条的包装

干面条、挂面、通心面等制品包装的目的首先是防潮、防霉,其次是防止灰尘的污染,可采用聚乙烯、聚丙烯和双向拉伸聚丙烯薄膜制作的包装袋。

(2)面包的包装

面包包装的主要目的是使面包保持水分,防止老化和防止细菌、霉菌等微生物的侵染以及防尘。面包的包装材料可选用蜡纸、玻璃纸、塑料薄膜等。

(3)其他糕点的包装

糕点含有较多的脂肪和糖分,相对面包来说不易陈化。其包装的目的主要是为了防止糕点的色、香、味以及组织发生变化。因此,糕点的包装应具有防潮、不透气和抗挤压的特性。通常采用纸盒或带透明窗的纸盒包装,有的采用高性能的复合包装材料。

三、热菜的食品安全管理

(一)常见热加工方法及其食品安全控制

在菜点制作中采用适当的加工工艺,如煎炸、烘烤、熏蒸等方法,可以制作出适口悦人、品种丰富的食品,提高食物中营养素的吸收利用效果,降低有害物质的产生。但是,若加工方法不当,食物就可能产生多环芳烃、油脂热聚物、杂环胺等化学性危害。不同加热介质中常用的热加工方法及食品安全控制措施见表4－5。

表4－5　不同加热介质中常用的热加工方法及食品安全控制措施

加热介质	工艺特点	食品安全问题	食品安全控制措施	典型应用
水	常压下加热温度不超过100℃,方法多样,加工时间可长可短,如焯水、烧、烩、煮等	短时间加热(如焯水)不彻底,不能消除生物性危害;天然有毒物质没有被灭活	确保足够的加热时间,断生熟透	用于热制凉食类菜肴的制作;原料的预处理;面点、饭食的制作

续表

加热介质		工艺特点	食品安全问题	食品安全控制措施	典型应用
蒸汽		封闭状态下利用水蒸气进行蒸制，不宜翻动，可保持原料的营养素和原汁原味	蒸制不彻底，不能消除生物性危害	掌握食品的性状，蒸制火候、时间、原料摆放等的控制	用于姜汁肘子、八宝鸡等菜着半成品的处理，或芙蓉嫩蛋等熟处理，以及面点蒸制
油	过油（半成品加工）	将加工成型的原料拌上不同性质的糊浆，采用中或大油量、不同油温加热，获得不同质感的半成品	用油量大，通常为原料的4倍～5倍，200℃以上高温过油，油脂反复加热利用可能产生化学性危害	控制油温，把握投料数量和油量比例，充分过滤用过的油，减少反复使用的次数	使用范围广泛，畜禽肉类、鱼虾、豆制品等原料经过油后再烹制成菜
	炒、爆、溜等	原料多以小块为主，油量中或少，油温高，快速烹制成菜	加热不彻底，难以消除生物性危害	控制食品原料性状、数量及加热的油温和时间	各类荤素炒菜（如宫保鸡丁、干煸牛肉丝等）
	炸	油量大，完全淹没原料，油温高，可达230℃左右	重复用油或过高温度油炸，易产生化学性危害；原料未炸透，存在生物性危害	控制食品原料性状、油量、油炸温度和时间	应用广泛，如油炸鸡腿、脆煎茄饼
	煎贴等	油量少，成菜时间短，原料多成饼状或挂糊的片形	原料受热不均匀，可能出现焦糊现象，导致产生化学性危害；加热不彻底，没有消除生物性危害	控制食品原料性状和规格，确保加热熟透，防止发生焦糊现象	水晶虾饼、椒盐鱼饼、锅贴鸡片等
不同热源	暗炉烤	以煤、木炭、煤气、电作为热源，将原料放于封闭的烤炉内烘烤至熟	烘烤温度过高，有机物分解形成化学有害物质；大块原料加热不彻底或出现焦糊现象，存在生物性危害或化学性危害	控制烘烤温度和时间；把握大块原料的成熟度；尽量使用电热烘烤	如北京烤鸭、面包、蛋糕等
	明火烤	将原料放于敞口的火炉或火盆上，反复烤制熟透	食品与燃料燃烧烟雾直接接触，易导致有害化合物的污染；食品原料直接接触火焰或油脂滴落在火焰上，易产生有害化合物	选择电炉或无烟燃料，改良食品烟熏剂，不使食品与炭火直接接触	如烤乳猪、各类烤肉、烤鱼等

(二)烹饪温度与时间的食品安全控制

热制菜点无论采用何种热加工方法,想要达到消除或减少菜点中的生物性危害和化学性危害的目的,关键是控制食品加热的温度和时间。

当食品处于10℃～60℃时,有害微生物能在食品中大量生长繁殖,只有当食品中心温度达到70℃以上时,才能将致病微生物杀灭。因此,针对各类食品原料中存在的有害微生物和加工过程中可能污染的生物性危害,需要采用正确的烹饪、贮存和再加热方法,使食品达到安全温度或避开危险温度带,从而减少或杀灭有害微生物。

1.食品温度测量仪

从原料的初加工到成品菜,食品加工的每个环节都有其特定的温度要求。在传统食品制作过程中,经常会出现油温九成热、沸水下锅、旺火爆炒、待水微沸浸煮3 h等烹饪工艺表述,但却没有一个数字化的标准,烹饪过程全靠个人的经验和感官判断,不仅影响菜品的色、香、味、形、口感,而且会使食物的营养价值和食品安全受到影响。使菜品保持在安全温度范围内是食品安全控制中基本而有效的方法,为防止出现不当的温度,操作者须掌握正确测量食品温度的方法。

2.测量食品温度

使用温度计测量食品温度时,应了解温度探头插进食品的深度。只有把温度计的感应部位插入到食品足够的深度,才能测得准确的温度读数。

测量食品温度时,应把温度探头插入食品中心或密度大的部位,避开骨骼、脂肪和软骨处。测量酱或汤汁的温度前,最好先搅拌使其温度均匀。每次测量热或冷的食品温度后,应等待温度计的读数恢复到室温,才可再次使用。

测量预先包装或冷藏食品的表面温度时,须把食品温度计的探头放进两包预先包装或冷藏食品的包装之间,让食品袋与其充分接触,并避免损坏预先包装食品的包装。

3.食品温度和时间的控制

食品的温度和时间是影响食品中微生物生长繁殖的最关键因素。对餐饮服务企业而言,高度关注细菌生长所需要的温度和时间是控制致病菌和腐败菌生长的最有效途径。表4－6列出了烹饪食品的温度和时间控制。

表4－6　烹饪食品的温度和时间控制

菜点加工过程	食品的安全温度和时间	控制温度和时间的作用
菜点热加工	不同食品根据不同的热加工方法需要不同的加热终点安全温度,一般要求达到食品中心温度70℃,并在2 h内达到最终烹饪温度;食品处于危险温度带(8℃～60℃)时间不超过2 h	正确的烹饪热加工方法能杀灭食品中的生物性危害;保持食品在8℃～60℃不超过2 h,可抑制有害微生物的生长数量
食品冷却	食品应在2 h内冷却至室温,并在6 h内从60℃冷却至8℃以下	正确的冷却方法可防止致病菌芽孢向繁殖细胞转变,防止细胞增殖

续表

菜点加工过程	食品的安全温度和时间	控制温度和时间的作用
再加热	所有再加热食品在 2 h 内应达到中心温度 70℃以上	正确的再加热方法能杀灭可能出现在食品中的有害细菌
热保藏(保温)食品	烧熟后 2 h 的食品中心温度保持在 60℃以上的，其保质期为烧熟后 4 h	正确保温食品能防止有害细菌生长
冷保持(冷藏)食品	烧熟后 2 h 的食品中心温度保持在 8℃以下的，其保质期为烧熟后 24 h，食用前应重新加热	正确冷藏食品能防止或减缓有害微生物生长繁殖

4.食品的冷却

错误的食品冷却方法，是导致食源性疾病的重要原因之一，因为无法避免食品在冷却过程中处于危险温度带内。按照《餐饮服务食品安全操作规范》的要求，食品在 8℃～60℃这个危险温度带内存放时间，应不超过 2 h，食品应在最短时间内通过危险温度带。

量大的食品和块大且厚的食品通常需要较长的冷却时间。例如，一锅 19 L 的蒸米饭，从蒸柜取出后放进冷柜中冷却，至少需要 72 h，米饭的中心温度才能降到 5℃。

食品快速冷却的注意事项如下。

①使用冰水浴浸泡，当冰块体积大于水时，其冷却的速率比完全是水的效率高 70%。

②贮存容器使用浅盘，高度应在 8cm 以下，盛装豆类、米饭或糊状等食品的容器深度小于 5 cm。铝热传导最快，其次是不锈钢，不可用塑胶容器。

③食品应尽可能平铺，体积尽可能小(将食品分批成许多小份)。

④搅拌加速冷却。

【知识链接 4－2】厨房温度计

厨房温度计是测量食品温度的一种温度计(见图 4－6)，通常是测量食品的内部温度。如用于测量肉类的电子温度计和油炸温度计相比，其温标较低，使用时一般插入厚肉的部分(肌肉组织)直接测量温度，要避免将探针插入肉的脂肪或骨区域，烹饪禽肉类时探针应该插入禽腿内侧区。

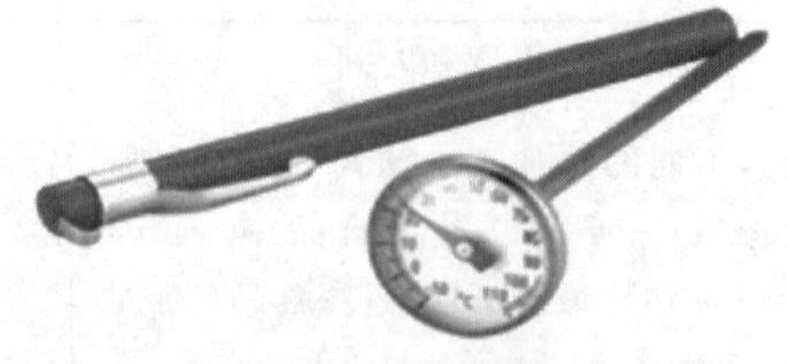

图 4－6　厨房温度计

(三)烹饪用油的食品安全控制

在各种食品烹饪加工方法中，热加工方法多数以油脂作为加热介质。食用油脂的合理使用不仅影响着食品的加工工艺和色、香、味，而且还影响着企业的生产成本和利润。在保障消费者身体健康的前提下，餐饮企业不仅要考虑提高食用油的利用率，而且更应该高度重视食用油的安全性。

1.食用油的选购

(1)采购索证索票

按照《餐饮服务食品采购索证索票管理规定》的要求，从流通经营单位(商场、超市、批发零售市场等)批量或长期采购食用油时，应当查验并留存加盖有公章的营业执照和食品经营许可证等复印件，留存盖有供货方公章(或签字)的每笔购物凭证或每笔送货单；从上述流通经营单位少量或临时采购时，应当确认其是否有营业执照和食品经营许可证；同时留存盖有供货方公章(或签字)的每笔购物凭证或每笔送货单。从农贸市场采购的，应当索取并留存市场管理部门或经营户出具的加盖公章(或签字)的购物凭证；从个体工商户采购的，应当查验并留存供应者盖章(或签字)的许可证、营业执照或复印件、购物凭证和每笔供应清单。

(2)感官检验

餐饮企业因为用油量大，预包装食用油不便于操作，所以常使用散装食用油。由于受到检测设备和人员的限制，采购人员选购食用油时可以从颜色、透明度、气味等方面进行感官检验。

2.防止油脂酸败

(1)提高油脂的纯度

在毛油精炼过程中要保证优质的纯度，避免混入动植物组织残渣和微生物，抑制或破坏脂肪酶的活性。同时应控制油脂中水分含量不得超过0.2%。

(2)食用油的贮存

烹饪用油应贮存在低温环境中，密封、避光，使用的贮油容器不应含有铜、铁、锰等金属离子。新鲜奶油或人造奶油，需要冷藏存放，当温度达到18℃～20℃，就开始融化，因此，必须存放在－5℃～5℃的冷藏柜中。

(3)使用天然抗氧化剂

为了防止或延缓油脂的氧化酸败，可使用天然抗氧化剂，如维生素E或烹饪常用香辛料(如丁香、花椒、茴香、生姜、桂皮等)。

3.避免高温反复加热食用油

在菜点烹饪加工过程中，反复使用烹饪用油是普遍存在的现象。国内外的各项研究结果表明：高温反复加热油脂对人体健康的确存在很大的危害。《中华人民共和国食品安全法》要求食品生产经营企业应当以保障消费者身体健康为宗旨，组织食品生产。因此，在菜点烹饪加工过程中应避免高温反复加热食用油。

4.餐厨废弃油脂的处理

餐厨废弃油脂包括地沟油、潲水油和老油。地沟油是指炒菜的油底和随锅水排进下水道里的油；潲水油是指潲水中随剩菜倒掉的油；老油是指多次加工煎炸食品或预处理食品后淘汰的油。

食用油脂经高温煎炸、反复使用易氧化，同时，食品中的水分能使油脂发生水解作用，使油脂的颜色变深、黏度增加、持续起泡，发生油质劣变。劣变油脂的营养价值明显降低，油脂中的脂溶性维生素和必需脂肪酸全部被破坏，还会产生致癌物质。高温聚合作用能使油脂产生大量对人体健康有害的丙烯醛、苯类等有毒物质，这类油脂不能食用，只能用于非食品工业生产。

废弃油脂中存在许多有害物质，微生物数量超标严重，只能用于生产化工制品，如肥皂等，不能作为食用油脂使用。近年来，不法商贩将废弃油脂加工后低价卖给餐厅或食品摊贩，牟取高额暴利，政府监管部门已采取相关措施，进行严厉打击。

【思考与训练】

一、解释基本概念

食品生产许可证，食品生产许可证编号（SC），热制凉食，面点

二、问答题

1. 餐饮原料采购存在哪些问题？

2. 食品生产许可证编号由哪几部分组成？

3. 餐饮企业选择原料供应商通常采用的方法有哪几种？

4. 餐饮原料供应商选择的基本指标有哪些？

5. 采购人员应具备哪些岗位素养？

6. GB/T 37029—2018《食品追溯　信息记录要求》规定了哪些基本要求和信息记录要素？

三、客观题

（一）单项选择题

1. 在选择原料供应商时，（　　）不是直接指标。

A. 生产及运输设备　　B. 生产运输存贮环境

C. 食品安全监测　　D. 食品膳食营养素结构指标

2. 鲜（冻）畜禽肉或活禽应索取畜牧兽医部门出具的（　　）。

A. 兽医检疫证明　　B. 食品合格证

C. 食品卫生证书　　D. 食品流通证书

3. 餐饮服务提供者需要妥善保管索取的相关资料和验收记录，不得涂改、伪造，保存期限不得少于（　　）年。

A. 1　　B. 2　　C. 3　　D. 4

4. 餐饮企业采购的食品原料首先要满足（　　）的质量指标要求。

A. 国家标准　　B. 行业标准

C. 地方标准　　D. 企业标准

5. GB/T 37029—2018《食品追溯　信息记录要求》，于（　　）开始实施。

A. 2019 年 7 月 10 日　　B. 2019 年 9 月 1 日

C. 2019 年 7 月 1 日　　D. 2019 年 12 月 10 日

(二)多项选择题(至少选择两项)

1. 餐饮服务提供者原料采购的安全要求包括(　　)。

A. 不得采购不符合食品安全标准的原料

B. 采购时应索取购物凭证、食品生产许可证、检验合格证

C. 不能采购未获得《食品生产许可证》的企业生产的原料

D. 采购原料时,应留存每笔购物或送货凭证

E. 索证制度仅针对金额较大的采购原料

2. 管理正规的大酒店,在烹饪原料采购时其食品安全要求应做到(　　)。

A. 查验食品生产许可证

B. 做好采购记录

C. 留存购物或送货凭证

D. 查验产品合格证明文件

E. 只要感官验收通过也可以

3. 餐饮原料供应商选择的原则一般包括(　　)。

A. 价格优先原则　　B. 系统性原则

C. 质量优先原则　　D. 关系优先原则

E. 定性与定量相结合原则

(三)判断题

1. 采购人员虽属于餐饮从业人员,但无须取得健康证。(　　)

2. 采购人员严格执行食品卫生法规和安全制度,在采购、运输中人不离货,轻装轻卸,防止货物失落、破损和交叉污染。(　　)

3. 如果验收过程中发现材料有问题,应当拒绝签收。(　　)

4. 餐饮原材料必须同时符合食品相关法规要求和食品加工产品对原材料质量及工艺的要求。(　　)

5. 餐饮原料采购记录、票据的保存期限不得少于一年。(　　)

四、综合训练题

1. 张某是某饭店的原料采购员,根据饭店的经营需要,拟采购饭店需求量较大的猪肉原料。

(1)应采取何种方式采购?

(2)应如何索证索票?

2. 李某负责兴华餐馆的采购与验收工作。他目前从 18 家不同的供应商手里采购原材料,使进价更便宜一些。那些商人每天从上午 8 点到下午 1 点都围着他转。他没有使用书面的购货单,因为他太忙,没有功夫制定货品的采购标准。因为条件是在经常变化的,他也不太相信采购标准的说明书有什么价值。

(1)兴华餐馆的采购与验收符合要求吗?

(2)这个餐馆在食品安全工作方面存在什么风险?

(3)你对李某有什么建议?

3. 小王是某宾馆的采购员，一天，他接到采购新鲜鲤鱼的任务，于是来到水产批发市场。他观察到该批鲤鱼鳞片完整，便亲自用手触摸鱼体，觉得鱼体组织有弹性，于是购回50 kg 鲤鱼。他将鲜鲤鱼移交给库房保管员小李，并向小李交代其中一半当天下午要用，余下的鱼将在一周内用完。小李将鱼全部放入冷藏库中保存。6 天后当小李进入库房时，发现鱼已经发出难闻的臭味。

(1)小王采购回来的这批鱼，判断其新鲜程度的方法有哪些不足？

(2)管理员小李保存鱼的方法正确吗？

(3)影响这些鱼腐败变质的因素有哪些？

(4)为了保证鱼的新鲜度，你认为在采购与保存方面应采取哪些措施？

4. 某市的一家豪华俱乐部，在这里用餐平均每客需 300 元，所有菜都可以现点。马经理的信条是“新鲜的就是最好的”。她的饭店一向只用新鲜的水果和蔬菜。有一天，厨师长走来报告，今晚做菜准备用的绿皮佛手瓜腐败了，已经发软了，还发出一股难闻的味道。马经理问厨师长是怎么坏的，厨师长答：“我不知道，才放置了一周，本该是可以用的，温度表上的读数是 9℃”。

请回答：

(1)是什么原因使佛手瓜腐败的？

(2)如何避免佛手瓜原料发生腐败？

(3)你对马经理有何建议？

单元五　餐饮服务的食品安全管理

【知识目标】

1. 了解餐饮服务场所的卫生安全要求。
2. 理解分餐制的意义与实施方法。
3. 理解餐具在使用过程中可能出现的食品安全问题及其控制。

【能力目标】

1. 能够规范地在席间服务中运用合理的食品安全维护方法。
2. 能够对餐饮业从业人员的健康和个人卫生进行管理与评价。

【案例 5－1】创业餐馆正式营业

赵明大学毕业之后一直找不到自己满意的工作。有一天，他决定自己创业，以挣得自己人生的第一桶金。他咨询了周围的亲戚和朋友，经过周密思索、计划，决定自己开一家餐馆。他四处选择店址，经过一个多月的考察，他租赁了大学城边地势较低洼的公建，面积大约 51 m^2，年租金 20 万元。因为他手头的资金极为匮乏，所以将餐厅装饰得非常豪华，厨房则装修得非常简陋，只是将厨房刮了大白、平整了地面就算了事。经过一番忙碌，赵明决定在 12 月 8 日 10 点 58 分开始试营业。

12 月 8 日，赵明早早地来到餐馆，他让厨师和服务员提前将一些饭菜准备好，以备应对中午就餐高峰时期所需。这些菜肴在 8 点 30 分之前就已经准备完毕了。时间一分一秒地过去了，终于到了营业时间，来了很多就餐的宾客，赵明很兴奋，他感觉自己就要成功了。厨房只有一个洗菜池明显已经不够用了，他命令操作工准备一个大盆到餐馆外清洗蔬菜。他还发现，黄金蛋炒饭卖得非常火爆，很多就餐宾客都点了这个饭，由于人手不足，他便走过去帮忙搅打鸡蛋。

13 点左右，赵明发现客人减少，他终于可以歇息一下了。刚才他一阵忙碌，衣服已经被汗水湿透，他决定先去洗个澡。他一边洗澡一边回想刚才餐馆的盛况，想到有很多就餐客人喜欢吃一些凉拌菜，想着以后需要设立一个凉菜间才能满足就餐宾客的需要。

问题：该餐馆在整个开业过程中存在哪些食品安全隐患？

项目一　餐饮服务场所的卫生安全管理

一、餐饮企业选址的卫生问题与要求

JGJ 64—2017《饮食建筑设计标准》规定："饮食建筑的选址应严格执行当地环境保护和食品药品安全管理部门对粉尘、有害气体、有害液体、放射性物质和其他扩散性污染源距离要求的相关规定。与其他有碍公共卫生的开敞式污染源的距离不应小于 25 m。饮食建筑基地的人流出入口和货流出入口应分开设置。顾客出入口和内部后勤人员出入口宜分开设置。饮食建筑应采取有效措施防止油烟、气味、噪声及废弃物对邻近建筑物或环境造成污染。"

（一）常见的卫生问题

1. 附近有污染源

餐饮企业如果建在化学性有毒有害物质的排放口、粉尘作业场所的附近，或离露天垃圾场、坑式卫生间、粪池等容易滋生蚊蝇和害虫的场所较近，这些化学性、生物性或物理性的有毒有害物质都可能近距离对餐饮加工与服务过程造成污染。

2. 地势低洼、潮湿

地势低洼、潮湿容易造成库房、加工间地面潮湿，甚至积水，加工或贮存的食品极易受潮而发生腐败变质。

3. 无供、排水条件

如果无符合卫生标准的饮用水，也无符合饮用水水质条件的水源，就不能保证食品加工用水的卫生安全，从而极易导致肠道传染病或食物中毒。无排水条件或排水不畅，则餐饮加工过程产生的废水不能及时、通畅地排出，易滋生蚊蝇和害虫而造成食品污染，同时污水淤积造成的恶臭也影响就餐环境。

（二）选址的卫生要求

1. 远离污染场所

餐饮企业应与垃圾场及城市垃圾通道、废渣场、屠宰场、公共厕所等至少有 25 m 的距离。远离有污染的工厂及其他扩散性污染源，以免造成食品的污染。

2. 基础设施良好

餐饮企业周围的道路、水、气、通信、宽带、光纤、排污等条件应齐备，应特别注意饮水和排污条件，并且企业的地势应高于排污管道，以利排污。

3. 交通方便，有停车场

餐饮企业应靠近商业网点、住宅小区、体育娱乐设施、旅游风景文化景点、政府办公场所，并且有方便的公共交通条件。

4. 周围环境良好

餐饮企业周围的绿化和生态环境要好，周围应有河流、湖泊、森林、花园、果园、园林、草地,可以借景或共享城市公共设施和公众资源。

二、餐厅内部的卫生要求

用餐区域应采取防鼠、防蝇和防其他有害动物及防尘、防潮、防异味、通风等有效措施。用餐区域的楼地面应采用防滑设计。用餐区域的室内净高应符合下列规定:用餐区域不宜低于2.6 m,设有集中空调时,室内净高不应低于2.4 m;设置夹层的用餐区域,室内净高最低处不应低于2.4 m。用餐区域采光、通风应良好。天然采光时,侧面采光窗洞口面积不宜小于该厅地面面积的1/6。直接自然通风时,通风开口面积不应小于该厅地面面积的1/16。无自然通风的餐厅应设机械通风排气设施。用餐区域的室内各部分面层均应采用不易积垢、易清洁的材料。

(一)餐厅的装修和烘托设施的卫生

餐厅的装修装饰材料应是绿色、环保、无毒的,新装修的餐厅有异味,可以在装修后、开张前将大葱放于餐厅(特别是包间)中,以尽快去除装修异味,开张后也可在夜间将大葱放于餐厅中以去除异味;餐厅的灯光应明亮,不用有色光,如红光、蓝光、紫色光,以免使菜肴色调发生改变;餐厅音乐应以轻快抒情的旋律为主,悲伤和节奏过于强烈或刺激的音乐、歌舞均不适宜;其他烘托设施也应与装修、灯光、音乐一样,以促进客人食欲为原则。

(二)地面和墙面的卫生

餐厅地面、墙面、门窗应易于清洁,大厅原则上可用浅色防水建筑材料,除十分高档的豪华包间可用地毯和墙纸(布)外,普通包间原则上不用地毯和墙布,否则难于清洁。

1. 硬质地面的卫生

餐厅每餐营业后应对硬质地面进行彻底清扫,将食物残渣清除干净,再用拖布拖净,对油腻的部位,应先用碱水拖洗,再用干拖布拖干。必要时可在水磨石等地面上适量使用地板蜡,使之保持清洁光亮。

2. 地毯地面的卫生

餐厅每餐营业后应先将地毯上洒落的食物残渣清除,再用吸尘器吸干净。对于有油污的地毯,要及时换下,由清洁厂家洗涤、整修,以保持地毯的清洁卫生。

(三)餐桌的卫生

桌面、桌布、座椅都应洁净,无油污、尘埃、蚊蝇。如餐厅或包间内夏天出现蚊蝇而无法或不便驱逐时,可在餐桌上点一根蜡烛,这样蚊蝇就不会靠近餐桌干扰客人就餐了。

餐厅每餐营业后和下次营业前应彻底擦拭餐桌、餐凳,应注意餐桌边缘、桌腿、凳腿上不得有食物残渣,如使用沙发椅时,应在椅面加上布套,以利于经常洗涤和更换,保持干净。对油腻的桌面要先用碱水清洗,然后用清水擦干,对备有转盘的桌面,打扫卫生时应取掉转盘,打扫完毕后,检查转盘转动自如后,再将转盘放好备用。及时清除食物残渣,台面和茶、酒具要保持清洁卫生,摆放整齐、美观。供客人自取的调味品,应当符合相应的食品安全标准和要求，将糖罐、口纸杯、牙签盅、四味架擦净和续满。总之，每次进餐完毕后必须及时清除食物残渣，擦净桌面，保持清洁。

（四）台布和席巾的卫生

每次进餐完毕后，必须更换干净台布，保持餐桌卫生。要防止台布未经清洗反复多次使用，影响就餐卫生。席巾是在就餐时供客人放在膝盖上或衣襟上，防止菜汁、酒水弄脏衣服，起到清洁和卫生防护的作用。每次更换下的台布、席巾应及时送到洗涤间洗涤和消毒，并烫平待用。

（五）餐巾的卫生

餐巾又称香巾，是在清洁的小方巾上撒上香水，使之具有清洁卫生和提神醒脑的作用。冬天给顾客送热餐巾，夏天送湿冷餐巾为好，主要是在进餐前和进餐后供顾客擦掉脸、嘴边和手上的灰尘、油污等。一次宴席可根据需要送多次餐巾。

餐巾每次用完后要用洗涤剂洗净，并经蒸汽或煮沸消毒，以杀灭病菌。

（六）工作台的卫生

工作台是服务人员工作和存放饮料、酒水及其他所用物品的地方，要不定期地进行打扫，使工作台内外和存放的物品及用具保持整洁卫生。另外，还要有防蟑螂措施，防止蟑螂滋生和污染食具用品等。

（七）餐厅的室内空气卫生

餐厅空气中的化学性污染物主要有一氧化碳、二氧化碳、可吸入颗粒物、甲醛，其来源见表 5－1。

表 5－1　餐厅空气中的化学性污染物及其来源

化学性污染物	来源	对污染物来源的理解
一氧化碳污染	周围环境	一氧化碳是含碳物质不完全燃烧时产生的气体。餐饮企业周围环境中的一氧化碳主要来自机动车辆发动机排出的尾气。如餐厅设置于交通繁忙的路口，顾客进餐时若把窗户打开，那么一氧化碳就可能扩散进入餐厅
	厨房空气	厨房空气中的一氧化碳主要来自燃煤的燃烧。如厨房通风不良，一氧化碳浓度可高达 100 mg/kg～300 mg/kg，甚至更高。如果厨房员工工作疏忽，拧开煤气灶开关而不点燃，一氧化碳吸入浓度过高就可导致人员中毒死亡。在一些中小企业，如管理不善，厨房空气可能会向餐厅扩散
二氧化碳污染	大气	室外空气在正常状态下是主要含氧气、氮气、二氧化碳的无色、无臭、无味的混合气体，其中氮气占 78％、氧气占 21％、二氧化碳占 0.03％，大气中的基本组成通常保持相对恒定

续表

化学性污染物	来源	对污染物来源的理解
二氧化碳污染	汽车尾气	餐厅接近繁忙交通地段，则汽车尾气中的二氧化碳通过扩散而进入餐厅
	人的呼气	人体在安静状态下，每小时需吸入氧气约 25 L，呼出二氧化碳约 22.6 L。若餐厅空气不流通，营业高峰时人员大量集中，则是导致二氧化碳升高的重要原因
甲醛	燃料燃烧	加工火锅用的煤块燃烧及现场加工烤肉的燃料

通风是清除室内污染物、改善微小气候和保证空气卫生质量的主要措施。通风一般采用 3 种方式：自然通风、机械通风和空调通风。无论采用哪种通风方式，都应提供新鲜的空气和足够的通风量。

1. 自然通风

自然通风是利用门窗进行通风。餐厅设置自然通风设备时，要注意建筑之间的距离及当地主导风向。通风开口面积不应小于该餐厅地面面积的 1/16。地处交通繁华地带的餐饮场所要避开高峰时间通风。

2. 机械通风

机械通风可采用排风、进风或二者混合的方式。借助机械通风可以阻止气味从一个房间飘到另外的房间，利用风压差来达到目的。机械通风的进风口必须合理安排，防止污浊的空气吸入室内。

3. 空调通风

空调通风是机械通风的高级形式，它是利用机械通风、制冷、制热、除湿的原理来调节室内温度。空调可分为集中式和分散式两种。

(1)集中式空调

密封式建筑结构的餐厅可使用此类空调。它的特点是室内无噪声，夏季可去湿，冬季可加温、加湿，能提供充足的、经过处理的新鲜空气，使室内空气达到卫生标准的要求，但造价及耗电量都较高。

(2)分散式空调

分散式空调采用独立机组在房间内进行空气调节，运行时间由顾客自行调节，不受其他房间的影响。它的缺点是进风口空气过滤板经常积灰，容易滋生细菌，能直接影响室内空气的卫生质量，易导致疾病传播。因此，空调的过滤装置要定期清洗、更换。在使用分散式空调时，要适当增加新风量，特别是在冬季，尤其要注意补充新鲜空气。

按照 JGJ 64—2017《饮食建筑设计标准》的规定，空调房间室内设计参数见表 5－2。

表 5－2 空调房间室内设计参数

房间名称	室内温度/℃		室内湿度/%		室内风速/(m/s)	
	夏季	冬季	夏季	冬季	夏季	冬季
用餐区域	24～28	18～24	≤65	≥30	≤0.3	≤0.2
公共区域	26～28	18～22	≤65	≥30	≤0.3	≤0.2

用餐区域、公共区域噪声不应大于60dB(A)；餐馆、饮品店用餐区域、公共区域的新风量不应小于 $25m^3$/（h·人），食堂、快餐店用餐区域、公共区域的新风量不应小于 23 m^3/（h·人），并应保证稀释室内污染物所需的新风量。

三、餐饮业公共区域的卫生要求

餐饮业公共区域是指所有顾客都可以享用的活动区域，包括厅堂、通道、楼梯、走廊、公共洗手间、会议室、休息室、舞厅、卡拉OK厅、演出餐厅、康乐中心以及企业周围的邻近区域，如花园、广场、停车场等。顾客习惯于根据公共区域的卫生状况来判断企业的管理水平，这将对企业声誉带来很大的影响。

餐饮业公共区域的卫生工作，内容繁杂琐碎，从事保洁的人员涉及企业的许多部门。因此，公共区域的卫生质量控制具有一定的难度，需要各个部门管理人员之间加强横向联系，并做好协调工作。公共区域卫生工作的基本内容是：负责企业室内和室外环境的清洁卫生；负责企业所有下水道、排污管的清理；场地消毒，杀虫灭鼠。餐饮业公共区域卫生要求见表5－3。

表5－3 餐饮业公共区域卫生要求

区域	卫生要求
地面	硬质地面及接缝洁净，上蜡匀称光亮
	地毯清洁，无污点、无霉坏
	墙脚线、地脚线无积尘、杂物、污渍
墙面	墙纸干净，无破损
	大理石、瓷片、瓷砖、塑胶板墙面干净明亮
	木墙板、胶合板、竹墙、木雕装饰墙以及门、窗、挂钩洁净，无积尘、无脱漆
玻璃	玻璃幕墙、门、窗洁净明亮
	玻璃趟槽、窗门趟槽干净，无积尘、无沙粒
金属制品	金属制品装饰物、栏杆、指示牌、台、架、灯座用指定的清洁剂擦拭，光亮、无锈迹和污渍
家具	台具、茶几、花几、椅子、沙发等洁净，椅子、沙发缝隙无客人遗留物及其他杂物
大厅	烟缸、废纸及其他脏物按规定及时清理
	电梯洁净
	地毯按时更换
园林建筑	假山、花槽、花盆无烟头、糖纸等杂物
	各种花叶尘积不超过规定要求，金鱼池中水质洁净，无青苔、杂物

四、餐厅设施及用品的卫生要求

餐厅设施及用品的卫生要求如下。

①凡与食品直接接触的用具使用完毕后应先彻底洗涤，然后消毒，最后干燥，放入橱

柜中备用。

②客人所用酒杯，一人一杯，不允许连续多人使用，也不允许只洗涤不消毒。洗涤和消毒完毕后，要用干净无菌软布擦拭，杯上不能留有水渍和手指印，以免妨碍卫生和美观。

③酒柜、酒具及其他用品柜要定期擦拭干净，可每周用质量浓度为 2 g/L 的漂白粉液预防性擦拭消毒一次。

④贮藏室要经常保持干净，不能遗留糖渍、酒渍，以免诱入苍蝇或蟑螂等害虫。

项目二　进餐服务的食品安全管理

一、分餐服务的食品安全管理

(一)分餐制的概念

分餐制是指多人一起用餐时服务人员或消费者通过使用公共餐具分配菜点，使用各自餐具进食的就餐方式。与分餐制相对应的是合食制，也称为共食制、聚餐制。合食制是指共同进食的就餐者使用个人的餐具直接在公用的食器中取食的用餐方式。合食制长期以来是中餐馆中主要的饮食习俗，但因为易传播食源性疾病，而必须进行改革。

在我国，应加强普及分餐制的特点，吸取西方饮食文化中先进的、科学的理念，养成分餐饮食的良好习惯。要做到文明用餐、科学用餐，让消费者真正吃得安全、健康，使餐饮业与绿色食品消费的大趋势保持一致。

(二)分餐制的卫生与安全学意义

在合食制进餐的过程中，患病消费者口腔唾液中的病原微生物可经过非公用餐具转移到进餐的食物中，被同桌共餐的其他健康者接触并摄入，健康消费者就可能患病及传播病原微生物。

分餐制作为一种时尚，餐饮业有着引领这一时尚的使命。要加强企业职工分餐方式的操作培训，对消费者做好提倡文明用餐的宣传教育与引导工作，以促进餐饮业走上健康和可持续发展的道路。

销售直接入口食品时，应当使用专用工具分拣传递食品。专用工具应当防止污染，这里的专用工具在餐饮服务过程中就是提供公筷、公勺，只有使用公筷、公勺才能在餐桌上防止被患病消费者感染。

因此，只要不能排除有食源性疾病发生的可能，餐饮服务过程中均应对公筷、公勺及有关食品进行标识(不同颜色、不同款式等)、标志或说明。作为接受过专业培训的餐厅服务人员，有系统的食品卫生、食品污染和疾病预防科学知识，应当积极主动地采取各种防止病从口入的措施，不提供有风险的服务。

(三)分餐制的形式

分餐制主要有 3 种形式：厨师分餐制、服务人员分餐制和就餐者自行分餐制。

1.厨师分餐制

厨师分餐制是指厨师在厨房将制作的菜点成品按每人一份分配，分餐后由餐厅服务人员送给每位就餐者进食。

2.服务人员分餐制

服务人员分餐制是指餐厅服务人员在调理台或餐桌上将菜点成品按每人一份分配给每位进餐者进食。

3.就餐者自行分餐制

就餐者自行分餐制是指就餐者通过使用公筷、公勺等公用餐具分取菜点成品，再用各自餐具进食。

自助餐和套餐也属于分餐制的范畴。实行分餐制对弘扬我国饮食文化，促进传统就餐方式的科学化和文明化，防止疾病的传播与感染，保证消费者就餐安全和广大人民群众的身体健康，引导和规范餐饮业的健康发展都具有重要意义。

（四）分餐制服务的实施

1.分餐制服务的操作方法

为实施分餐制，餐饮企业要为每位就餐者提供符合卫生要求的独立餐具，包括筷子、餐勺、餐碟、餐碗等。每个餐桌上都要配备公筷、公勺，公筷、公勺要区别于就餐者的餐具。实行就餐者自行分餐形式的要做到上桌的每道菜、点、汤都要配备分餐餐具。餐饮企业分餐制服务的操作方法见表5－4。

表5－4 餐饮企业分餐制服务的操作方法

类型	操作方法
派菜分餐法	服务人员将菜肴送上餐桌，报出菜名并简要介绍特色。将菜盘放回托盘上，左手托盘，右手执分菜叉、勺，从客人右侧开始进行分菜，按照顺时针方向依次进行。将未分完的菜肴整理好，放回餐桌，配公筷、公勺以备客人添加
转台分餐法	从服务桌上拿去与客人人数相应的餐盘摆放在转台上。用分菜工具给每个盘中分菜，分量大致均匀。将分好菜的餐盘从客人右侧开始，顺时针方向依次递送给客人。将未分完的菜肴整理好，配公筷、公勺，以备客人添加
服务桌分餐法	将菜盘拿回服务桌上，在服务桌上拿去与客人人数相应的餐具，进行分菜。将分好菜的餐盘装上托盘，从客人右侧开始，顺时针方向依次递送给客人。将未分完的菜肴整理好，放回转台上，配公筷、公勺，以备客人添加
公用餐具分餐法	厨房在出菜时，由传菜部或备餐间负责为每盘菜配公筷或公勺，做到一菜一公筷或一菜一公勺，随菜同时上桌。这种方式既卫生又不会使不同的菜品串味。给宾客配以双筷双勺，代替传统的一人一筷进食方式，每位客人有自己夹菜的筷子、勺子，不互用。根据不同规格餐台，配以2套～4套公筷、公勺。将公筷、公勺与客人用筷、勺，从款式、颜色上加以区分，服务人员要主动引导客人使用公筷、公勺
组合分餐法	餐厅可将多种分餐法独立或组合使用，如派菜分餐法和公用餐具分餐法适用于凉菜、热炒等，而转台分餐法和服务桌分餐法适用于汤类、面食等

2.各类餐厅分餐制服务的实施方法

各类餐厅分餐制服务的实施方法见表5－5。

表5－5　各类餐厅分餐制服务的实施方法

餐厅类别	分餐制服务的实施方法
高档餐厅	在高档餐厅，可采用接近西餐的服务分餐制，把每一道菜肴都分装在小碗里，客人吃完后再上下一道菜
中档餐厅	在中档餐厅，一般只为顾客提供公筷、公勺。在大众化酒店，既可使用接近西式的公餐制，也可提供公筷、公勺由消费者各自自行取食。在餐厅包间宜实行服务分餐与公筷、公勺并用的方法
普通饮食厅	一般只分出汤、面，其他的菜肴提供公筷、公勺
小卖部	一般提供一次性使用的环保型餐具，如饭盒、隔菜盒、纸质汤杯等

二、餐饮前台服务的卫生安全控制

餐饮生产经营的特殊性在于菜肴加工后直接面对顾客，餐饮前台服务不仅应关注服务质量，更应做好饮食的安全控制工作，提高顾客满意度。

(一)摆台的卫生

摆台过程可根据餐厅经营范围的类型确定操作流程和规范，需要关注的食品卫生安全重点环节如下。

①摆台所需餐具、小毛巾等应经过清洗、消毒，并放置在专用的保洁柜内。

②摆台的时机应在清洁工作完成后、顾客就餐前1 h内进行，超过1 h应对餐具重新进行消毒。

③摆台时应注意防止交叉污染。服务人员在摆台前应洗手、消毒，戴一次性手套操作。摆台拿餐具、酒具和茶具时，不要用手直接抓和拿，要用托盘托拿。摆放口杯和酒具时应拿器皿的下1/3处，防止触及器皿上沿。不允许将手指直接伸入杯内拿取。不实行分餐制就餐的，餐桌上应摆放公筷和公勺，以供进餐者分菜使用，公筷和公勺要区别于就餐者的餐具。

(二)托盘的卫生

托盘有大、中、小型，方、圆形之分。一般大、中型方盘用于装运菜肴、点心、饮料，运收餐具、盘碟等较重的器皿。小方盘和大、小圆盘用于上菜肴、上饮料、斟酒、上毛巾。摆台、收台、端送食品和饮料都要使用托盘，能否使用好托盘也是服务工作的一项基本技能。

在开始服务之前，应检查托盘的底部、面上、四周，不应有油污、食物或别的残渣。要检查托盘是否有裂缝、破损。装托盘时，物品不能过多，各种物品都要小心轻放。为了防滑，可在盘内垫上垫布。

（三）设备的存放

一般，在餐厅都设有墙侧柜，用于服务工具的存放。服务人员应在每次换班前把墙侧柜装满，在营业时随用随取。对所用餐具应防止污染；对用脏了的台布、盘碟、夹具等不得放进墙侧柜中保存。

三、进餐前后的卫生服务

（一）餐巾服务

进餐前，当客人到齐后，服务人员应给每位客人送上一条餐巾。送餐巾是餐前服务必不可少的流程。客人可用餐巾清除脸上、手上的灰尘，保持手的卫生。餐巾多采用柔软的全棉小方毛巾，冬季使用湿热餐巾，夏季使用湿冷餐巾。餐巾每次用完后要进行洗涤和消毒，保持干净卫生。餐中如有手抓食品，必须在送餐前先送餐巾，待客人清理双手后，再上菜；菜吃完后，应再次送上餐巾，以擦去手上和口中的油污，保持个人卫生。送餐巾必须每位顾客一条，用小盘盛装，用餐钳夹取，客人用毕后，服务人员应及时从餐桌上收回，并送进准备间进行消毒处理。禁止一条餐巾多次或多人使用，以防疾病传播。

（二）传菜服务

菜肴烹饪完成后，应及时送至餐桌。传递食品时，应做好相应防护措施，可用盖子或保鲜膜覆盖。一般情况，菜肴在备餐场所存放不应超过 3 min，对于大型宴会应控制在 5 min 内完成传菜工作。传菜人员应佩戴工作帽，防止头发等异物落入菜肴。

（三）上菜服务

上菜服务需要关注的卫生安全重点环节如下。

①上菜用托盘，既防止烫手，又卫生、美观。不允许用手直接端拿菜盘或碗上菜，手指更不能接触食物。

②轻托时，所托物品要避开自己的口鼻部位，也不可将所托物品置于胸前。重托时，端托姿势要正确，托举到位，不可将所托物品紧靠于自己的头颈部位。

③端托中需要讲话时，应将托盘托至身体的外侧，避开自己的正前位；不允许对着饭菜大声说话、咳嗽或打喷嚏，以防口腔、呼吸道飞沫污染菜肴和饭食。

④上菜前要先向客人打招呼，并从客人左侧进行，防止汤水洒在顾客衣服上。

⑤分菜要在客人左侧进行，用工具分菜，同时防止菜汤、菜渣掉在顾客身上。

⑥盘内或碗内的菜肴吃完后要及时撤去，并送入餐具洗涤间进行洗涤和消毒处理，不要把脏盘、脏碗堆放在另一餐桌而有碍卫生。

四、酒吧与酒会的卫生

（一）调酒的卫生

调酒的卫生安全重点关注以下事项。

①酒杯、量器、容器、搅拌机、摇酒器、挤汁水器、水果刀等调酒的用具必须清洁卫生，配酒前要进行消毒，并用清洁干布将器皿擦拭干净。

②酒中加入的食用冰应清洁卫生，保持新鲜。冻冰所使用的水，必须符合GB 5749《生活饮用水卫生标准》的要求。

③使用的新鲜水果要洗涤和消毒。切好片后待用的水果应及时置于冰箱内冷藏备用。

④使用的苏打水、奎宁水和姜水等配料应是卫生合格的产品，劣质配料会使酒变坏，味道变劣。

⑤使用彩色冰所用的色素，应符合GB 2760《食品安全国家标准　食品添加剂使用标准》的规定。

⑥配制酒时使用量器，按规定配方调配，不要随意添加酒和其他配料。

⑦配制鸡尾酒使用的蛋清必须取自新鲜蛋，且取蛋清前鲜蛋应清洗、消毒。

⑧配好的鸡尾酒应立即滤入干净杯内待饮用，不要在杯内存放过长时间，以免影响口味和卫生。

(二)酒会的服务卫生

酒会是一种社会交往的传统形式，有设座和不设座两种形式。由于客人们在酒会期间可在会场自由来去、随意走动、自由取用食品等，存在人员污染食品的可能，所以要加强酒会的卫生管理，以保证酒会的食品卫生质量。一般应注意以下事项。

①大型酒会可在餐厅或多功能厅举行。举行前应该用一长条桌把备餐和兑酒区域隔开，长桌一侧是工作人员开酒、兑酒和摆放小吃的活动区，服务人员可在长桌另一侧为客人提供取酒、取食物等服务，并防止客人不慎造成对酒具等的污染。

②兑酒师和服务人员要注意个人卫生，穿好工作衣，并戴好工作帽。工作服要求干净整洁，无污物和异味。

③兑制酒所用配料应优质、新鲜及干净卫生，以保证兑制酒的质量。

④应做好酒具的洗涤与消毒，服务人员给客人斟酒应用托盘托拿酒杯，不要随意用手抓酒杯，以防指印留在杯上。

⑤酒会小吃应新鲜，符合食品安全标准的要求，不要使用陈旧、有异味及其他不良滋味的食品。小吃应放在防蝇、防尘柜中，防止污染。服务人员给客人送小吃时，应将小吃放入干净的托盘，托送到客人面前让客人自取食用。

⑥不设座的酒会，应放一张小圆桌，桌上应放有烟灰缸、牙签及其他卫生用品备用。设座的酒会，桌上摆有餐纸、牙签、烟灰缸等卫生用品，桌面应保持干净。

⑦酒会结束后应该完成酒吧的一切清洁工作，包括调酒台、酒具、桌的清洁，地面及环境的清洁，给下一班留下一个清洁的场所，防止病菌滋生和繁殖。

项目三　餐具的食品安全管理

【案例5-2】疑似餐具管理混乱引发的食物中毒事件

某酒店发生一起重大食物中毒事件，该酒店承办6家喜庆宴席共121桌，累计1281人就餐。从第一日17时到第三日10时许，在进餐者中，陆续发生以腹痛、腹泻、恶心、呕吐、轻微发热等症状为主的病人191名。根据临床医学和检验学检查，认定为细菌性食物中毒。经流行病学调查：酒店当日所有食品，酒店当事人口述都为现买，验收和使用过程中未发现有变质现象；就餐用具管理方面，现场调查洗刷餐具无专用水池，与清洗蔬菜、肉类等混用；消毒后的餐具未及时存放在专用保洁柜内备用，餐具贮存柜内、外无“已消毒”“未消毒”等标记；用于原料、半成品、成品加工的刀、砧板、盘、碗、碟等工具或容器未见生熟分开标记。

问题：该酒店在餐具管理过程中出现了哪些问题？应如何整顿？

公共餐具是肠道传染病传播的主要媒介，做好公共餐具的消毒工作事关公众健康和安全，这不但是老百姓在外就餐时最关心的食品安全问题，也一直是食品安全监督管理部门对餐饮企业进行日常监督管理的重点工作。

餐用具是指各种餐饮加工用具和就餐时使用的各种餐具。餐饮加工用具主要有：刀、砧板、锅、瓢、勺等小型工具，盛放食品的各种盆、桶、托盘等容器，以及大型餐饮单位可能使用的机械化设备，如榨汁机、绞肉机等。餐具主要有各种容器类的工具[如碗、盘子、碟、汤盅、水（酒）杯、壶]、手持用具（如筷子、勺子、刀、叉、吸管、签棒）及餐巾等用具。餐用具可能受到生物性病原体或有害化学物质的污染，成为传播疾病的媒介，对餐用具的安全控制重点是清洗与消毒，餐饮企业应制定严格的餐用具管理制度。

一、餐具的污染

餐具一般为塑料制品、金属制品以及搪瓷、陶瓷、玻璃制品等。在餐饮企业中，餐厅服务的主要工具就是各种瓷器餐具以及不锈钢餐具等，其种类主要有各种碗、碟、壶、匙、盘等，名称不一，使用各异，但保养方法基本相同。

1. 有害金属

金属制品和含有金属盐或金属氧化物的搪瓷、陶瓷等的有害金属可能对食品产生污染。如不纯铝制品含有较高的铅、锌、镉等有害金属。不锈钢制品如不是按规定型号制成的，也有铅、镉、铬和镍等污染。搪瓷、陶器以及玻璃制品中的澄清剂、着色剂等均含有有害重金属铅、镉、铬、锌、镍、铜等，能迁移到食品中造成污染。陶器中的釉彩越多，色彩越深，迁移出来的有害金属就越多。

2. 微生物

微生物污染餐具主要是餐具未经消毒处理、消毒处理不充分或消毒处理后保存不善，以及使用前未按照食品卫生和服务要求操作造成的。

二、餐具的清洗与消毒

（一）餐具清洗与消毒的相关标准

我国餐饮业餐具清洗、消毒的国家标准主要有 GB 14930.1—2015《食品安全国家标准　洗涤剂》、GB 14930.2—2012《食品安全国家标准　消毒剂》和 GB 14934—2016《食品安全国家标准　消毒餐（饮）具》等。

GB 14934—2016《食品安全国家标准　消毒餐（饮）具》规定的消毒餐（饮）具安全标准见表 5－6。

表 5－6　消毒餐（饮）具安全标准

<table>
<tr><td>感官要求</td><td colspan="3">餐（饮）具应表面光洁，不得有附着物，不得有油渍、泡沫、异味</td></tr>
<tr><td rowspan="3">理化指标
（洗消剂残留量）</td><td colspan="2">游离性余氯/（mg/100 cm²）　≤</td><td>0.03</td></tr>
<tr><td colspan="2">阴离子合成洗涤剂（以十二烷基苯磺酸钠计）/（mg/100 cm²）</td><td>不得检出</td></tr>
<tr><td colspan="3">注：仅适用于化学消毒法。</td></tr>
<tr><td rowspan="3">微生物限量</td><td rowspan="2">大肠菌群</td><td>发酵法（/50 cm²）</td><td>不得检出</td></tr>
<tr><td>纸片法（/50 cm²）</td><td>不得检出</td></tr>
<tr><td colspan="2">沙门氏菌（/50 cm²）</td><td>不得检出</td></tr>
</table>

（二）餐具清洗、消毒和保洁设施的卫生要求

餐具清洗、消毒和保洁设施的卫生要求如下。

①餐具消毒间（室）必须建在清洁、卫生、水源充足，远离厕所，无有害气体、烟雾、灰尘和其他有毒有害品污染的地方。严格防止蚊、蝇、鼠及其他害虫的进入和隐匿。

②餐具洗涤、消毒、清洗池及容器应采用无毒、光滑、便于清洗、消毒、防腐蚀的材料。餐具清洗、消毒水池应专用，与食品原料、清洁用品及接触非直接入口食品的工具、容器清洗水池分开。水池应使用不锈钢或陶瓷等不透水材料，不易积垢并易于清洁。

③消毒餐具应有专门的存放柜，避免与其他杂物混放，并对存放柜定期进行消毒处理，保持其干燥、洁净。

④清洗、消毒设备设施的大小和数量应能满足需要。采用化学消毒的，至少设有 3 个专用水池。各类水池应以明显标识表明其用途。

⑤采用自动清洗、消毒设备的，设备上应有温度、时间设置和清洗、消毒剂自动添加装置。

⑥应设专供存放消毒后餐具的保洁设施，其结构应密闭并易于清洁。

（三）餐具的洗涤

餐饮企业顾客流动性大，有的顾客可能患有某些传染性疾病，管理部门事先往往难以发现。患病顾客用过的餐具不仅可能把病菌、病毒带给其他健康的顾客，还能通过他们用过的餐具、服务人员的手、食品这一途径，使其他食品和用具受到污染。

许多食物中毒案例是由于餐具未经彻底洗涤引起的。已使用过而未经洗涤的餐具一般都留有残菜剩汤，病菌可依赖其营养大量繁殖。为了防止脏餐具污染食品，洗涤过程不能在烹饪间进行，而应紧靠餐厅，最好在专设的洗涤间进行。

洗涤可手工或用洗碗机进行，手洗时需要 2 个～3 个洗涤池。不管使用哪一种方法洗涤均可分为准备、洗涤、漂洗或一涮、二洗、三冲 3 个步骤进行。采用手工方法洗涤的应先刮掉粘在餐具表面上的大部分食物残渣、污垢，然后用含洗涤剂的溶液洗净餐具表面，最后用清水冲去残留的洗涤剂。洗碗机洗涤按设备使用说明进行，餐具表面食物残渣、污垢较多的，应用手工方法先刮去大部分后，再放入洗碗机洗涤。

1. 准备

先倒尽餐具、容器中所有的食物残渣，残菜剩饭要倒入废物缸或废物桶，并立即用盖子盖好，同批餐具处理完后，立即将废物缸或废物桶移出洗涤区。可用刮具把餐具上剩余的大块食物残渣尽可能刮净。陶瓷餐具不能用金属刮具，应选用竹木刮具，以免损坏釉质溶出有毒重金属。如果可能，餐具可先用热水冲一下，这样可保持第二步洗涤时的水较为干净。

2. 洗涤

（1）调配洗涤液

先将洗涤剂加在水中，将水温调节到 45℃～60℃，以更好地发挥洗涤剂的效果，但不要超过 63℃，防止一些蛋白质凝固在盘子上。

（2）浸泡餐具

将待洗餐具放进水和洗涤剂的混合液中，浸泡约 10 min。洗涤剂分子的亲水端进入水中与水混溶，疏水端伸入油脂分子，最后使水、洗涤剂、油脂混合为一体。

（3）手工刷洗

手工洗涤时，可以用干净的布、刷子或丝瓜筋，将餐具的上上下下、里里外外全部擦洗到。不能用钢丝球擦洗陶瓷餐具。

（4）换水的要求

要注意经常更换洗涤水，这样既能使洗涤池始终处于清洁状态，又能维持适当的水温。如果在水的表面已形成一层浮垢或油，表明洗涤剂已无洗涤效果，应予以换水，并适当提高洗涤剂加入量。

（5）洗碗机洗涤

为了节省时间和提高洗涤速度，现在许多企业用洗碗机洗涤，使洗涤水循环洗涤，从而增加洗涤剂与油脂分子接触的机会。洗碗机洗涤时，先将餐具放在传送带上移动，用清水喷射或用旋转式刷子刷洗，除去污垢后，用适当的碱性洗涤剂喷射，以分解蛋白质类污垢，或乳化分散油脂类污垢。最后用清水喷水器冲洗，用热风吹干。

3. 漂洗

(1)漂洗的目的

漂洗的目的是去除餐具上残留的微量洗涤剂和减少细菌数。因为留在盘子上的洗涤剂会影响食物的味道,而且如果长期摄入,还会对人体产生毒性。

(2)漂洗的方法

将洗涤后的餐具放入另一个盛有清水的水池中浸放 1 min～2 min。

(四)餐具的消毒

餐具消毒的方法分为物理性消毒(包括煮沸、蒸汽等热力消毒)和化学性消毒两大类。

1. 物理性消毒

(1)煮沸消毒

煮沸消毒的特点:是经济、安全的消毒方法,不需要特殊的设备,不存在药物残留问题,只要有适用的消毒锅或深度合适的带盖的不锈钢、搪瓷或铝桶就能进行。

煮沸消毒的方法:为控制好水的温度,确保消毒效果,应在水沸后将餐具放入水中,使餐具的每个部位都能接触到沸水。

煮沸消毒的条件控制:煮沸消毒应保持 100℃条件下作用 10 min 以上。

(2)蒸汽消毒

蒸汽消毒的特点:适用于有锅炉的大型企业。

蒸汽消毒的方法:消毒时将洗净的碗、盘等餐具侧放于木质或耐高温的塑料盘内,再放入蒸汽箱,也可将餐具直接放入蒸汽箱。直接放入时,碗、盘口应向下,以免消毒后餐具内积水。消毒时关紧门,开足蒸汽,使箱内温度升高至 95℃维持 5 min 以上,再关闭蒸汽,此时由于压力关系,箱内温度可达 101℃～102℃。有些大型单位采用洗碗机洗涤餐具,在餐具出来之前通过蒸汽,或喷表面干燥剂,使餐具表面的细小水珠聚合成大的水点流下来,其特点是餐具表面干燥、无积水。

蒸汽消毒的条件控制:蒸汽消毒应保持 100℃条件下作用 10 min 以上。洗碗机消毒水温控制在 85℃,冲洗消毒 40 s 以上。

(3)红外线消毒

红外线消毒的特点:少数企业受燃料的原因或其他条件影响,而使用红外线消毒。因为红外线消毒属于热消毒,所以消毒时间比湿热消毒时间长。

红外线消毒的方法:餐具在放入红外线消毒柜前要确保洗涤干净。因为有机物遇高温发生碳化并贴附于餐具表面,不易去除,会影响餐具的外观和消毒效果。

红外线消毒的条件控制:红外线消毒温度一般控制在 120℃以上,并保持 10 min 以上。

2. 化学性消毒

餐饮企业所使用的餐具无法进行煮沸消毒、蒸汽消毒或在食品安全监督管理机构指定的情况下,方可使用化学洗消剂进行洗涤和消毒。

(1)可使用化学药物消毒的场合

化学药物消毒主要用于不适用热力消毒的餐具和无条件对餐具进行热力消毒的情

况。在餐饮企业应尽可能多用物理消毒法，少用化学药物消毒法。

(2)化学消毒剂的类别

目前，用于餐具消毒的药物基本上是含氯消毒剂，常用的药物品种有漂白粉、漂粉精（次氯酸钙）、优氯净（二氯异氰尿酸钠）、三氯异氰尿酸、次氯酸钠等。含氯药物遇水产生次氯酸，破坏细菌的酶系统，阻碍其新陈代谢，对细菌具有杀灭作用。

(3)化学消毒的条件

使用含氯消毒剂（不包括二氧化氯消毒剂）消毒，要严格按照含氯消毒剂产品说明书标明的要求配制消毒液，消毒液中的有效氯浓度宜在 250 mg/L 以上，将餐具全部浸入配制好的消毒液中 5 min 以上，用自来水冲去餐具表面残留的消毒液。

(4)化学消毒液的配制方法

配制化学消毒液时，无论药物是粉剂还是片剂，都应将其放在合适的容器内，先加少量水调成糊状，再倒入水中。以每片含有效氯 0.25 g 的漂粉精片配制 1 L 的有效氯浓度为 250 mg/L 的消毒液为例：将 1 片漂粉精片碾碎后用少量水调成糊状，倒入事先标好 1 L 刻度线的专用容器中，加自来水至刻度线，搅拌至漂粉精片充分溶解。

(5)化学消毒液有效性的维持

使用化学消毒方法时，应注意消毒液的有效性。使用的消毒剂应处于保质期内，并符合消毒产品相关标准，按照规定的温度等条件贮存；严格按照规定浓度进行配制；固体消毒剂应充分溶解使用；餐具和盛放直接入口食品的容器在消毒前，应先洗涤干净，避免油垢影响消毒效果；餐具和盛放直接入口食品的容器消毒时应完全浸没于消毒液中，保持 5 min 以上，或者按消毒剂产品使用说明操作；使用时，定时测量消毒液中有效消毒成分的浓度，有效消毒成分浓度低于要求时，应立即更换消毒液或适量补加消毒剂；定时更换配制好的消毒液，一般每 4 h 更换一次；消毒后，餐具和盛放直接入口食品的容器表面的消毒液应冲洗干净，并沥干或烘干。

(6)化学消毒的程序

化学药物消毒的程序与物理消毒有所不同，餐具使用化学消毒法消毒后必须用自来水冲去表面残留的消毒液，以消除残留的药物。一般按除渣——洗涤——消毒——清洗（漂洗）的程序进行。而餐具热力消毒一般按除渣——洗涤——清洗（漂洗）——消毒的程序进行。对此应加以区别。

(7)餐具洗消剂的使用

餐具洗消剂是指具有洗涤和消毒效果的单一式混合物。将洗涤、消毒步骤合二为一的做法，具有快速、简便、节能、节约劳动力等多种优点。目前，市场上已有很多这类产品，如复方优氯净、氯溴餐具洗消剂等。

三、餐具、设备和工具的保洁及管理

1.餐具的保洁及管理

经过消毒的餐具要做好保洁工作，防止再污染，否则就失去了消毒的意义。已经消毒完成的餐具应及时放入餐具保洁柜内，或放在蒸汽箱中，待下次使用时再取出。保洁柜应专用，柜门要完整，关闭要严密。未经消毒的餐具、食品容器和私人生活用品不得存放于保洁柜内。保洁柜的材料最好使用瓷砖或不锈钢，以便于做好清洁工作。要防止在保洁柜缝隙内隐藏蟑螂等害虫。在拿取、使用餐具时，不能再用抹布擦拭，以免造成新的污染。

2.设备和工具的保洁及管理

对设备和工具进行保洁及管理时应注意以下几点。

①应建立加工操作设备及工具清洁制度，用于食品加工的设备及工具使用后应洗净，接触直接入口食品的还应进行消毒。

②清洗和消毒时应注意防止污染食品、食品接触面。

③采用化学药物消毒的设备及工具消毒后要彻底清洗。

④已清洗和消毒过的设备和工具，应在保洁设施内定位存放，避免再次受到污染。

⑤用于食品加工操作的设备及工具不得用作与食品加工无关的用途。

四、餐具的卫生评价

在餐饮业，餐具包括碗、盘、碟、勺、匙、筷子以及西餐用的刀、叉等，其使用材质包括塑料、不锈钢、铝、铜、铁、陶瓷、木竹、纸等，对于此类制品我国有专门的安全标准，并由定点厂家生产。

（一）陶瓷餐具的卫生评价

陶瓷包括陶器和瓷器两类。陶器是指经高温热处理工艺所合成的非金属无机材料，常用高岭土、长石、石英等硅酸盐原料，经过加工处理、成形、烧结等生产工序制成，烧结温度在1000℃～1200℃，具有吸水性。瓷器是以长石、石英等原料在1300℃～1500℃条件下烧制而成，具有透光性。陶瓷餐具容器在其表面附有一层釉质（连续玻璃层），它不仅能增强陶瓷的机械强度和表面光泽性，还能增添艺术装饰效果，并使餐具易于清洗。釉上彩装饰的颜料，大都使用一定量的铅化合物作为溶剂，当酸性食物与其接触时，铅将被析出而混入食物中。这种铅被酸性溶液浸泡而溶出的数量，即为“铅溶出量”。

铅的溶出和其他有毒金属如镉的溶出，如果混入食物中，一般是极微量的，但若它在人体内长期蓄积就会对人体健康造成危害。

按照GB 4806.4—2016《食品安全国家标准　陶瓷制品》的规定，食品接触用陶瓷制品的感官要求为上釉制品釉彩均匀，装饰无脱落现象。食品接触用陶瓷制品的理化指标应符合表5－7的规定。

表5－7　食品接触用陶瓷制品的理化指标

项目	指标						检验方法
	扁平制品 mg/dm^2	贮存罐 mg/L	大空心制品 mg/L	小空心制品（杯类除外）mg/L	杯类 mg/L	烹饪器皿 mg/L	
铅（Pb）　≤	0.8	0.5	1.0	2.0	0.5	3.0	GB 31604.34
镉（Cd）　≤	0.07	0.25	0.25	0.30	0.25	0.30	GB 31604.24

近年来，有生物陶瓷餐具、无菌陶瓷餐具等新产品面世。生物陶瓷餐具是由多种天然矿物质经提纯、加工与陶瓷原料一起烧制而成的，具有改变质地等功效。无菌陶瓷餐具对大肠杆菌、金黄色葡萄球菌等具有高效抑制作用，其杀菌、抑菌率可达到95%以上。除此之外，无铅釉绿色餐具是新一代高科技安全产品。

（二）金属餐具的卫生评价

金属餐具是由铁、铝、不锈钢等原料经浇制或冲压成型制成。

1. 铝制餐具

铝制餐具重量轻，经久耐用，使用中表面会形成氧化膜，抗腐蚀性强，较稳定。铝制餐具表面应光洁均匀，无碱渍、油斑，无气泡、砂眼。各种铝制餐具要求必须是精铝制品，不得使用回收铝制作的劣质品，因回收铝来源复杂、杂质多，制品质量不稳定，使用过程中会产生毒性。

2. 铁制餐具

铁制餐具无毒，且对人体健康有益，但应防止生锈。马口铁表面涂锌，不宜用作食品餐具，以免盛装酸性食品时引起急性锌中毒。

3. 不锈钢餐具

不锈钢餐具日益增多，因为用途不同，所以型号很多。不锈钢餐具由铁铬合金掺入镍、钼、钛、锰等微量金属元素合成，某些型号的不锈钢餐具在酸性条件下，会迁移出大量的有害金属如镉等，污染餐饮食品，危害人体健康。不锈钢餐具长时间存放酱油、食盐会遭受腐蚀，也不能用强碱或强氧化剂如苏打、漂白粉洗涤和消毒。

4. 铜制餐具

铜主要用于火锅制作。铜若长期使用可能对人体肝脏等器官有害。不能用铜器存放油脂或煎炸食品。

5. 金银等高级餐具

高级餐具包括金制餐具、银制餐具、象牙制餐具、玉石制餐具等，价格昂贵，适用场合较少，对其研究资料较少。但是金、银属于贵重金属，不能断定这类餐具一定无毒，应从定点厂家购置。

（三）其他餐具的卫生评价

市售餐具还有玻璃餐具、水晶餐具、塑料餐具、木竹餐具等。

1. 玻璃餐具

玻璃餐具是以二氧化硅为原料加入助剂经熔融而成的一类器皿。劣质玻璃制品主要存在澄清剂中三氧化二砷和着色剂中铅、镍、镉等有害金属物的污染，故应选用优质的玻璃制品。

2. 水晶餐具

水晶餐具华丽大方，但具有潜在毒性。水晶制品中的氧化铅含量往往高达20%～30%，用它来盛水，不至于引起铅中毒，但若用它盛酒，酒会将水晶制品中的铅溶解出来并溶于酒中，因此水晶餐具有“美丽的毒品”之称，要合理使用。

3. 塑料餐具

塑料餐具以合成树脂为原料，添加适当的增塑剂、稳定剂、抗氧化剂等助剂制成。用作餐具的塑料原料有高密度聚乙烯、聚丙烯、聚苯乙烯、聚氯乙烯等。其主要卫生问题是某些助剂和裂解产物，以及一些塑料的单体可能存在毒性作用。塑料餐具应符合食品安全国家标准的要求。

4. 木竹餐具

使用木竹餐具在我国有着悠久的历史，木竹餐具主要选用无毒材料制成，但如果外表喷涂油漆，则可能造成食品被污染。这类餐具还可能发生受潮霉变，应在适宜的条件下存放。

（四）食品包装纸的卫生评价

纸是由纤维交织而成的薄的纤维网络。造纸所用的原料主要是植物纤维，如木材、稻草、竹子、芦苇、棉麻等。纸质包装材料主要用于食品的内包装纸、外包装纸、纸盒、纸箱、纸杯、纸-塑复合纸、玻璃纸等。纸包装的优点是可回收利用，有利于环境保护。食品包装纸可能带来的污染物及其来源见表 5－8。

表 5－8　食品包装纸可能带来的污染物及其来源

污染物	污染物的来源
来自作物的污染	由于作物在种植过程中使用过农药，在稻草、甘蔗渣等纸张制作原料中往往含有有毒有害物质
造纸配料	在造纸用的添加物中有亚硫酸钠、松香等。许多企业还在循环水中加入杀菌剂和防腐剂，以防止微生物的作用
增白剂类致癌物	为了使纸增加白度，往往在纸中添加荧光增白剂。荧光增白剂为一种致癌物，应禁止在食品包装中添加
油墨、蜡带来的污染	在纸张进行印刷、涂蜡时，常使用油墨、蜡，有的还掺入一定比例的回收纸。油墨中含有铅、镉及甲苯、二甲苯、多氯联苯，石蜡中含有多环芳烃，废旧回收纸虽可脱去油墨颜料，但铅、镉、多氯联苯等仍可留在纸浆中
软化剂的迁移	玻璃纸是一种经过化学处理的纤维素，常加入软化剂聚乙烯乙二醇。应注意食品包装纸中软化剂的迁移及食品污染的问题

食品接触用纸（包括纸板材料及制品使用）的原料不应对人体健康产生危害，纤维原料应以植物纤维为主，纸面涂覆的蜡应符合食品安全国家标准的相关要求。

GB 4806.8—2016《食品安全国家标准　食品接触用纸和纸板材料及制品》规定："食品接触用纸和纸板材料及制品应色泽正常，无异臭、霉斑或其他污物；浸泡液迁移试验，所得浸泡液不应有着色、异臭等感官性的劣变。"与食品直接接触的纸和纸板材料及制品中的铅、砷残留量以及其他残留物指标应符合表 5－9 的规定，与食用、烹饪或者加工前需经去皮、去壳或清洗的食品接触的纸和纸板材料及制品除外。

表5-9　与食品直接接触的纸和纸板材料及制品中的铅、砷残留量以及其他残留物指标

项　目	指　标
铅(Pb)/(mg/kg)[a]　≤	3.0
砷(As)/(mg/kg)[a]　≤	1.0
甲醛/(mg/dm²)[b]　≤	1.0
荧光性物质 波长254nm和365nm	阴性

[a] 以单位纸或纸板质量的物质毫克数计。

[b] 以单位纸或纸板面积的物质毫克数计。

另外,预期与食品直接接触,且不经过消毒或清洗直接使用的纸和纸板材料及制品的微生物限量应符合表5-10的规定,与食用、烹饪或者加工前需经去皮、去壳或者清洗的食品接触的纸和纸板材料及制品除外。

表5-10　食品接触用纸和纸板材料及制品的微生物限量

项　目	限　量
大肠菌群/(/50cm²)	不得检出
沙门氏菌/(/50cm²)	不得检出
霉菌/(CFU/g)　≤	50

五、与餐具有关的法律、法规

(一)《中华人民共和国食品安全法》的有关规定

《中华人民共和国食品安全法》对餐具的有关规定如下。

①餐具、饮具和盛放直接入口食品的容器,使用前应当洗净、消毒,炊具、用具用后应当洗净,保持清洁。

②餐饮服务提供者应当按照要求对餐具、饮具进行清洗消毒,不得使用未经清洗消毒的餐具、饮具;餐饮服务提供者委托清洗消毒餐具、饮具的,应当委托符合本法规定条件的餐具、饮具集中消毒服务单位。

③餐具、饮具集中消毒服务单位应当具备相应的作业场所、清洗消毒设备或者设施,用水和使用的洗涤剂、消毒剂应当符合相关食品安全国家标准和其他国家标准、卫生规范。

(二)《餐饮服务食品安全操作规范》的有关规定

《餐饮服务食品安全操作规范》对餐用具清洗、消毒和保洁相关的卫生管理作出了规定。

1.餐用具清洗、消毒

《餐饮服务食品安全操作规范》对餐用具清洗、消毒的有关规定如下。

①餐用具使用后应及时洗净，餐饮具、盛放或接触直接入口食品的容器和工具使用前应消毒。

②清洗消毒方法参照《推荐的餐用具清洗消毒方法》，见附录2。宜采用蒸汽等物理方法消毒，因材料、大小等原因无法采用的除外。

③餐用具消毒设备(如自动消毒碗柜等)应连接电源，正常运转。定期检查餐用具消毒设备或设施的运行状态。采用化学消毒的，消毒液应现用现配，并定时测量消毒液的消毒浓度。

④从业人员佩戴手套清洗消毒餐用具的，接触消毒后的餐用具前应更换手套。手套宜用颜色区分。

⑤消毒后的餐饮具、盛放或接触直接入口食品的容器和工具，应符合GB 14934《食品安全国家标准　消毒餐(饮)具》的规定。

⑥宜沥干、烘干清洗消毒后的餐用具。使用抹布擦干的，抹布应专用，并经清洗消毒后方可使用。

⑦不得重复使用一次性餐饮具。

2.餐用具保洁

《餐饮服务食品安全操作规范》对餐用具保洁的有关规定如下。

①消毒后的餐饮具、盛放或接触直接入口食品的容器和工具，应定位存放在专用的密闭保洁设施内，保持清洁。

②保洁设施应正常运转，有明显的区分标识。

③定期清洁保洁设施，防止清洗消毒后的餐用具受到污染。

【知识链接5－1】“五常法”管理模式

“五常法”是日本企业独特的一种管理方法，指整理、整顿、清扫、清洁、素养，其日本语的罗马拼音开头均为S，简称5S。5S在日本民间已流传了200多年，江户时代的日本人，已开始习惯抛掉不想要的东西，以“空”为佳。我国香港质量管理专家何广明教授整理出了基于5S的优质管理方法——“五常法”，即“常组织”“常整顿”“常清洁”“常规范”“常自律”，此法在香港地区推广流行。他的“五常法”管理模式被广泛运用于各个机构中。餐饮业于2000年开始引进“五常法”管理模式。

餐饮业“五常法”管理模式就是运用5S管理的原理，根据餐饮业的特点和实际操作过程，对餐饮业的安全、卫生、品质、效率、形象等进行科学有效的提升，是较为先进的自身卫生管理模式，可以提高餐饮业自身管理水平，消除食品安全隐患，保障消费者的健康。

项目四　餐饮业从业人员的卫生安全管理

餐饮业从业人员个人的卫生与健康是保障餐饮食品安全的重要一环。如果餐饮业从业人员的体内或体表携带食源性病原体，可直接或间接地通过接触加工设备或容器污染食品，进一步传播给消费者，引发食物中毒或其他食源性疾病。经常发生的致病性微生物食物中毒就有通过餐饮业从业人员污染食品引起的。为了减少这种疾病传播的危险，应采取积极有效的措施，加强餐饮业从业人员的健康状况和个人卫生管理。

一、餐饮业从业人员的健康管理

为了预防食品污染引起的食源性传染病的传播和食物中毒的发生，保证消费者的身体健康，餐饮企业应建立并执行从业人员健康管理制度。

（一）餐饮业从业人员健康检查

食品生产经营者应遵循《中华人民共和国食品安全法》，应当建立并执行从业人员健康管理制度。患有霍乱、细菌性和阿米巴性痢疾、伤寒和副伤寒、病毒性肝炎（甲型、戊型）、活动性肺结核、化脓性或者渗出性皮肤病等国务院卫生行政部门规定的有碍食品安全疾病的人员，不得从事接触直接入口食品的工作。

从事接触直接入口食品工作（清洁操作区内的加工制作及切菜、配菜、烹饪、传菜、餐饮具清洗和消毒）的从业人员应取得健康证明后方可上岗，并每年进行健康检查取得健康证明，必要时应进行临时健康检查。

食品安全管理人员应每天对从业人员上岗前的健康状况进行检查。患有发热、腹泻、咽部炎症等病症及皮肤有伤口或感染的从业人员，应主动向食品安全管理人员等报告，暂停从事接触直接入口食品的工作，必要时进行临时健康检查，待查明原因并将有碍食品安全的疾病治愈后方可重新上岗。

（二）餐饮业从业人员需经过安全培训

餐饮服务企业应每年对其从业人员进行一次食品安全培训考核，特定餐饮服务提供者应每半年对其从业人员进行一次食品安全培训考核。培训考核内容为有关餐饮食品安全的法律法规知识、基础知识及本单位的食品安全管理制度、加工制作规程等。培训可采用专题讲座、实际操作、现场演示等方式。考核可采用询问、观察实际操作、答题等方式。对培训考核及时评估效果、完善内容、改进方式。餐饮业从业人员应在食品安全培训考核合格后方可上岗。

（三）建立健康档案

餐饮生产经营单位应为员工建立健康档案，并由专门人员进行管理。管理人员负责登记并留存从业人员健康档案，包括从业人员基本情况、从业人员的健康证明及其体检日期、每天上岗前从业人员健康状况检查记录。从业人员健康档案至少应保存 12 个月。

管理人员负责组织本单位员工的健康检查，建立员工健康申报制度等。新参加或临时参加工作的人员，应经健康检查，取得健康合格证明后方可参加工作。

二、餐饮业从业人员的个人卫生

【案例 5－3】餐饮业从业人员手部的卫生状况

为了解餐饮业从业人员手部的细菌卫生情况，吉林医药学院于 2006 年在事先没有通知的情况下，对某餐饮企业的 3 个连锁店 45 名餐饮从业人员的双手进行了细菌学检验，每店 15 名，其中男性 22 名，女性 23 名。

被检人右手五指并拢，用无菌棉拭子蘸取灭菌生理盐水，在手指曲面从指根到指端往返涂抹 2 次，并擦拭指甲及甲沟，然后在无菌条件下，将棉拭子头剪入 10 mL 的灭菌生理盐水中。按食品微生物学检验方法检测细菌总数和大肠菌群。

检测结果为：从 45 名餐饮业从业人员手部的卫生检验结果来看，洗手后平均细菌总数及大肠菌群阳性数较洗手前有明显降低。女性餐饮业从业人员手部的卫生状况明显优于男性餐饮业从业人员。

细菌学检验结果表明：用流动水洗手可以减少手部的细菌污染。为防止洗手后细菌的再污染，洗完后清洁的手不要接触污染的水龙头开关，也不要用毛巾擦拭，应使用热风干手器吹干。洗手后男性餐饮业从业人员手部细菌平均总数大于女性，说明男性洗手认真程度不如女性。

问题：餐饮业从业人员如何注意个人卫生？

（一）衣着卫生

餐饮业从业人员工作时应穿着干净、整洁的工作服。工作服应准备每人每季两套或以上，以保持定期换洗，应保持平整、洁净、无破损，制作面料应采用容易清洗并能保持清洁的布料，统一的浅色工作服比深色工作服更显得整齐、卫生，弄脏了也容易发现。工作服可按其工作的场所从颜色或样式上进行区分，如粗加工、烹饪、仓库、清洁等。工作服上不能有珠宝、金属饰件等各种容易脱落的装饰品；工作服的上半部分不应有口袋，防止口袋中的笔记本、笔等物品滑落进入食品容器或食品加工机械。平常应对工作服上松动的扣子和标牌经常检查，以便能及时防止它们落入食品中。餐饮加工、服务人员工作时应禁止佩戴珠宝和首饰等，防止偶然落入而污染食品。工作服应有清洗保洁制度，定期进行更换，保持清洁。接触直接入口食品的从业人员的工作服应每天更换。从业人员离开食品处理区时应换下工作服，不得将工作服穿出食品处理区域。

头发及头皮屑常常带有大量的致病微生物，预防食品被头发污染的常用方法是戴工作帽，凡是进入加工现场的人员，包括餐厅服务人员，都应佩戴工作帽。戴帽时应将全部头发都罩在帽中，面部正面头发也应整理进去，头发在洗手前就应整理好。洗手后，或在食品加工区和服务区内，均不应摸头发，任何时间，只要摸了头发就应立即洗手。

接触直接入口食品的操作人员应坚持戴口罩。人的口腔、鼻腔、咽喉、气管等处带有各种病原微生物，这些病原微生物可通过呼吸、说话、打喷嚏排出体外。因此，凡制作和销售直接入口食品的从业人员，都应戴干净的口罩进行操作，以防污染食品。

接触直接入口食品的操作人员在操作时，是否应戴手套，现在还存在争议。目前，大多数餐饮企业所使用的手套是消毒过的、无缝口的、一次性的，能阻止皮肤上的致病因子进入食品。但不能因为戴上手套就养成工作前不洗手的习惯，当手套偶有破裂时，皮肤表面的细菌等致病因子会很快进入食品。因此，不仔细、认真地使用手套，会带来更多的卫生问题，也会造成食品的污染。所以在餐饮企业的冷餐间、水果间、裱花间的直接入口食品的操作人员，应多强调认真洗手、消毒，接触食品这只手要戴手套，使用手套后，应加强手套的回收管理。

对于清洁工和从事初加工的人员，最好穿着橡胶围裙和舒适的鞋靴，鞋靴应保持清洁，只能在工作时穿着，避免从室外将病菌带入室内。

（二）手的卫生

手是肠道传染病传播的重要途径。手在人们一天的生活中接触东西多，梳头、穿衣、提鞋、剔牙、抠鼻、挖耳、翻书、数钱、上卫生间等都离不开手。手能把存在于粪便、鼻腔、皮肤和其他部位的病原体传播到食品上。餐饮生产经营过程中从业人员的手与食品接触最多，是食品污染的重要途径。

有试验证明，将手指在琼脂培养基表面按印后细菌生长旺盛，证明手上有无数细菌存在。如果一个人在第一次按印之后进行了洗手，然后在第二个相同的琼脂培养基表面按印，常可见仅有少数几个细菌。可见经过洗手后，手上的细菌数可降至很低，但是手上残留的少数细菌和空气中细菌对手的污染，在几个小时后便迅速而大量繁殖，若不再次洗手，也可造成食品的细菌污染。

卫生操作习惯不良的食品生产经营人员接触生食品或食品原料后（如生猪肉或生家禽产品等）不洗手，然后又去摸已做好的熟食品，就会危害到消费者健康。此外，在食品生产经营过程中用手摸头或头皮瘙痒，是手指被污染的一个重要途径，头发中的各种致病微生物可通过此行为污染到手指。指甲是手指的一个重要污染源，指甲缝隙中所藏的致病微生物、灰尘等均能污染到食品上。洗手的具体要求如下。

1.洗手的设施

食品处理区内应设置足够数目的洗手设施，其位置应设置在方便从业人员使用的区域。洗手消毒设施附近应设有相应的清洗、消毒用品和干手设施。员工专用洗手消毒设施附近应有洗手消毒方法标识。水龙头宜采用脚踏式、肘动式或感应式等非手动式开关或可自动关闭的开关，并宜提供温水，在冬季洗手消毒效果好。洗手用的消毒液，目前常用碘伏、氯己定、异丙醇、体积分数为75％的乙醇等。

对洗手设施的卫生情况，管理人员应每天检查，并保证洗手液和消毒液的充足和有效，如发现损坏应及时维修，保证其清洁卫生，正常运转。

2.洗手的时机

在以下情况时必须彻底洗手：①开始接触食品工作之前；②大小便以后；③接触生肉、蛋、蔬菜及不干净的餐具、容器等之后；④休息、打电话以后以及从事与生产无关或可能会污染双手的其他活动（如处理货箱、执行清洁任务）之后；⑤洗手后经过 2 h 继续烹饪加工食品时；⑥触摸耳朵、鼻子、头发、口腔或身体其他部位后；⑦操作期间应经常洗手。

3.洗手的步骤

洗手的具体步骤如下。

①打开水龙头，用自来水(宜为温水)将双手弄湿。

②双手涂上皂液或洗手液等。

③双手互相搓擦 20 s(必要时，以洁净的指甲刷清洁指甲)。工作服为长袖的应洗到腕部，工作服为短袖的应洗到肘部。

④用自来水冲净双手。

⑤关闭水龙头(手动式水龙头应用肘部或以清洁纸巾包裹水龙头将其关闭)。

⑥用清洁纸巾、卷轴式清洁抹手布或干手机干燥双手。

4.标准的手部清洗方法

标准的手部清洗方法图见图 5－1。

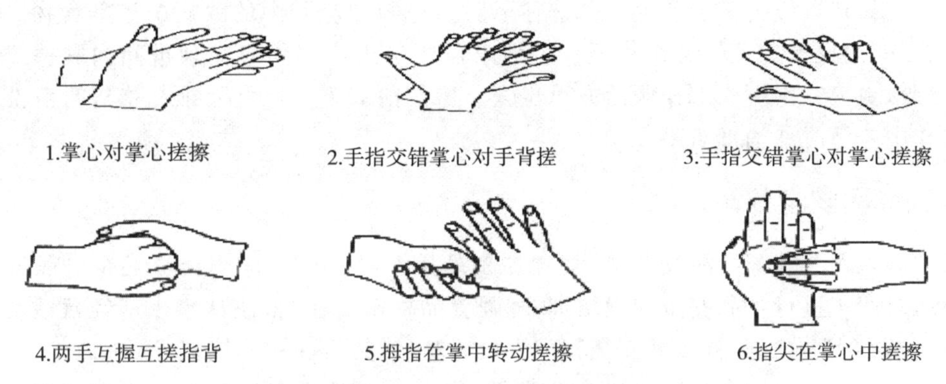

图 5－1　标准的手部清洗方法图

5.标准的手部消毒方法

对于接触直接入口食品的从业人员，如凉菜间的从业人员，接触食品前必须洗手、消毒。消毒手部前应先洗净手部，然后参照以下方法消毒：①将洗净后的双手在消毒剂水溶液中浸泡 20 s～30 s，用自来水将双手冲净；②取适量的乙醇类速干手消毒剂于掌心，按照标准的清洗手部方法充分搓擦双手 20 s～30 s，搓擦时保证手消毒剂完全覆盖双手皮肤，直至干燥。

【知识链接 5－2】洗手和消毒的重要作用

郇彩凤等人于 2005 年 4—7 月，对山东省莱芜市区内 41 人(从直接接触食品的餐饮从业人员中随机抽出)进行了双手的卫生状况调查。菌落总数检出结果：岗前菌落总数平均值为 346.80 CFU/cm^2，洗手后菌落总数平均值为 96.50 CFU/cm^2，用 75%的乙醇消毒后菌落总数平均值为 30.17 CFU/cm^2。大肠菌群检出结果：洗手前检出 2 名，分别为 4 MPN/100 cm^2 和 9 MPN/100 cm^2，清洗和消毒后均＜3 MPN/100 cm^2。以上结果表明：从业人员双手经清洗和消毒后带菌率减少 90%以上，效果显著。

三、餐饮业从业人员的卫生操作标准

良好的个人卫生是良好生产环境的保证，良好的卫生操作习惯是提高食品卫生质量的重要因素。餐饮企业应重视对从业人员不良卫生习惯的纠正。

为防止食品污染，餐饮业从业人员个人卫生操作应做到：不在操作场所吃东西或随地吐痰，不在工作时挖鼻孔、掏耳朵、剔牙，不对着食品打喷嚏，不用勺子直接尝味，不把私人物品带入工作场所。

餐饮业从业人员应坚持勤洗手和剪指甲、勤洗澡和理发、勤洗衣服和被褥、勤换工作服和毛巾。餐饮业从业人员上班前不吃大蒜、大葱、槟榔等以免呼出带有异味的气体，给客人带来不愉快的心情，影响就餐情绪。

专间操作人员进入专间时应先在预进间内进行二次更衣，穿着整洁的专用工作衣帽并佩戴口罩，口罩应把鼻子和嘴全部遮住以防止口腔和鼻腔内的致病菌污染食物。不得从事与专间内操作无关的工作。工作上遇事需要走出凉菜间应在预进间内脱掉二次更衣工作服，更换一次更衣工作服后方可出去。操作前双手（含手腕）须严格进行清洗和消毒，操作中应适时地消毒双手。

四、食品安全教育

《中华人民共和国食品安全法》规定："食品生产经营企业应当建立健全食品安全管理制度，对职工进行食品安全知识培训，加强食品检验工作，依法从事生产经营活动。食品生产经营企业应当配备食品安全管理人员，加强对其培训和考核。"

《中华人民共和国食品安全法实施条例》规定："食品生产经营企业应当加强对食品安全管理人员的培训和考核。食品安全管理人员应当掌握与其岗位相适应的食品安全法律、法规、标准和专业知识，具备食品安全管理能力。"国家将食品安全知识纳入国民素质教育内容，普及食品安全科学常识和法律知识，提高全社会的食品安全意识。

各类食品生产经营单位负责人和主要从业人员每人每年应接受食品安全集中专业培训。新从业人员上岗前必须经过食品安全法规教育及相应技术培训，经考核合格后才能上岗。培训内容应根据人员、工作岗位的不同而设置。对于企业的负责人，应加强食品安全法律、法规与科学知识、行业道德伦理的培训；对于企业的管理人员，除了相关的食品安全法律、法规与科学知识、行业道德伦理的培训外，还要有食品安全知识和标准、食品安全管理技能、食品安全事故应急处置能力等内容；对于相关生产操作人员主要进行相关的食品安全法律、法规和行业道德伦理及具体操作技能的培训。

餐饮企业对培训工作要有每年的培训计划，使培训工作做到制度化、常态化，按计划实施培训工作。培训可采取多种形式，针对从业人员，应开展卫生宣传教育工作，其形式有以下几种：

1. 讲座或讲习

举办讲座或讲习会。利用开工前、工作结束后、中途休息时间进行。具体日期、内容要提前与经理及各部门协商。教学时可以采用录像、幻灯投影、多媒体等手段，使教学内容形象、直观。有黑板便于书写、张贴宣传材料。听课人数以每次 30 人为好，人多的企业可分批进行。讲授内容应通俗易懂，尽量使职工了解“如何做”“为什么”。

2.举办卫生竞赛活动

在个人卫生、包干区环境卫生等方面定期组织评优活动，评出优秀员工，给予奖励。

3.制作宣传材料

如制作穿戴须知、洗手程序、餐具消毒程序、公筷和公勺标识等内容的挂图、标语、制度牌悬挂于明显处。

4.以典型案例组织教学

对员工的违法行为、不卫生习惯，采取批评、教育、制止等道德规范范畴内的教学，也可对员工进行罚款、调离工作岗位，甚至取消录用合同等行政措施。通过抓典型案例来强化服务卫生行为。

【知识链接5-3】餐厅服务人员的仪容要求

面部：要求面颜容光焕发，充满活力；女服务员应化淡妆；男服务员要常修面，不留胡须和大鬓角。

头发：一般留短发，要求整洁干净，发型大方得体。女服务员如留长头发，上班时间应将长发束扎起；男服务员发不过耳，长不过领。

手：保持清洁，不留长指甲，不涂指甲油。

香水：切忌使用浓郁刺鼻的香水。

个人卫生：注意保持头发、皮肤、牙齿、手指的清洁，口腔的清新。要勤理发、洗头、修面；勤洗澡、更衣；勤剪指甲，勤洗手。上班前，应认真地对从头到脚的各部位的外表进行检查，绝不能疏忽了任何一方面。切记不可在餐厅有客人的地方化妆和梳头，整理仪容应到指定化妆间或更衣室。

【思考与训练】

一、解释基本概念

分餐制，煮沸消毒，陶器，瓷器，餐巾

二、问答题

1.餐厅选址的常见卫生问题有哪些？

2.针对地毯地面有哪些卫生要求？

3.集中式通风的特点是什么？

4.铁制餐具的卫生评价是什么？

5.标准的清洗手部方法是什么？

三、客观题

(一)单项选择题

1.餐具蒸汽消毒恰当的控制条件应保持100℃作用(　　)以上。

A. 5 min　　B. 10 min　　C. 15 min　　D. 20 min

2. 从事接触直接入口食品工作的从业人员应当每（　　）进行健康检查取得健康证明，必要时应进行临时健康检查。

A. 半年　　B. 一年　　C. 两年　　D. 三年

3. 手洗餐具时需要 2 个～3 个洗涤池，其正确的洗涤方法为（　　）。

A. 准备、洗涤、漂洗　　B. 准备、漂洗、洗涤

C. 准备、洗涤、消毒　　D. 准备、消毒、洗涤

4. 餐厅设施及用品的卫生要求中，说法不正确的是（　　）。

A. 凡与食品直接接触的用具使用完毕后应洗涤、消毒、干燥，然后放入橱柜中备用

B. 客人所用酒杯，一人一杯，不允许连续多人使用，也不允许只洗涤不消毒

C. 酒柜及其他用品柜要不定期擦拭干净，可用漂白粉液预防性擦拭消毒

D. 贮藏室要经常保持干净，不能遗留糖渍、酒渍，以免诱入苍蝇或蟑螂等害虫

（二）多项选择题（至少选择两项）

1. 餐饮业从业人员上岗时应遵守的个人卫生要求为（　　）。

A. 穿戴清洁的工作服、工作帽

B. 有腹泻、化脓性皮肤病不得上岗

C. 不涂指甲油和佩戴戒指

D. 保持个性化发型

E. 保持手的清洁卫生

2. 凡患有（　　）疾病的患者不得从事直接入口食品生产经营活动。

A. 心脏病　　B. 化脓性或者渗出性皮肤病

C. 高血压、糖尿病　　D. 病毒性肝炎

E. 痢疾、伤寒

3. 接触直接入口食品的操作人员在下列哪些情形时应洗手？（　　）

A. 处理食物前，处理生食物后

B. 处理弄污的设备或饮食用具后

C. 咳嗽、打喷嚏或擤鼻子后

D. 触摸耳朵、鼻子、头发、口腔或身体其他部位后

E. 接打电话后

4. 下列哪些人员必须进行健康检查，取得健康证明后方可参加工作？（　　）

A. 每日给餐厅运送原料的生产经营人员

B. 餐饮企业专职原料采购人员

C. 体检满一年后接触直接入口食品的工作人员

D. 办好健康证后休假一个月再上岗的食品工作人员

E. 新参加工作的烹饪岗位工作人员

5. 餐厅空气中可能存在的化学性污染物有（　　）。

A. 一氧化碳　　B. 甲醛　　C. 二氧化碳　　D. 氮气

E. 可吸入颗粒物

6. 通风是保证室内空气卫生质量的主要措施，一般采用的方式有（　　）。

A. 岗位通风　　B. 全员通风　　C. 空调通风　　D. 机械通风
E. 自然通风

(三)判断题

1. 从事食品加工人员在出入工作区前、使用卫生间后、休息后,必须用流动的水洗手。(　　)

2. 直接接触食品的工作人员,不得留长指甲、涂指甲油,可以戴戒指。(　　)

3. 煮沸消毒的条件控制应保持100℃作用20 min以上。(　　)

4. 由于红外线消毒属于干热消毒,消毒时间比湿热消毒时间短。(　　)

5. 患有霍乱、痢疾、伤寒和副伤寒、病毒性肝炎(甲型、戊型)、活动性肺结核、化脓性或者渗出性皮肤病等疾病人员,不得从事接触直接入口食品的工作。(　　)

6. 餐饮服务企业应每年对其从业人员进行一次食品安全培训考核。(　　)

四、综合训练题

一家饭店的餐饮部经理第二天早晨要安排一场大型早餐宴会,他指派炊事人员准备两桶冻橘汁,装在镀锌铁皮桶内冷藏备用。第二天早餐,服务人员把冻橘汁分装在玻璃杯内送给客人。

试分析这样的做法不安全之处在哪里?请给出改进建议。

单元六　餐饮业食品安全管理与控制

【知识目标】

1. 了解 GMP、SSOP、HACCP 及 ISO 9000 的含义，以及四者之间的关系，理解 HACCP 的 7 个基本原理及制定 HACCP 计划的方法。

2. 理解《餐饮服务食品安全操作规范》的相关内容，及做好餐饮服务食品安全管理的要求。

3. 了解餐饮业食品安全监督管理的内容，及如何确定信誉等级和监督频次。

【能力目标】

1. 能够应用有关食品安全管理法规，开展餐饮业食品安全管理工作。

2. 能够结合实际情况实施餐饮业 HACCP 计划。

项目一　现代食品安全控制技术

【案例 6－1】“土炕酸菜”事件

2022 年，央视“3·15”晚会曝光了“土坑酸菜”的生产内幕。一组组令人“瞠目结舌”的镜头出现在观众眼前：工人们有的穿着拖鞋，有的光着脚，踩在酸菜上，有的甚至一边抽烟一边干活，抽完的烟头直接扔到酸菜上……。

这些酸菜是在一片农田里、利用土坑腌制法生产的。这种“土坑酸菜”存在严重的卫生和安全问题。该问题企业为多家知名食品企业代加工酸菜制品，也为一些方便面生产企业代加工老坛酸菜包。据相关企业生产负责人介绍：企业自己收购新鲜蔬菜腌制酸菜，质量可以有保证，但由于企业腌渍池子不够用，往往会收购外面的“土坑酸菜”，就难免里面混有树枝、田螺、羽毛、烟蒂等杂物。有的厂家为保证酸菜不发黑腐烂，在加工过程中有时会超量添加防腐剂，夏天一般会超量 2 倍～10 倍使用。

在晚会曝光后，相关企业第一时间对有问题的酸菜包产品进行了封存，并在市场监督管理局的参与下一起进行了质量检测。

问题：为了加强餐饮食品安全管理工作，餐饮业如何执行、实施餐饮食品安全管理、监督和自检工作？

一、概述

食品安全是全球关注的热点，它关系到人类的健康和国计民生。近年来，我国接连发生多起恶性食品安全事件。例如，2008 年“三聚氰胺奶粉事件”，2014 年上海“福喜事件”，2019 年山东烟台系列制售假酒案等，严重损害了人们的身心健康。努力建立从农作物和动物的种植、养殖、初加工到终产品出厂直至运输、销售的全过程（从农田到餐桌）的现代食品安全管理体系，已成为目前全社会最迫切的要求。为保证食品安全，国际上一系列先进的食品安全管理方法与手段应运而生，如 GMP（良好操作规范）、SSOP（卫生标准操作程序）、HACCP（危害分析与关键控制点）、ISO 9000（质量管理体系标准）等，对这些方法的有机运用，能够有效地提升食品安全管理水平。《中华人民共和国食品安全法》明确提出：“国家鼓励食品生产经营企业符合良好生产规范要求，实施危害分析与关键控制点体系，提高食品安全管理水平。”

（一）GMP、SSOP、HACCP 和 ISO 9000 的含义

良好操作规范（good manufacturing practice，GMP），适用于所有的食品企业，规定了与食品卫生质量有关的硬件设施维护和人员卫生管理要求。其主要目的是确保食品企业生产和加工出卫生、安全的食品。我国食品卫生生产规范属于具有法律效力的 GMP 法规。《食品安全国家标准　食品生产通用卫生规范》（GB 14881—2013）规定了我国食品企业在加工过程、原料采购、运输、贮存、工厂设计与设施等方面的基本卫生要求及管理准则。

卫生标准操作程序（sanitation standard operation procedure，SSOP），是食品加工企业为了满足食品安全的要求，确保加工过程中消除不良因素，在卫生环境和加工过程等方面所需实施的具体程序。

危害分析与关键控制点（hazard analysis and critical control point，HACCP），是目前国际上应用最广泛的监控食品安全的有效防范体系。HACCP 是一个动态的、可变化的预防性控制体系，主要以预防食品安全问题为基础，是防止食品危害造成人类疾病的有效方法。生产商可以通过此体系来界定在食品生产过程中的监控点，通过控制监控点来预防“危机”的产生，从而降低甚至防止各类食品污染（包括微生物、化学和物理三方面）。

ISO 9000 族标准是国际标准化组织（ISO）为了促进国际贸易，消除各国标准不统一造成的技术障碍，于 1987 年 3 月正式发布的针对质量管理的系列标准，包括 5 个核心标准：ISO 9000、ISO 9001、ISO 9002、ISO 9003、ISO 9004。经过多年的更新、完善及协调性发展，ISO 9000 族标准历经 1994 版、2000 版、2008 版、2015 版，形成了新的 ISO 9000 族标准。2015 版 ISO 9000 族核心标准有 ISO 9000：2015《质量管理体系　基础和术语》、ISO 9001：2015《质量管理体系　要求》、ISO 9004：2018《质量管理　组织的质量　实现持续成功指南》和 ISO 19011：2018《管理体系审核指南》。

（二）GMP、SSOP、HACCP 与 ISO 9000 之间的关系

GMP 是政府制定的食品生产加工企业必须达到的强制性的基本条件；SSOP 是根据

GMP中相关管理要素而制定的卫生控制程序。GMP的规定是原则性的，其目的是保证生产出符合安全卫生要求的食品；SSOP的规定是具体的，其目的是使企业达到GMP的要求。

GMP、SSOP、HACCP共同的目的都是使企业具有完善、可靠的食品安全质量保证体系，确保生产出安全的食品。GMP、SSOP控制的是一般的食品卫生方面的危害，HACCP则是在此基础上重点控制食品安全方面的显著危害，即使企业能集中精力严格有效地控制那些可能给消费者带来不可接受的伤害。因此，GMP、SSOP是有效建立和实施HACCP计划的前提条件。GMP、SSOP与HACCP三者的关系如图6－1所示。ISO 9000系列标准作为通用的质量管理体系，对组织进行食品安全管理起到积极的支持作用，弥补了上述3种管理手段的不足。但要注意的是，ISO 9000系列标准同HACCP两者不能相互替代，因为两个体系关注的重点不一样。

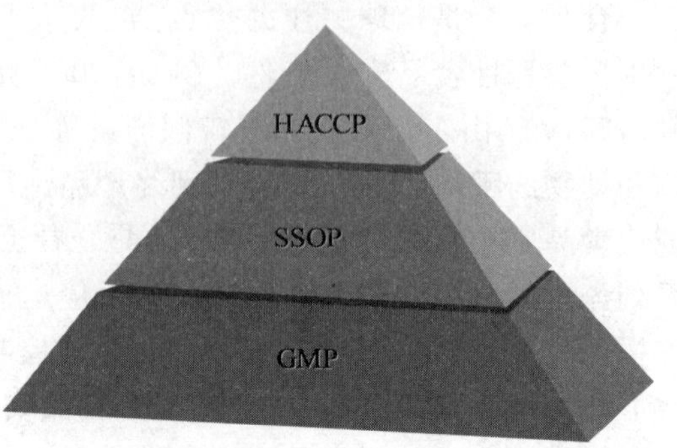

图6－1　GMP、SSOP与HACCP三者的关系

保证食品产品的卫生质量，应当综合利用GMP、SSOP、HACCP、ISO 9000等先进的管理手段，使它们相互结合、相互弥补，充分发挥出各种手段的优势，最大限度地保障消费者的健康。

二、食品良好操作规范（GMP）

1963年，美国食品药品监督管理局（FDA）制定并发布了世界上第一部药品的良好操作规范（GMP），目的在于确保并提高药品的品质，防止劣质药的产生。在药品GMP取得良好成效之后，1969年美国又发布了《食品制造、加工、包装、贮存的现行良好操作规范》。1969—1985年，世界卫生组织（WHO）、国际食品法典委员会（CAC）积极推荐GMP，让各个国家积极引进食品GMP。我国食品GMP的应用始于20世纪80年代中期，到目前为止，我国规模食品企业已普遍采用食品GMP，部分大型餐饮连锁企业也已引入食品GMP。

（一）GMP的分类

1. 根据制定机构分类

（1）具有国际性质的GMP

如世界卫生组织（WHO）的GMP，东南亚国家联盟的GMP等。

（2）国家权力机关颁布的GMP

如中华人民共和国国家卫生健康委员会及国家药品监督管理局颁布的GMP，英国卫生和社会保险部、日本厚生省等政府机关制定的GMP。

（3）行业组织制定的GMP

可作为同类食品企业共同参照、自愿遵守的管理规范。

(4)食品企业制定的 GMP

食品企业自己制定的 GMP,可以作为企业内部管理的规范。

2. 根据法律效力分类

(1)强制性 GMP

如 GB 17405—1998《保健食品良好生产规范》是国家权力机构颁布的、强制性的 GMP。

(2)指导性 GMP

由国家、有关政府或行业组织、协会制定并推荐给食品企业参照执行,但遵守自愿的原则,不执行不属于违法行为。

(二)GMP 的内容

GMP 规定了食品加工企业或大型餐饮企业必须达到的最基本的条件,也是实施 HACCP 体系的前提条件。通过采用 GMP 对食品、餐饮企业进行质量管理的国家,已取得了显著的社会效益和经济效益。GMP 的内容可概括为硬件和软件两个部分。硬件是指厂区环境、厂房、设备、卫生设施等方面的技术要求;软件是指对人员、生产工艺、生产行为、管理机构、管理制度和记录、教育培训等方面的管理要求。具体内容规定如下:

①厂区周围环境良好,不得有污染源;

②对厂区与车间布局、设备配置、地面、屋顶、墙壁、门窗、通风设施、给排水、照明及洗手设施等提出要求;

③对其材质、设计和构造、生产设备布置、检验仪器配备等提出要求;

④对人员素质、教育与培训等提出要求;

⑤对管理机构、质量管理部门的任务及生产过程管理和原料、半成品、成品的品质管理提出要求;

⑥提出成品贮存的注意事项及运输工具、运输作业的要求;

⑦对维修与保养工作、清洗与消毒工作、除虫与灭害管理、污水与污物的管理、卫生设施管理、健康管理等提出要求。

(三)食品 GMP 的认证

食品良好操作规范是一种自主性的质量保证制度,为了提高消费者对食品良好操作规范的认知和信赖,一些国家和地区开展了食品良好操作规范的自愿认证工作。实施 GMP 认证已成为食品生产经营行业的一种发展趋势。申请 GMP 认证,使企业有法可依、有章可循,在不断提高自身管理水平的同时,也扩大了产品的知名度,增强了市场竞争力。食品 GMP 认证工作程序包括:申请受理、资料审查、现场勘验评审、产品抽验、认证公示、颁发证书、跟踪考核等步骤。在我国餐饮企业中实行 GMP 的还很少,因此,有必要在餐饮业大力推广 GMP,以提高餐饮食品质量安全。

三、餐饮服务食品安全操作规范

为了加强对餐饮业食品安全的监管,我国先后发布了《餐饮业和集体用餐配送单位卫生规范》（卫生部，2005）、《餐饮服务食品安全操作规范》（国家食品药品监督管理局，2011）。随着《中华人民共和国食品安全法》的修订，为了适应新的食品安全形势的需要，2018 年 6 月，国家市场监督管理总局修订了《餐饮服务食品安全操作规范》（以下简称《规范》）。

《规范》充分参考借鉴了国际先进的管理经验，强化风险防控，压实主体责任，鼓励高质量发展，是对餐饮业最先进、实用、更高要求的操作规范，又是餐饮业必须遵循的技术标准。《规范》从场所与设施设备、过程控制机构及人员管理等方面，规范餐饮服务经营行为，强化餐饮服务食品安全过程控制，提升餐饮服务管理水平，保障消费者饮食安全。本书就《规范》中的加工制作，供餐、用餐与配送，食品安全管理等内容做了如下阐述。另外，《规范》就餐饮服务场所相关名词关系，进货查验与食品留样记录表格样式，餐饮服务场所、设施、设备及工具清洁方法，餐饮服务业特定的生物性危害、相关食品及控制措施等方面进行了简要说明，具体见附录 3～附录 7。

（一）加工制作

1. 加工制作基本要求

①加工制作的食品品种、数量与场所、设施、设备等条件相匹配。

②加工制作食品过程中，应采取下列措施，避免食品受到交叉污染：

——不同类型的食品原料、不同存在形式的食品（原料、半成品、成品）分开存放，其盛放容器和加工制作工具分类管理、分开使用，定位存放；

——接触食品的容器和工具不得直接放置在地面上或者接触不洁物；

——食品处理区内不得从事可能污染食品的活动；

——不得在辅助区（如卫生间、更衣区等）内加工制作食品、清洗消毒餐饮具；

——餐饮服务场所内不得饲养和宰杀禽、畜等动物。

③加工制作食品过程中，不得存在下列行为：

——使用非食品原料加工制作食品；

——在食品中添加食品添加剂以外的化学物质和其他可能危害人体健康的物质；

——使用回收食品作为原料，再次加工制作食品；

——使用超过保质期的食品、食品添加剂；

——超范围、超限量使用食品添加剂；

——使用腐败变质、油脂酸败、霉变生虫、污秽不洁、混有异物、掺假掺杂或者感官性状异常的食品、食品添加剂；

——使用被包装材料、容器、运输工具等污染的食品、食品添加剂；

——使用无标签的预包装食品、食品添加剂；

——使用国家为防病等特殊需要明令禁止经营的食品（如织纹螺等）；

——在食品中添加药品（按照传统既是食品又是中药材的物质除外）；

——法律、法规禁止的其他加工制作行为。

④对国家法律、法规明令禁止的食品及原料，应拒绝加工制作。

2. 加工制作区域的使用

①中央厨房和集体用餐配送单位的食品冷却、分装等应在专间内进行。

②下列食品的加工制作应在专间内进行：

——生食类食品；

——裱花蛋糕；

——冷食类食品[③除外]。

③下列加工制作既可在专间也可在专用操作区内进行：

——备餐；

——现榨果蔬汁、果蔬拼盘等的加工制作；

——仅加工制作植物性冷食类食品(不含非发酵豆制品)；对预包装食品进行拆封、装盘、调味等简单加工制作后即供应的；调制供消费者直接食用的调味料。

④学校(含托幼机构)食堂和养老机构食堂的备餐宜在专间内进行。

⑤各专间、专用操作区应有明显的标识，标明其用途。

3. 粗加工制作与切配

①冷冻(藏)食品出库后，应及时加工制作。冷冻食品原料不宜反复解冻、冷冻。

②宜使用冷藏解冻或冷水解冻方法进行解冻，解冻时合理防护，避免受到污染。使用微波解冻方法的，解冻后的食品原料应被立即加工制作。

③应缩短解冻后的高危易腐食品原料在常温下的存放时间，食品原料的表面温度不宜超过 8℃。

④食品原料应洗净后使用。盛放或加工制作不同类型食品原料的工具和容器应分开使用。盛放或加工制作畜肉类原料、禽肉类原料及蛋类原料的工具和容器宜分开使用。

⑤使用禽蛋前，应清洗禽蛋的外壳，必要时消毒外壳。破蛋后应单独存放在暂存容器内，确认禽蛋未变质后再合并存放。

⑥应及时使用或冷冻(藏)贮存切配好的半成品。

4. 成品加工制作

(1)专间内加工制作

①专间内温度不得高于 25℃。

②每餐(或每次)使用专间前，应对专间空气进行消毒。消毒方法应遵循消毒设施使用说明书要求。使用紫外线灯消毒的，应在无人加工制作时开启紫外线灯 30 min 以上并做好记录。

③由专人加工制作，非专间加工制作人员不得擅自进入专间。进入专间前，加工制作人员应更换专用的工作衣帽并佩戴口罩。加工制作人员在加工制作前应严格清洗消毒手部，加工制作过程中适时清洗消毒手部。

④应使用专用的工具、容器、设备，使用前使用专用清洗消毒设施进行清洗消毒并保持清洁。

⑤及时关闭专间的门和食品传递窗口。

⑥蔬菜、水果、生食的海产品等食品原料应清洗处理干净后，方可传递进专间。预包装食品和一次性餐饮具应去除外层包装并保持最小包装清洁后，方可传递进专间。

⑦在专用冷冻或冷藏设备中存放食品时，宜将食品放置在密闭容器内或使用保鲜膜

等进行无污染覆盖。

⑧加工制作生食海产品，应在专间外剔除海产品的非食用部分，并将其洗净后，方可传递进专间。加工制作时，应避免海产品可食用部分受到污染。加工制作后，应将海产品放置在密闭容器内冷藏保存，或放置在食用冰中保存并用保鲜膜分隔。放置在食用冰中保存的，加工制作后至食用前的间隔时间不得超过1 h。

⑨加工制作裱花蛋糕，裱浆和经清洗消毒的新鲜水果应当天加工制作、当天使用。蛋糕胚应存放在专用冷冻或冷藏设备中。打发好的奶油应尽快使用完毕。

⑩加工制作好的成品宜当餐供应。

⑪不得在专间内从事非清洁操作区的加工制作活动。

(2)专用操作区内加工制作

①由专人加工制作。加工制作人员应穿戴专用的工作衣帽并佩戴口罩。加工制作人员在加工制作前应严格清洗消毒手部，加工制作过程中适时清洗消毒手部。

②应使用专用的工具、容器、设备，使用前进行消毒，使用后洗净并保持清洁。

③在专用冷冻或冷藏设备中存放食品时，宜将食品放置在密闭容器内或使用保鲜膜等进行无污染覆盖。

④加工制作的水果、蔬菜等，应清洗干净后方可使用。

⑤加工制作好的成品应当餐供应。

⑥现调、冲泡、分装饮品可不在专用操作区内进行。

⑦不得在专用操作区内从事非专用操作区的加工制作活动。

(3)烹饪区内加工制作

1)一般要求

①烹饪食品的温度和时间应能保证食品安全。

②需要烧熟煮透的食品，加工制作时食品的中心温度应达到70℃以上。对特殊加工制作工艺、中心温度低于70℃的食品，餐饮服务提供者应严格控制原料质量安全状态，确保经过特殊加工制作工艺制作成品的食品安全。

③盛放调味料的容器应保持清洁，使用后加盖存放，宜标注预包装调味料标签上标注的生产日期、保质期等内容及开封日期。

④宜采用有效的设备或方法，避免或减少食品在烹饪过程中产生有害物质。

2)油炸类食品

①选择热稳定性好、适合油炸的食用油脂。

②与炸油直接接触的设备、工具内表面应为耐腐蚀、耐高温的材质（如不锈钢等），易清洁、维护。

③油炸食品前，应尽可能减少食品表面的多余水分。油炸食品时，油温不宜超过190℃。油量不足时，应及时添加新油。定期过滤在用油，去除食物残渣。鼓励使用快速检测方法定时测试在用油的酸价、极性组分等指标。定期拆卸油炸设备，进行清洁维护。

3)烧烤类食品

①烧烤场所应具有良好的排烟系统。

②烤制食品的温度和时间应能使食品被烤熟。

③烤制食品时，应避免食品直接接触火焰或烤制温度过高，减少有害物质产生。

4）火锅类食品

①不得重复使用火锅底料。

②使用醇基燃料（如酒精等）时，应在没有明火的情况下添加燃料。使用炭火或煤气时，应通风良好，防止一氧化碳中毒。

5）糕点类食品

①使用烘焙包装用纸时，应考虑颜色可能对产品的迁移，并控制有害物质的迁移量，不应使用有荧光增白剂的烘烤纸。

②使用自制蛋液的，应冷藏保存蛋液，防止蛋液变质。

6）自制饮品

①加工制作现榨果蔬汁、食用冰等的用水，应为预包装饮用水、使用符合相关规定的水净化设备或设施处理后的直饮水、煮沸冷却后的生活饮用水。

②自制饮品所用的原料乳，宜为预包装乳制品。

③煮沸生豆浆时，应将上涌泡沫除净，煮沸后保持沸腾状态 5 min 以上。

5. 食品添加剂使用

①使用食品添加剂的，应在技术上确有必要，并在达到预期效果的前提下尽可能降低使用量。

②按照 GB 2760《食品安全国家标准　食品添加剂使用标准》规定的食品添加剂品种、使用范围、使用量，使用食品添加剂。不得采购、贮存、使用亚硝酸盐（包括亚硝酸钠、亚硝酸钾）。

③专柜（位）存放食品添加剂，并标注“食品添加剂”字样。使用容器盛放拆包后的食品添加剂的，应在盛放容器上标明食品添加剂名称，并保留原包装。

④应专册记录使用的食品添加剂名称、生产日期或批号、添加的食品品种、添加量、添加时间、操作人员等信息，GB 2760《食品安全国家标准　食品添加剂使用标准》规定按生产需要适量使用的食品添加剂除外。使用有 GB 2760《食品安全国家标准　食品添加剂使用标准》“最大使用量”规定的食品添加剂，应精准称量使用。

6. 食品相关产品使用

①各类工具和容器应有明显的区分标识，可使用颜色、材料、形状、文字等方式进行区分。

②工具、容器和设备，宜使用不锈钢材料，不宜使用木质材料。必须使用木质材料时，应避免对食品造成污染。盛放热食类食品的容器不宜使用塑料材料。

③添加邻苯二甲酸酯类物质制成的塑料制品不得盛装、接触油脂类食品和乙醇含量高于 20％的食品。

④不得重复使用一次性用品。

7. 高危易腐食品冷却

①需要冷冻（藏）的熟制半成品或成品，应在熟制后立即冷却。

②应在清洁操作区内进行熟制成品的冷却，并在盛放容器上标注加工制作时间等。

③冷却时，可采用将食品切成小块、搅拌、冷水浴等措施或者使用专用速冷设备，使食品的中心温度在 2 h 内从 60℃降至 21℃，再经 2 h 或更短时间降至 8℃。

8. 食品再加热

①高危易腐食品熟制后，在 8℃～60℃条件下存放 2 h 以上且未发生感官性状变化的，食用前应进行再加热。

②再加热时，食品的中心温度应达到 70℃以上。

9. 食品留样

①学校（含托幼机构）食堂、养老机构食堂、医疗机构食堂、中央厨房、集体用餐配送单位、建筑工地食堂（供餐人数超过 100 人）和餐饮服务提供者（集体聚餐人数超过 100 人或为重大活动供餐），每餐次的食品成品应留样。其他餐饮服务提供者宜根据供餐对象、供餐人数、食品品种、食品安全控制能力和有关规定，进行食品成品留样。

②应将留样食品按照品种分别盛放于清洗消毒后的专用密闭容器内，在专用冷藏设备中冷藏存放 48 h 以上。每个品种的留样量应能满足检验检测需要，且不少于 125 g。

③在盛放留样食品的容器上应标注留样食品名称、留样时间（月、日、时），或者标注与留样记录相对应的标识。

④应由专人管理留样食品、记录留样情况，记录内容包括留样食品名称、留样时间（月、日、时）、留样人员等。

【知识链接 6－1】食品留样管理制度

食品留样管理制度包括以下内容。

①为保证食品卫生安全，预防食物中毒事件的发生，实行食品留样制度。

②留样的采集和保管必须有专人负责，配备经消毒的专用取样工用具和样品存放的专用冷藏箱。

③留样的食品样品应采集在操作过程中或加工终止时的样品，不得特殊制作。对于餐饮单位，不同食品品种分别用不同容器盛装留样，防止样品之间污染；留样容器应专用并经消毒确保清洁，样品应密闭保存在留样容器里。对于配餐企业，可以直接在配送好的集体用餐盘（份）中采集，以保证样品的代表性，每个品种留样不少于 125 g。

④留样样品，采集完成后应及时存放在 5℃左右的冷藏条件下，保存 48 h 以上，不得冷冻保存。

⑤原则上留样食品应包括所有加工制作的食品成品，并做好留样记录和样品标记，每份样品必须注明品名、加工时间、加工人员、留样时间。其他情况则可根据需要由食品安全监督管理机构或餐饮单位自行决定留样品种。

⑥一旦发生食物中毒或疑似食物中毒事件时，应及时提供留样样品，配合食品安全监督管理机构进行调查处理工作，不得有留样样品而不提供或提供不真实的留样样品，影响或干扰事故的调查处理工作。

(二)供餐、用餐与配送

1.供餐

①分派菜肴、整理造型的工具使用前应清洗消毒。

②加工制作围边、盘花等的材料应符合食品安全要求,使用前应清洗消毒。

③在烹饪后至食用前需要较长时间(超过 2 h)存放的高危易腐食品,应在高于 60℃或低于 8℃的条件下存放。在 8℃～60℃条件下存放超过 2 h,且未发生感官性状变化的,应按《规范》要求再加热后方可供餐。

④宜按照标签标注的温度等条件,供应预包装食品。食品的温度不得超过标签标注的温度+3℃。

⑤供餐过程中,应对食品采取有效防护措施,避免食品受到污染。使用传递设施(如升降笼、食梯、滑道等)的,应保持传递设施清洁。

⑥供餐过程中,应使用清洁的托盘等工具,避免从业人员的手部直接接触食品(预包装食品除外)。

2.用餐服务

①垫纸、垫布、餐具托、口布等与餐具直接接触的物品应一客一换。撤换下的物品,应及时清洗消毒(一次性用品除外)。

②消费者就餐时,就餐区应避免从事引起扬尘的活动(如扫地、施工等)。

3.食品配送

(1)一般要求

①不得将食品与有毒有害物品混装配送。

②应使用专用的密闭容器和车辆配送食品,容器的内部结构应便于清洁。

③配送前,应清洁运输车辆的车厢和配送容器,盛放成品的容器还应经过消毒。

④配送过程中,食品与非食品、不同存在形式的食品应使用容器或独立包装等分隔,盛放容器和包装应严密,防止食品受到污染。

⑤食品的温度和配送时间应符合食品安全要求。

(2)中央厨房的食品配送

①食品应有包装或使用密闭容器盛放。容器材料应符合食品安全国家标准或有关规定。

②包装或容器上应标注中央厨房的名称、地址、许可证号、联系方式,以及食品名称、加工制作时间、保存条件、保存期限、加工制作要求等。

③高危易腐食品应采用冷冻(藏)方式配送。

(3)集体用餐配送单位的食品配送

①食品应使用密闭容器盛放。容器材料应符合食品安全国家标准或有关规定。

②容器上应标注食用时限和食用方法。

③从烧熟至食用的间隔时间(食用时限)应符合以下要求:

——烧熟后 2 h,食品的中心温度保持在 60℃以上(热藏)的,其食用时限为烧熟后 4 h;

——烧熟后按照《规范》高危易腐食品冷却要求,将食品的中心温度降至 8℃并冷藏保存的,其食用时限为烧熟后 24 h。供餐前应按《规范》要求对食品进行再加热。

(4)餐饮外卖

①送餐人员应保持个人卫生。外卖箱(包)应保持清洁,并定期消毒。

②使用符合食品安全规定的容器、包装材料盛放食品,避免食品受到污染。

③配送高危易腐食品应冷藏配送,并与热食类食品分开存放。

④从烧熟至食用的间隔时间(食用时限)应符合以下要求:烧熟后 2 h,食品的中心温度保持在 60℃以上(热藏)的,其食用时限为烧熟后 4 h。

⑤宜在食品盛放容器或者包装上,标注食品加工制作时间和食用时限,并提醒消费者收到后尽快食用。

⑥宜对食品盛放容器或者包装进行封签。

(5)一次性容器、餐饮具

应选用符合食品安全要求的材料制成的容器、餐饮具,宜采用可降解材料制成的容器、餐饮具。

(三)食品安全管理

1.设立食品安全管理机构和配备人员

①餐饮服务企业应配备专职或兼职食品安全管理人员,宜设立食品安全管理机构。

②中央厨房、集体用餐配送单位、连锁餐饮企业总部、网络餐饮服务第三方平台提供者应设立食品安全管理机构,配备专职食品安全管理人员。

③其他特定餐饮服务提供者应配备专职食品安全管理人员,宜设立食品安全管理机构。

④食品安全管理人员应按规定参加食品安全培训。

2.食品安全管理基本内容

①餐饮服务企业应建立健全食品安全管理制度,明确各岗位的食品安全责任,强化过程管理。

②根据《餐饮服务预防食物中毒注意事项》和经营实际,确定高风险的食品品种和加工制作环节,实施食品安全风险重点防控。特定餐饮服务提供者应制定加工操作规程,其他餐饮服务提供者宜制定加工操作规程。

③制定从业人员健康检查、食品安全培训考核及食品安全自查等计划。

④落实各项食品安全管理制度、加工操作规程。

⑤定期开展从业人员健康检查、食品安全培训考核及食品安全自查,及时消除食品安全隐患。

⑥依法处置不合格食品、食品添加剂、食品相关产品。

⑦依法报告、处置食品安全事故。

⑧建立健全食品安全管理档案。

⑨配合市场监督管理部门开展监督检查。

⑩食品安全法律、法规、规章、规范性文件和食品安全标准规定的其他要求。

3.食品安全管理制度

①餐饮服务企业应建立从业人员健康管理制度、食品安全自查制度、食品进货查验

记录制度、原料控制要求、过程控制要求、食品安全事故处置方案等。

②宜根据自身业态、经营项目、供餐对象、供餐数量等，建立如下食品安全管理制度：

——食品安全管理人员制度；

——从业人员培训考核制度；

——场所及设施设备（如卫生间、空调及通风设施、制冰机等）定期清洗消毒、维护、校验制度；

——食品添加剂使用制度；

——餐厨废弃物处置制度；

——有害生物防治制度。

③定期修订完善各项食品安全管理制度，及时对从业人员进行培训考核，并督促其落实。

4.食品安全自查

①结合经营实际，全面分析经营过程中的食品安全危害因素和风险点，确定食品安全自查项目和要求，建立自查清单，制定自查计划。

②根据食品安全法律、法规和《规范》，自行或者委托第三方专业机构开展食品安全自查，及时发现并消除食品安全隐患，防止发生食品安全事故。

③食品安全自查包括制度自查、定期自查和专项自查。

——制度自查。对食品安全制度的适用性，每年至少开展一次自查。在国家食品安全法律、法规、规章、规范性文件和食品安全国家标准发生变化时，及时开展制度自查和修订。

——定期自查。特定餐饮服务提供者对其经营过程，应每周至少开展一次自查；其他餐饮服务提供者对其经营过程，应每月至少开展一次自查。定期自查的内容，应根据食品安全法律、法规、规章和《规范》确定。

——专项自查。获知食品安全风险信息后，应立即开展专项自查。专项自查的重点内容应根据食品安全风险信息确定。

——对自查中发现的问题食品，应立即停止使用，存放在加贴醒目、牢固标识的专门区域，避免被误用，并采取退货、销毁等处理措施。对自查中发现的其他食品安全风险，应根据具体情况采取有效措施，防止对消费者造成伤害。

5.投诉处置

①对消费者提出的投诉，应立即核实，妥善处理，留存记录。

②接到消费者投诉食品感官性状异常时，应及时核实。经核实确有异常的，应及时撤换，告知备餐人员作出相应处理，并对同类食品进行检查。

③在就餐区公布投诉举报电话。

6.食品安全事故处置

①发生食品安全事故的，应立即采取措施，防止事故扩大。

②发现其经营的食品属于不安全食品的，应立即停止经营，采取公告或通知的方式告知消费者停止食用、相关供货者停止生产经营。

③发现有食品安全事故潜在风险，及发生食品安全事故的，应按规定报告。

7.公示

①将食品经营许可证、餐饮服务食品安全等级标识、日常监督检查结果记录表等公

示在就餐区醒目位置。

②网络餐饮服务第三方平台提供者和入网餐饮服务提供者应在网上公示餐饮服务提供者的名称、地址、餐饮服务食品安全等级信息、食品经营许可证。

③入网餐饮服务提供者应在网上公示菜品名称和主要原料名称。

④宜在食谱上或食品盛取区、展示区，公示食品的主要原料及其来源、加工制作中添加的食品添加剂等。

⑤宜采用“明厨亮灶”方式，公开加工制作过程。

8. 场所清洁

(1)食品处理区清洁

①定期清洁食品处理区设施、设备。

②保持地面无垃圾、无积水、无油渍，墙壁和门窗无污渍、无灰尘，天花板无霉斑、无灰尘。

(2)就餐区清洁

①定期清洁就餐区的空调、排风扇、地毯等设施或物品，保持空调、排风扇洁净，地毯无污渍。

②营业期间，应开启包间等就餐场所的排风装置，包间内无异味。

(3)卫生间清洁

①定时清洁卫生间的设施、设备，并做好记录和展示。

②保持卫生间地面、洗手池及台面无积水、无污物、无垃圾，便池内外无污物、无积垢、冲水良好，卫生纸充足。

③营业期间，应开启卫生间的排风装置，卫生间内无异味。

四、卫生标准操作程序（SSOP）

（一）SSOP 的发展

SSOP 于 20 世纪 90 年代起源于美国。它是食品生产企业为了保证达到 GMP 所规定的卫生要求，保证加工过程中消除不良的人为因素，使其所加工的食品符合卫生要求而制定的，用于指导食品生产加工过程中如何实施清洗、消毒和卫生保持的作业指导文件。SSOP 是食品生产加工企业建立和实施食品安全管理体系重要的前提条件。SSOP 的正确制定和有效执行，对控制危害非常有价值，是 HACCP 计划运行的基础和前提。

（二）SSOP 的基本内容

1995 年，完整的 SSOP 体系在美国基本建立，包括至少 8 个方面的内容。

①与食品接触或与食品接触物表面接触的水（冰）的安全。

②与食品接触的表面（包括设备、手套、工作服）的清洁度。

③防止发生食品与不洁物、食品与包装材料、人流和物流、高清洁区的食品与低清洁区的食品、生食与熟食之间的交叉污染。

④手的清洗与消毒，厕所设施的维护与卫生保持。

⑤防止食品被污染物污染，如保护食品免受润滑剂、燃油、杀虫剂、清洗剂、消毒剂、冷凝水、涂料、铁锈和其他化学性、物理性和生物性外来杂质的污染。

⑥有毒化学物质的正确标识、贮存和使用。

⑦操作者的健康与卫生控制。

⑧虫害的防治。

我国食品生产企业制定了各种卫生规章制度，对食品生产的环境、加工的卫生、人员的健康进行控制。

（三）SSOP 文件的特点

SSOP 文件的特点如下。

①SSOP 文件能够对执行人的操作提供足够详细的说明，具有很强的可操作性。如"与食品接触或与食品接触物表面接触的水（冰）的安全操作程序"。

②SSOP 记录能够反映卫生操作程序的执行情况。食品生产加工企业对 SSOP 的实施进行监控，对检查结果和纠正措施都要记录，通过这些记录说明企业不仅遵守了 SSOP，而且实施了适当的卫生控制措施。

五、危害分析与关键控制点（HACCP）

HACCP 是为确保食品加工者能为消费者提供安全的食品，通过对原料、生产工序中影响产品安全的各种危害因素进行分析，在此基础上，确定能有效地预防、减轻或消除各种危害的关键控制点，并在关键控制点上对危害因素进行控制，同时监测控制效果并进行纠正和补充。HACCP 是目前控制食品安全危害最有效、最常用的一种预防性的食品安全控制体系。

（一）HACCP 的发展

1959 年，美国皮尔斯柏利（Pillsbury）公司的研究人员、美国宇航局（NASA）和美国陆军纳蒂克（Natick）研究所共同开发研制出了 HACCP 体系。1971 年，美国正式将 HACCP 应用于航空食品的生产。1974 年，美国食品药品监督管理局（FDA）将 HACCP 的原理引入酸性与低酸性罐头食品的生产。1989 年，美国政府提出了《用于食品生产的 HACCP 原理基本准则》，并于 1992 年制定出 HACCP 的 7 个基本原理准则。1997 年，国际食品法典委员会（CAC）发布了《HACCP 体系及其应用准则》，在全世界范围内大力推行 HACCP 计划。

我国《食品生产企业危害分析与关键控制点（HACCP）管理体系认证管理规定》自 2002 年 5 月 1 日起执行，实施食品生产企业 HACCP 认证。《中华人民共和国食品安全法》第四十八条规定："国家鼓励食品生产经营企业符合良好生产规范要求，实施危害分析与关键控制点体系，提高食品安全管理水平。"随着我国食品逐步进入国际市场和国际上对 HACCP 体系的推广，我国已有越来越多的食品生产企业开始建立并实施 HACCP 体系。我国的餐饮企业也相继实施了 HACCP 计划，通过 HACCP 认证的餐饮企业逐年增多。

（二）HACCP的基本原理

HACCP作为一个系统的管理体系，要求从原料的采购、验收、贮存、加工、流通、消费，每一个环节都要经过危害分析评估并加以控制，最后得到安全无害的食品。从管理实施过程来看，HACCP由7个连续的、有机的部分构成，其基本原理如图6-2所示。

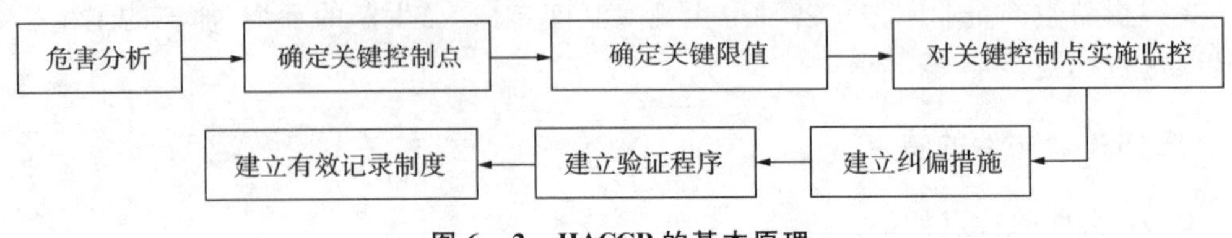

图6-2　HACCP的基本原理

1.危害分析（HA）

危害是指食品中可能对人体健康造成损害的生物性（如致病菌、寄生虫）、化学性（如农药残留、重金属残留）或物理性（如玻璃、金属碎片）的污染，以及影响食品污染发生、发展的各种因素。危害分析（HA）是指对危害以及导致危害存在条件的信息进行收集和评估，以确定影响食品安全的显著危害的过程。显著危害是指从原理上讲有可能发生，而一旦发生将对消费者造成不可接受的伤害。因此，对列出的危害未必都要采取控制措施，而对显著危害一定要加以控制，同时找出防止危害发生的所有预防措施。

2.确定关键控制点（CCP）

根据危害分析原理提出的危害分析和防护措施，找出食品生产制造过程中可被控制的点、步骤或方法，即关键控制点（CCP）。关键控制点（CCP）是指能够将危害预防、消除或减少到可接受水平的关键环节。通过控制这些关键控制点来防止、排除食品生产过程中的潜在危害或使其减少到可接受的水平。

3.确定关键限值（CL）

在关键控制点上衡量产品是否安全，必须有可操作性的参数作为判断的基准，以确保每个关键控制点可限制在安全范围内。关键限值（CL）是指应用关键控制点的预防性措施时确定的能够确保消除或减小危害的技术指标（如温度、时间、水分活度、感官指标），即区分可接受水平和不可接受水平的标准值。限值就是关键控制点中不可超越的生产处理界限。如果关键限值被超越，就要采取必要的纠偏行动。

4.对关键控制点实施监控（M）

用各种物理及化学方法对关键控制点进行有计划地连续观察或测定，以监控和判断关键控制点有没有超出关键限值，并做好准确记录，作为进一步评价的基础。

5.建立纠偏措施（CA）

在控制过程中发现关键控制点超出关键限值时，应及时对此加以纠正，使之能在控制的范围内运用。对未达到控制标准的控制措施进行修订。

6.建立验证程序（VP）

建立验证程序可以确定HACCP体系是否正确运行。验证内容包括验证HACCP体系的文件和记录，验证出现的偏差及其相关产品的处理，确认关键控制点是否在控制范围之内。必要时还可以重新验证执行该HACCP体系诸要素是否能有效监控食品安全。

7.建立有效记录制度(RP)

保持有效和准确的记录对HACCP体系的实施非常重要。HACCP体系实施过程中必须建立有效的书面记录,对控制过程进行原始性记录,并保存档案。

(三)HACCP的特点

作为科学的、预防性的食品安全体系,HACCP具有以下特点。

①HACCP是预防性的食品安全控制保证体系,它不是一个孤立的体系,应建立在现行的食品安全控制基础上,例如,GMP、SSOP等。

②每个HACCP计划都反映了某种食品加工方法的专一特性,其重点在于预防。

③HACCP体系作为食品安全控制方法,已被全世界所认可。

④HACCP能克服传统食品安全控制方法(现场检查和终产品测试)的缺陷。

⑤HACCP可使检验员将精力集中到加工过程中最易发生食品安全显著危害的环节上。

⑥HACCP不是零风险体系,并不能完全消除所有的危害,但可以尽量减少食品安全危害到可接受的水平。

(四)HACCP体系的建立

根据国际食品法典委员会(CAC)发布的《HACCP体系及其应用准则》的规定,建立HACCP体系有12个步骤,前5个为HACCP体系建立的预备步骤,后7个是HACCP基本原理的应用,如图6-3所示。不同类型的食品企业根据其规模的大小、生产产品种类的不同,HACCP体系的内容也会有所不同,但建立HACCP体系的逻辑顺序是相似的。

步骤1:组建HACCP小组

组建一个能力强、水平高的HACCP小组是有效实施HACCP计划的先决条件之一。HACCP小组的主要职责是制定HACCP计划,修改、验证HACCP计划,监督HACCP计划的执行,编制SSOP,以及对全体人员进行培训等。为确保HACCP计划落在实处,HACCP小组应由生产企业的最高管理者或最高管理者代表组成,并鼓励一线的生产操作人员参加。例如,餐饮企业HACCP小组成员最好由企业经理、厨师长、食品安全管理员及操作人员(厨师、清洗和消毒人员、服务人员等)的代表组成。必要时,也可以邀请熟悉HACCP原理且具有食品安全专业知识的外来专家参与指导,这样才能满足餐饮业HACCP体系范围内的产品、过程和危害相关的专业技术知识、技能和经验等的要求。HACCP小组成员及其职责示例见表6-1。

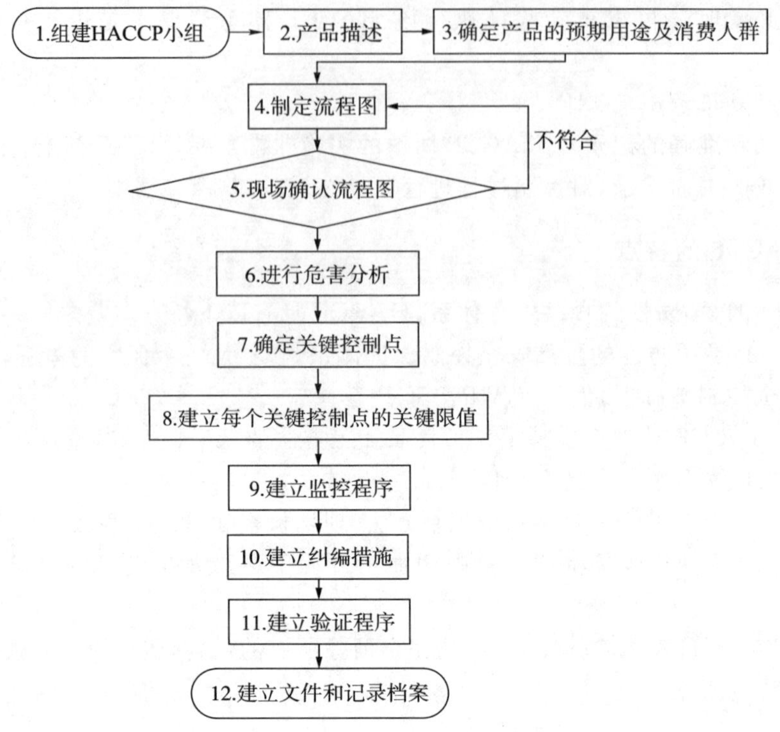

图 6－3　建立 HACCP 体系的 12 个步骤

表 6－1　HACCP 小组成员及其职责示例

小组成员	性别	学历	年龄	企业职务	组内职责	负责项目
成员 1	男	本学	46	总经理	组长	全面负责 HACCP 计划的运行
成员 2	男	本学	42	行政总厨	副组长	指导 HACCP 计划的实施
成员 3	女	专科	40	餐饮安全部部长	副组长	指导 HACCP 计划的实施
成员 4	男	专科	36	厨师长	组员	指导 HACCP 计划的建立和检查
成员 5	男	中专	30	岗位主管	组员	负责各 CCP 的监控
成员 6	女	高中	32	餐饮安全管理员	组员	检查各 CCP 的监控措施和记录

小组成员必须通过培训获得 HACCP 审核员职业资格证书且具备以下工作能力：①确认潜在的不安全因素及进行危害分析；②提出监控方法、监控程序和纠偏措施；③为 HACCP 体系执行过程中的突发情况提出解决方案。

步骤 2：产品描述

对产品进行全面的描述有助于开展危害分析。对产品的描述应包括产品的所有关键特性，如原辅材料、成品特性、烹饪方法、盛装方式、贮藏期和贮存条件、运输方式、食用方法与食用期限等。

步骤 3：确定产品的预期用途及消费人群

明确产品的食用方式及食用人群，即产品是烹饪加热后即食还是放冷食用，消费对象是普通人群还是抵抗力较差的儿童和老人。若产品可能有特别的健康影响（如导致过敏等)的特殊消费人群应着重说明。

步骤 4:制定流程图

产品的加工流程图是对产品生产过程清晰、简明和全面的说明。产品加工流程图应包括整个食品加工操作的所有环节,在制定 HACCP 计划时,应按照流程图的环节进行危害分析。餐饮企业在绘制产品加工流程图的过程中,应对菜品根据其加工特点进行归类。我国餐饮食品按加工流程分类见表 6-2。

表 6-2　我国餐饮食品按加工流程分类

餐饮食品类别	加工流程	备注
A　生食	原料接收——贮存——粗加工——食用	如中餐冷菜
B　热加工后即时食用	原料接收——贮存——粗加工——加热烹饪——食用	2 h 内供应
C　热加工后放冷食用	原料接收——贮存——粗加工——加热烹饪——常温或冷藏放置——食用	如冷荤菜
D　热加工后保温食用	原料接收——贮存——粗加工——加热烹饪——保温放置——食用	如快餐盒饭
E　热加工后放冷再加热食用	原料接收——贮存——粗加工——加热烹饪——冷藏放置——再加热——食用	如微波食品

由表 6-2 可知,餐饮食品一般分为生食(A)、热加工后即时食用(B)、热加工后放冷食用(C)、热加工后保温食用(D)、热加工后放冷再加热食用(E)5 种类别。虽然餐饮食品的品种多样,加工工艺复杂,细节不尽相同,但上述 5 类食品的烹饪加工处理过程大体一致。餐饮食品烹饪加工基本流程图见图 6-4。通过设计流程图有利于对有相同的生产或操作过程的不同菜品,采取类似的安全分析和控制手段。

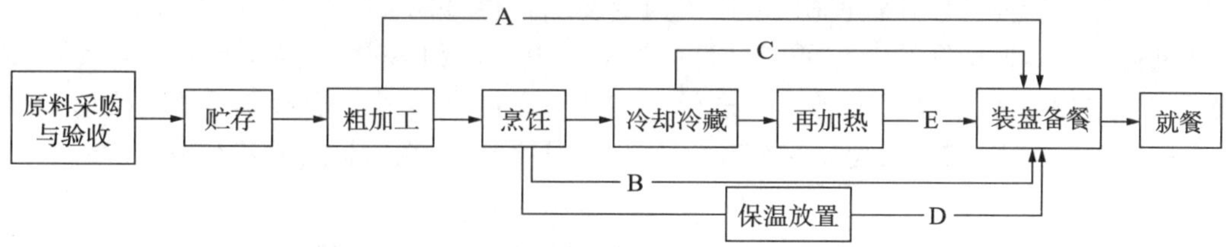

图 6-4　餐饮食品烹饪加工基本流程图

步骤 5:现场确认流程图

HACCP 小组应在现场操作的所有阶段和全部加工时段,对照加工过程与流程图进行确认,必要时对流程图做适当的修改。

只有完成了上述 5 个预备步骤后,才能应用 HACCP 的 7 个基本原理开始进行 HACCP 计划的制定。

步骤 6:进行危害分析

HACCP 小组依据产品加工流程图,对加工、销售直至最终消费的每个环节,列出所有可能发生的危害,并进行危害分析,以确定哪些危害对食品安全是至关重要而必须进行控制的。进行危害分析时,应评估危害发生的可能性及对人体健康产生影响的严重性，从而确定预防控制措施。

（1）识别危害

从烹饪加工的整个工艺流程分析，食品危害主要有3种带入方式。

①由原料带入的危害。烹饪原料种类繁多，由于动植物原料自身的生活特性和生长环境，某些原料本身就存在着威胁人类健康的潜在危害。食品原料生物性危害主要包括腐败菌、致病性细菌、病毒、寄生虫等；化学性危害主要包括天然毒素、过敏原、农药残留、兽药残留、重金属污染、过量或违法使用食品添加剂和非食用物质等；物理性危害主要包括石头、玻璃、塑料、铁屑等异物。

②生产过程中带入的危害。潜在的食品危害与加工方法、食用方式有关。生产过程中产生的生物性危害可能来自加热时间、温度不当未能杀灭致病菌，或者从业人员、器具和不洁净环境对食品的污染。生产过程中常见的化学性危害有：未按规定添加食品添加剂和违法使用非食用物质，餐具洗消剂残留，生产工艺不当产生的有害化合物，如亚硝胺、苯并(a)芘、丙烯酰胺等。生产过程中易产生的物理性危害主要有：头发、纽扣、首饰、苍蝇、玻璃、铁屑等异物落入食品的风险。

③贮存过程带入的危害。原料或食品贮存时，因为温度、时间的不适宜可导致微生物生长繁殖，也可能因贮存不当带入化学性与物理性污染。

（2）危害评估

危害评估是根据对餐饮生产过程中每一个步骤存在危害的分析，对其可能导致的危险性进行评估，判断该步骤中存在的危害的严重性。危害分析的重点工作是确定潜在危害中哪些属于显著危害，并非所有的潜在危害都是显著危害。判断潜在危害是否为显著危害可以利用显著危害评分表，见表6-3，可能性≥3即为显著危害。

评估危害发生的可能性时，可以结合餐饮企业现有管理水平进行判断。若现有管理水平无法对某个危害进行有效控制，则应当判定该危害很可能会发生，同时要判断造成伤害的严重程度。如生食贝类极有可能引起贝类毒素中毒，摄取有毒贝类严重者可致死亡，因此，贝类中的毒素属于显著危害。在进行危害评估时可以参考的信息有动植物疫情分析、流行病学或疾病统计数据、食品安全事故统计、科技文献危害控制指南及过去的经验。

表6-3 显著危害评分表

项目		可能性		
		小	中	大
严重性	大	3	4	4
	中	2	3	3
	小	1	2	3

（3）确定预防措施

对于已经确定的显著危害，HACCP小组应提出相应的控制措施，以预防、消除食品安全危害，或将其降低到可接受水平。在确定控制措施时需标明：SSOP中已经控制的危害，哪些控制措施是包含在SSOP内容中的，现有SSOP文件还需要进行哪些补充和修改以进一步完善基础卫生控制。

(4)填写危害分析工作单

危害分析工作单(见表6-4),可以用来组织和明确危害分析的思路,并准确记录确定的食品安全危害。

表6-4 危害分析工作单

加工步骤	识别潜在危害	是否显著危害(是/否)	是否显著危害的判断依据	预防措施	该步骤是否CCP(是/否)
	生物性				
	化学性				
	物理性				

步骤7:确定关键控制点

进行危害分析时,确定某一个环节是否为关键控制点可以考虑以下3个因素:①该环节有影响终产品食品安全的危害存在;②可以在该环节对危害采取控制措施,减小或消除危害;③在后面的加工环节里没有控制措施。如果加工环节同时满足以上3个条件,就可以初步确定该环节为关键控制点。HACCP小组成员可通过树形决策图帮助寻找生产过程中的关键控制点。关键控制点判定树如图6-5所示。关键控制点判定树对确定关键控制点很有帮助,但工作中一定要结合食品加工过程中的实际情况确定关键控制点。

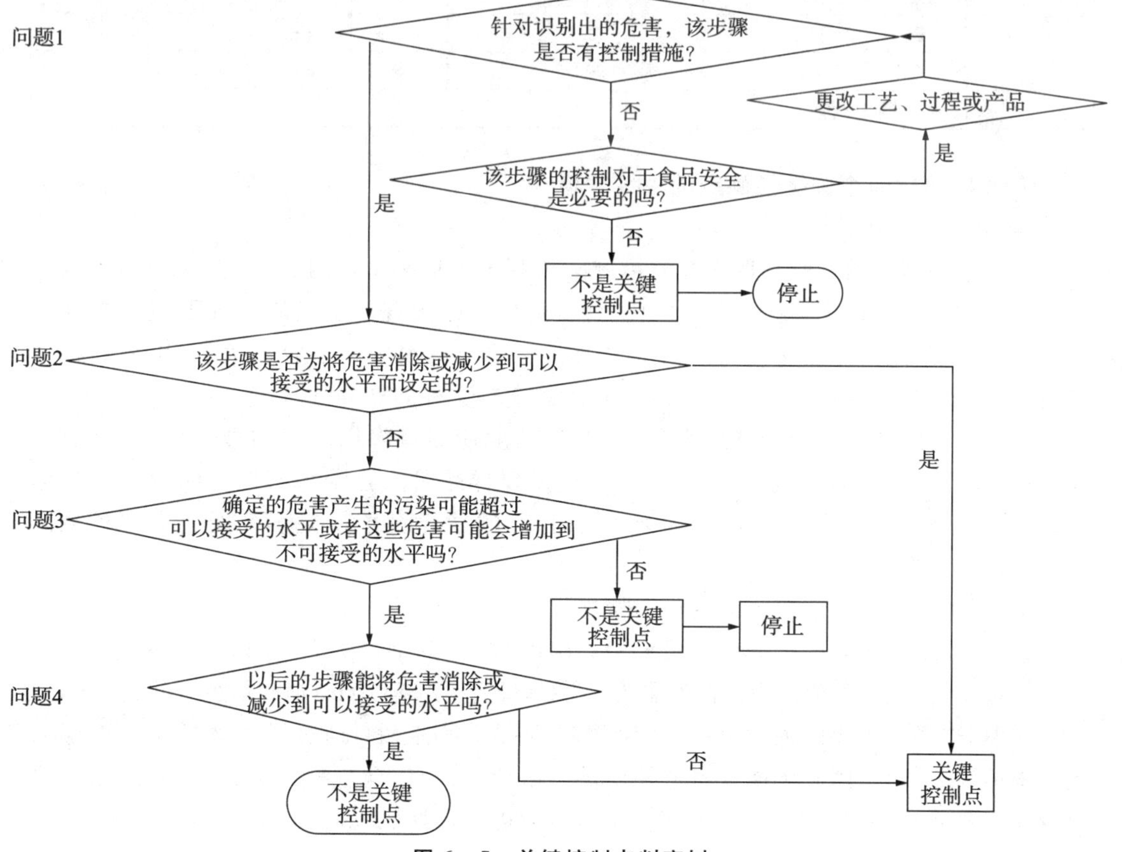

图6-5 关键控制点判定树

表 6－5 是根据关键控制点判定树进行确定关键控制点的示例，仅供参考。

表 6－5 关键控制点判定树示例表

加工步骤	识别出的危害	问题 1	问题 2	问题 3	问题 4	是否 CCP?
贝类收购（冻煮贝肉）	贝类毒素污染	是	是	—	—	是
	病原体污染	是	否	是	是	否
蒸煮	病原体残留	是	是	—	—	是
鱼收购（冻鱼）	金属（鱼钩）	是	否	是	是	否
罐头杀菌工序	致病菌	是	是	—	—	是

餐饮企业的食品危害程度取决于不同菜品加工过程中的各个环节存在的危险因素，主要包括原料来源与保鲜、加工和制作方法、食物放置时间和温度、食用期限等。餐饮业食品加工过程中常见的关键控制点见表 6－6，仅供参考。

表 6－6 餐饮业食品加工过程中常见的关键控制点

餐饮食品类别	原料采购	原料贮藏	生原料处理	烹饪	热保存	冷却	熟食操作	再加热	供应
A	※	※	※						※
B	※	※	※	※					
C	※	※	※	※		※	※		※
D	※	※	※	※	※		※		
E	※	※	※	※		※	※	※	
注：※代表关键控制点。									

步骤 8：建立每个关键控制点的关键限值

（1）建立关键限值

对每个关键控制点所采取的控制措施必须制定关键限值，即加工工艺参数。一旦发生偏离关键限值的情况，就可能有不卫生、不安全产品出现。正确的关键限值需要通过从法规性指南、国家标准、科学刊物、专家及科学研究资料等渠道收集信息，用来确定关键限值的依据和参考资料应作为 HACCP 体系支持文件的一部分。

关键限值应便于快速、及时、准确监测，餐饮业应尽量多用一些物理值（时间、温度、大小等）作为关键限值，而不要用费时、费钱、需要样品量大且结果不均一的微生物指标（如不得检出致病菌）等。例如，油炸肉饼时，控制的显著危害为致病菌，可以有 3 种关键限值的选择方案。

①选择一：关键限值定为无致病菌检出。

②选择二：关键限值定为肉饼最低中心温度为 66℃，油炸最少时间为 1 min。

③选择三：关键限值定为最低油温为 177℃，最大饼厚为 1 cm，油炸最少时间为 1 min。

显然，选择一采用的关键限值（微生物限值）是不实际的，通过微生物检验是否偏离关键限值需要数日，因此不能及时监控此关键限值。而且，微生物污染带有偶然性，需要大量样品检测结果才具有意义，餐饮食品检验的可操作性比较低。

选择二采用油炸后的肉饼中心温度和时间作为关键限值，比选择一更灵敏，但需要测量每一个肉饼的中心温度，难以进行连续监控。

选择三以最低油温、最大饼厚和在油内的最少油炸时间作为油炸肉饼的关键限值，确保了肉饼油炸后能杀灭致病菌的最低中心温度和时间，同时油温和油炸时间能得到连续监控（可利用测温仪或有温度显示的油炸炉来控制）。因此，选择三是最快速、最准确和最方便的，是最佳的关键限值选择方案。

餐饮企业常用的关键限值有：控制原料质量安全的索证制度、感官检验；控制冷藏状况的温度和时间；控制烹饪效果的火力大小、加工时间、菜品感官性状判断等。可供参考的餐饮业主要关键控制点的关键限值见表 6－7。

表 6－7　餐饮业主要关键控制点的关键限值

关键控制点（CCP）	关键限值（CL）
原料采购与验收	只向经核准的供应商进货，并索取原料的合格证或化验单； 生鲜肉禽类易腐食品原料验收温度≤4℃； 冷冻食品原料验收温度≤－18℃
加热、重热或热藏	肉、禽、蛋类加热到中心温度 70℃以上，持续 15 s； 重热食品中心温度应≥70℃，持续 15 s； 热藏食品应保持≥60℃，持续时间为烧熟后 4 h； 一般炒菜由厨师掌握烧煮的时间、火候、菜的感官性状
存放、冷却或冷藏	烧熟后菜肴在 10℃～60℃条件下，放置≤2 h； 烧熟后菜肴在≤10℃条件下冷藏，保质期为烧熟后 24 h； 食用前需冷加工（如切配、改刀、分装等）的食品，室温下加工后到食用时间≤1 h

（2）建立操作限值（OL）

在实际执行 HACCP 计划时，生产过程的监控也可以选择一个比关键限值稍严格的操作限值（OL）。设立操作限值的好处在于综合考虑食品质量要求，可预先发现关键控制点发生偏离的趋势，可以弥补设备和监测仪表自身存在的正常误差。

例如，采用双金属型温度计测量食品中心温度，由于温度计的测量有 3℃的波动范围，则实际测量中心温度的操作限值≥关键限值＋3℃。在监控中，操作限值一旦被达到，就应对加工过程进行调整，以免关键限值发生偏离。

（3）使用 HACCP 计划表

建立 HACCP 体系之前需要制作 HACCP 计划表，见表 6－8。HACCP 计划表是对所确定的关键控制点确定关键限值、建立监控程序、制定纠偏措施、建立记录档案和验证程序的过程，也是应用 HACCP 基本原理 3～原理 7 的过程。

表 6－8　HACCP 计划表

关键控制点（CCP）	显著危害	关键限值（CL）	监控				纠偏	验证	记录
			对象	方法	频率	人员			

步骤9:建立监控程序

通过监控程序可以发现关键控制点是否失控,还能提供必要的信息,及时调整生产过程,防止超出关键限值。当监控结果提示某个关键控制点有失控的趋势时,就必须对加工过程进行调整,调整必须在偏差发生之前进行。如果监控是非连续进行的,那么监控的频率必须充分确保关键控制点在控制范围内。

确定了关键限值后,重要的是如何对关键控制点进行监控,即确定监控内容,主要包括监控对象、监控方法、监控频率和监控人员。

(1)监控对象

监控是指对产品或加工过程特性的度量,以确定是否符合关键限值。例如,对冷藏温度敏感的肉、禽、蛋类等易腐原料,因为温度是关键环节,应对冷藏温度进行测量;对热烹饪菜点,因为加热是关键环节,应对加热温度、加热时间进行监控。除了度量外,监控还包括在关键控制点上按预防措施的要求实行各项现场观察和检查。例如,对供应商提供的原料,逐批检查有无相关食品安全证书或检疫证明。

(2)监控方法

对关键控制点进行监控时,须提供快速、即时的检测结果,长时间的分析试验并不适用,因为在生产加工时,需要快速地判断关键限值的偏差,以确保产品在生产过程中及时采取适当的纠偏行动。微生物学检验费时、费样品,而且不易掌握,很少用于生产中关键控制点的监控,而理想的监控方法为感官评价方法及物理和化学测量方法。这些方法相对于微生物学检验更快速且可操作性强。

1)感官评价法

感官评价法是一种相当迅速且有效的监控方法,需要制定监控项目或计划,监控人员应具有一定的经验,并接受过专业培训和考核,知道如何判断异常状况并采取适当行动。在餐饮生产经营活动中,此方法可以用于原料验收、清洗、加工人员卫生等。

2)物理和化学测量法

物理和化学测量法快速、方便,是较为理想的监控方法,常用的如时间和温度组合(用来监控杀死或控制病原体生长的有效度)、水分活度(可通过限制水分含量来控制病原体的生长)、pH、浓度等,可在短时间内提供客观、准确的监控结果。

在选择合适的监控方法时,还应考虑选择何种监控仪器和设备。关键控制点监控仪器和设备有赖于监控的特性和对象,包括温度计、钟表、水分活度计、pH 计、盐量计、传感器以及分析仪器等。仪器和设备必须准确、可靠。例如,某菜品的最低中心温度必须达到 70℃方可杀灭其致病菌,而温度计的误差为±1℃,关键限值应设定为 71℃。另外,温度计需定期校正,以确保准确性。

(3)监控频率

监控可以是连续的或非连续的,如有可能,应采取连续监控,如果不能进行连续监控,就有必要确定监控的周期,以便发现可能出现的偏离关键限值或操作限值,并确保关键控制点在控制范围内。

(4)监控人员

负责监控关键控制点的人员必须接受有关关键控制点监控技术的培训,能准确报告每次监控的工作内容，随时报告违反关键限值的情况，以便及时采取纠偏行动。可以进行关键控制点监控的人员包括生产操作人员、设备维护人员、食品安检人员等。监控的执行者最好是直接操作者，应采用方便的记录方式，如放置在工作台上或挂靠在墙上的，且可清楚标明关键控制点及相关关键限值的温度、时间日志。

步骤 10：建立纠偏措施

在 HACCP 体系中，对每一个关键控制点都应当建立相应的纠偏措施，以便在监控出现偏差时予以纠正。所采取的纠偏措施必须能够保证关键控制点重新得到控制。纠偏措施应包括对发生偏差时受影响食品的处理措施。

(1)确定偏离的原因

如果关键限值多次没有达到，则需要通过对人员、设备、原料、工艺和环境 5 个环节进行分析，找出存在问题的原因。例如，偏离的原因是操作人员知识欠缺，则应对员工进行食品安全知识培训；如果是设备、仪器准确度出现问题，则应进行维修或更换。

(2)确定偏离期的菜品处理方法

由于烹饪菜肴有即时制作、即时消费的特点，偏离期涉及的菜品处理方法也应符合快速、安全并避免浪费的原则。通常可采用的措施有：原料隔离和保存并进行安全评估，或退回，或重新加工、销毁菜品等。例如，油炸肉饼加热中心温度如果没有达到 70℃或加热时间没有保持 1 min 以上，简单地继续加热到指定温度且维持要求的时间即是一种纠偏措施。

(3)记录纠偏行动

所有采取的纠偏行动都必须记录存档。纠偏行动的记录可帮助企业分析那些反复发生的问题，可用来判断 HACCP 计划是否需要修改。

纠偏行动的记录包括：产品确认(如产品处理、留置产品的数量)、偏离的描述、采取的纠偏行动(包括对受影响产品的最终处理)、必要的评估结果、采取纠偏行动人员的姓名。

(4)重新评估 HACCP 计划

在采取纠偏行动时，企业不能忽视的最后一步——重新评估 HACCP 计划。这个步骤有如下作用：

①确认 HACCP 计划的差距；

②确认在初始阶段可能被忽视掉的危害；

③确定所采取的纠偏行动是否能够修正偏差；

④判断关键控制限值的制定是否恰当；

⑤判断监控措施是否适当；

⑥是否存在可应用的新技术来尽可能降低危害的发生；

⑦决定新的危害是否必须在 HACCP 计划中得到确认。

(5)餐饮业常用的纠偏措施

当关键控制点超出关键限值时，不同的关键控制点应采取相应的纠偏措施，以保证食品安全，餐饮业常用的纠偏措施见表 6－9。

表 6－9　餐饮业常用的纠偏措施

关键控制点	纠偏措施
原料采购和验收	不予入库
热菜烹饪	加热至限量指标
不再加热的食品的处理（如冷荤类）	重新加热或销毁
食品的热保持（如集体配送、自助类）	重新加热、调整温度或销毁
设备、餐具的清洗、消毒	重新清洗、消毒

步骤 11：建立验证程序

验证的目的是通过严谨的、科学的、系统的方法确认 HACCP 计划是否正确运行。验证是 HACCP 计划实施过程中最复杂、必不可少的程序之一。验证活动一般分为两类：一类是内部验证（内审），由企业内部的 HACCP 小组进行；另一类是外部验证，由政府检验机构或有资质的第三方机构进行（外审）。验证活动包括确认、验证关键控制点和验证 HACCP 体系三大要素，具体内容如下。

（1）确认

确认的目的是证明 HACCP 计划的所有要素（包括危害分析、关键控制点确定、关键限值建立、监控程序、纠偏措施、记录等）都是有科学依据的，从而有根据地证明只要有效实施 HACCP 计划，就可以控制影响食品安全的潜在危害。任何一项 HACCP 计划在开始实施前都必须经过确认。HACCP 计划实施后，各要素如发生变化需要再次采取确认行动。

（2）验证关键控制点

HACCP 小组必须对关键控制点制定相应的验证程序，才能保证所有控制措施的有效性，以及 HACCP 计划的实际实施过程与 HACCP 计划相一致。

1）监控仪器的校准

监控仪器的校准是为了验证监控结果的准确性，如果仪器未经校准或仪器失准，其测量结果都将被认为是不正确的。关键控制点监控使用的仪器，应每隔一段时间自行检查一次准确度。

2）校准记录的复查

除了对监控仪器按 HACCP 计划内规定的频率校准外，还必须对校准记录进行审查，包括审查的日期、校准使用的方法及其结果（如监控仪器合格或不合格）。

3）针对性取样和检测

针对性取样和检测既可以在原料采购时进行，也可以在加工过程中进行，其原则是强化对关键控制点的监控，如果监控程序不太严格，就必须采取较严格的验证程序来与之相配合。例如，餐饮原料采购验收关键控制点的监控措施是索证制度，为保证供应商提供证明的可靠性，必须定期通过样品取样、检测来加以验证。又如，鱼饼油炸过程中的关键控制点是鱼饼的厚度，在生产过程中需要用取样的方式测定鱼饼的厚度，来验证操作的准确性。

（3）验证 HACCP 体系

通过对 HACCP 体系进行验证，来检查 HACCP 计划所规定的各种控制措施是否有效实施。验证的频率应足以确认 HACCP 体系在有效运行，每年至少进行一次，或在系统发生故障时，或在产品原料和加工过程发生显著改变时，以及发现新的食品安全危害时进行。

HACCP体系的验证评审工作通常可以采用现场检查评审和记录审查评审两种方式。

1)现场检查评审

现场检查评审的内容如下：

①检查工艺流程的准确性及是否按照HACCP计划被监控；

②检查关键控制点是否按HACCP计划的要求被监控；

③检查工艺参数是否在关键限值内；

④检查记录是否准确，是否按要求进行记录。

2)记录审查评审

记录审查评审的内容如下：

①监控是否在HACCP计划规定的场所执行；

②监控活动是否按HACCP计划规定的频率执行；

③监控表明对发生了关键限值的偏差是否采取了纠偏措施；

④仪器是否按HACCP计划规定的频率进行了校准。

步骤12:建立文件和记录档案

HACCP体系的实施程序应当建立文件规范化制度，文件和记录必须与加工操作的性质和规模相适应。完整、准确的过程记录，有助于及时发现问题和准确分析、解决问题，使HACCP原理得到正确应用。因此，认真、及时和精确记录及资料保存是必不可少的。HACCP体系需要保存的文件和记录的档案随餐饮服务企业的经营业态、规模大小等不同而不同。

保存的主要文件包括:①HACCP计划和支持性文件，包括HACCP计划的研究目的和范围；②产品描述；③生产流程图；④危害分析工作单；⑤HACCP审核表；⑥确定关键限值的偏离；⑦验证关键限值的依据。

保存的主要记录包括:①关键控制点的监控记录、偏差记录与纠正措施记录；②验证活动的结果；③校准记录；④原料供应商记录、可追溯记录；⑤审核记录；⑥培训记录；⑦HACCP体系的修改记录。

项目二　HACCP体系在餐饮业中的应用

【案例6-2】20家餐饮企业实施"HACCP计划"前后食品安全状况对比

某市食品安全监督管理部门，在市区内选择20家大中型中式餐饮企业(经营面积在500 m^2 以上)作为研究对象，以预防食物中毒为原则，分析近年来国内及当地食物中毒流行病学资料，确定原料采购验收、食品贮存、烹饪加工、餐具清洗和消毒、冷荤制作、从业人员健康管理等6个环节为中式餐饮企业易对人体健康带来显著危害的控制点(关键控制点，CCP)，制定和实施了中式餐饮企业"HACCP计划"。经对"HACCP计划"实施前后一年内其关键控制点符合情况进行抽查对比，其验证结果见表6-10。

表 6－10 “HACCP 计划”实施前后关键控制点对比情况

关键控制点	实施前		实施后	
	合格户	合格率/%	合格户	合格率/%
原料采购验收	6	30.0	18	90.0
食品贮存	8	40.0	20	100.0
烹饪加工	12	60.0	20	100.0
餐具清洗和消毒	8	40.0	16	80.0
冷荤制作	10	50.0	19	95.0
从业人员健康管理	5	25.0	18	90.0

由表 6－10 可知，在 20 家餐饮企业中实施“HACCP 计划”后，其关键控制点合格率显著高于实施前。一年来，通过在该市中式餐饮企业中建立并实施 HACCP 体系，用于保障食品安全，20 家餐饮企业未发生一起食物中毒事故，冷荤菜、餐具抽检合格率显著提高，从业人员卫生意识明显增强。

问题：餐饮企业如何实施 HACCP 计划？

（一）餐饮业建立 HACCP 体系的前提条件

餐饮企业实施 HACCP 体系的目的是预防和控制所有与餐饮食品相关的安全危害。HACCP 作为食品安全控制体系并不是孤立的，它的实施必须建立在现行的良好操作规范（GMP）和可接受的卫生标准操作程序（SSOP）的基础之上，通过这两个程序的有效实施，确保食品生产设施等基本条件满足生产的要求，以及对食品生产环境的卫生进行控制。餐饮企业建立 HACCP 体系应满足如下前提条件。

1. 餐饮企业应满足良好操作规范（GMP）

我国餐饮业适用的良好操作规范包括：《网络餐饮服务食品安全监督管理办法》《餐饮服务食品安全操作规范》等。餐饮企业在烹饪全过程中相关人员的配置、建筑设施的布局、原料的采购及贮存、加工过程的管理、餐具的洗涤和消毒，以及餐厅服务等均应符合良好操作规范的要求。

2. 餐饮企业应编制合理的卫生标准操作程序（SSOP）

餐饮企业的 SSOP 可参照《餐饮服务食品安全操作规范》的要求，结合企业实际情况进行编制，一般应包括餐具的清洗、消毒及存放环节，员工手的卫生控制，原料、半成品和成品的贮存条件及时间，有害化学品（如洗涤剂、消毒剂等）的存放等。SSOP 是企业为控制整个加工区域或设施的卫生状况而制定的操作程序，不限于某个特定的加工环节或关键控制点。如果企业不能有效执行 SSOP，就会增加 HACCP 体系中食品安全的显著危害及 HACCP 体系控制难度。

除此之外，餐饮企业实施 HACCP 计划前还有一些其他的前提条件，它们也是 HACCP

体系建立和有效实施的基础，如管理层的支持计划、全体人员的素质要求和培训计划、基础设施设备保障维护计划、产品标识与可追溯性保障计划等。

(二)实施 HACCP 计划的案例

以某餐饮企业“鸡蛋肉菜卷”制作为例，实施 HACCP 计划。

1. 菜品描述

“鸡蛋肉菜卷”菜品描述见表 6－11。

表 6－11 “鸡蛋肉菜卷”菜品描述

食物类别	产品名称	烹饪原料	加工方法	成品特性	消费对象	食用期限	贮存条件	包装类型	有无敏感人群
D	鸡蛋肉菜卷	鸡蛋、牛肉、卷心菜、油、盐	热加工	色彩白绿相间，口感细腻，鲜香可口	职工中餐	加工后2h内食用	室温(25℃)或热柜贮存	散装	对鸡蛋过敏者

2. 危害分析与关键控制点的确定

根据菜品的烹饪特点及食用情况确定生产加工流程图，“鸡蛋肉菜卷”菜品加工流程分类确定为D类。“鸡蛋肉菜卷”菜品加工的危害分析与关键控制点的确定见表 6－12。

3. 制定 HACCP 计划表

某餐饮企业“鸡蛋肉菜卷”HACCP 计划表见表 6－13。

表 6－12 “鸡蛋肉菜卷”菜品加工的危害分析与关键控制点的确定

加工步骤	在此步骤是否有危害介入、增强或需在此步骤受控	作出左侧判断的理由	是否显著危害	预防/控制措施	CCP 判断树				是否CCP?
					问题 1	问题 2	问题 3	问题 4	
原料采购	生物性：寄生虫、致病菌	①鸡蛋沙门氏菌会导致急性食物中毒；②牛肉可能携带各种有害细菌、病毒、寄生虫	是	从合格供应商处采购原料，提供检验检疫证明，进货验收	是	是	—	—	是
	化学性：农药、兽药残留，重金属污染	①饲养过程中用药控制不当或不规范用药所致；②蔬菜种植过程中用药控制不当所致	是	从合格供应商处采购原料，提供检验检疫证明，进货验收	是	是	—	—	是
	物理性：铁屑、碎石、玻璃片等异物	蔬菜采摘和贮藏、运输过程中受异物污染	是	严格执行异物防控 SSOP 规定的有关措施	—	—	—	—	否
原料贮存	生物性：有害细菌生长繁殖	牛肉存放在常温条件下时间过长，有害细菌将会大量繁殖	是	将牛肉存放在 5℃ 条件以下	是	是	—	—	是
	化学性：洗涤剂、消毒剂、杀虫剂对原料造成的污染	化学品管理不当会导致对原料的污染	是	严格执行化学品管控 SSOP 规定的有关措施	—	—	—	—	否
	物理性：异物混入产品中	加工作业区的异物控制不当	是	严格执行异物防控 SSOP 规定的有关措施	—	—	—	—	否

续表

加工步骤	在此步骤是否有危害介入、增强或需在此步骤受控	作出左侧判断的理由	是否显著危害	预防/控制措施	CCP判断树				是否CCP?
					问题1	问题2	问题3	问题4	
原料预处理	生物性:有害微生物生长繁殖	肉类原料在预处理过程中,处于常温条件下时间过长会导致有害微生物大量繁殖	是	控制肉类原料暴露在常温条件下的时间	是	是	—	—	是
	化学性:洗涤剂、消毒剂、杀虫剂对产品造成的污染	化学品使用管理不当会导致对产品的污染	是	严格执行化学品管控SSOP规定的有关措施	—	—	—	—	否
	物理性:异物混入产品中	来自人员、设备、工器具的异物可能混入产品中	是	严格执行异物防控SSOP规定的有关措施	—	—	—	—	否
烹饪	生物性:有害微生物存活	由于加热温度和时间不当,不能有效杀灭致病菌、病毒、寄生虫等有害微生物	是	严格控制烹饪过程的加热温度和时间	是	是	—	—	是
	化学性:无	可能性不大	否	—	—	—	—	—	否
	物理性:异物混入产品中	来自人员、设备、工器具的异物可能混入产品中	是	严格执行异物防控SSOP规定的有关措施	—	—	—	—	否
保温	生物性:有害微生物生长繁殖	致病菌、病毒等生长繁殖、污染产品	是	控制保温的温度	是	是	—	—	是
	化学性:无	可能性不大	否	—	—	—	—	—	否
	物理性:无	可能性不大	否	—	—	—	—	—	否

续表

加工步骤	在此步骤是否有危害介入、增强或需在此步骤受控	作出左侧判断的理由	是否显著危害	预防/控制措施	CCP 判断树				是否CCP?
					问题 1	问题 2	问题 3	问题 4	
餐具清洗和消毒	生物性:致病菌	消毒剂浓度过低或热力消毒温度、时间不够导致消毒不彻底;消毒后保洁不善造成二次污染	是	严格执行餐具消毒 SSOP 规定的有关措施	—	—	—	—	否
	化学性:清洁剂、消毒剂残留	清洁剂、消毒剂本身含有影响产品质量的物质	是	严格执行餐具清洗 SSOP 规定的有关措施	—	—	—	—	否
	物理性:无	可能性不大	否	—	—	—	—	—	否
分装	生物性:有害微生物	来自操作人员的污染	是	严格执行人员卫生管理 SSOP 规定的有关措施	—	—	—	—	否
	化学性:无	可能性不大	否	—	—	—	—	—	否
	物理性:异物混入产品中	来自人员、设施、设备和工器具的异物可能混入产品中	是	严格执行异物防控 SSOP 规定的有关措施	—	—	—	—	否
供应	生物性:有害微生物	来自操作人员的污染	是	严格执行人员卫生管理 SSOP 规定的有关措施	—	—	—	—	否
	化学性:无	可能性不大	否	—	—	—	—	—	否
	物理性:异物混入产品中	来自工作人员身上的异物可能混入产品中	是	严格执行异物防控 SSOP 规定的有关措施	—	—	—	—	否

表 6－13　“鸡蛋肉菜卷”HACCP 计划表

工序/关键控制点(CCP)	显著危害	控制措施	关键限值(CL)	监控程序					纠偏措施	审核验证	记录
				对象	地点	方法	频率	负责人			
原料采购	寄生虫、致病菌、病毒	从合格供应商处采购原料，提供检验检疫证明，进货验收	无寄生虫、虫卵，不得检出致病菌、病毒	寄生虫、致病菌、病毒	采购现场	向供应商索取检验检疫合格证明	每批	采购员	拒收	定期检查采购记录	采购记录
	农药、兽药残留，重金属污染	从合格供应商处采购原料，提供药物残留检验证明，进货验收	药物残留、重金属污染符合相应国标要求	农药、兽药与重金属	采购现场	向供应商索取药物残留检验合格证明，了解农药使用情况	每批	采购员、检验员	拒收	定期检查采购记录	采购记录
原料贮存	有害细菌生长繁殖	将牛肉存放在5℃条件以下	冷柜温度： 关键限值：≤5℃ 操作限值：≤4℃	冷柜温度	冷柜	人工观测	2 次/d	原料管理员	及时调整冷柜温度；报请厨师长鉴定后决定原料肉是否可以使用	品管经理每周审核一次； 按规定对保温柜温度计进行校验	冷柜温度记录； 计量器具校验记录
预处理	有害微生物生长繁殖	控制肉类原料暴露在常温条件下的时间	夏天不超过 2 h，冬天不超过 4 h	原料周转筐上标注的出料时间	中心厨房	人工观察	每小时	当班厨师长	隔离，由厨师长决定处置措施	厨师长每天审核加工进程记录表	加工进程记录

续表

工序/关键控制点(CCP)	显著危害	控制措施	关键限值(CL)	监控程序					纠偏措施	审核验证	记录
				对象	地点	方法	频率	负责人			
烹饪	有害微生物存活	控制烹饪过程的加热温度和时间	蛋卷中心温度： 关键限值：68℃，15 s； 操作限值：≥70℃，15 s	蛋卷中心温度	灶台	用针式温度计探测	1次/锅	当班厨师	延长加热时间	厨师长每天审核烹饪作业日志；每季度进行一次取样检验，检测主要致病菌指标	烹饪作业日志；样品微生物指标检验报告
保温	有害微生物生长繁殖	控制保温的温度	热柜温度≥65℃(产品中心温度≥60℃)； 无热柜时，常温下放置的时间不得超过2 h	热柜温度	单位餐厅	人工观察	每餐	组长	隔离，废弃，不得供应给消费者	品管经理每天审核保温记录；对保温柜温度计进行校验	保温记录

项目三 餐饮业食品安全监督管理

一、食品经营许可证的发放

发放食品经营许可证是食品监督机构对餐饮业实施食品安全监管的重要内容。餐饮企业提交申请，接受现场审查、产品检验，经监督机构审定合格，由行政部门发放食品经营许可证。未取得食品经营许可证的，不得从事食品生产经营活动。从事餐饮服务活动的单位和个人，应当取得食品经营许可证后，方可从事餐饮服务活动，并承担餐饮服务的食品安全责任。

（一）申请食品经营许可应具备的条件

申请食品经营许可应具备下列条件：

①具有与经营的食品品种、数量相适应的食品原料处理和食品加工、销售、贮存等场所，保持该场所环境整洁，并与有毒、有害场所以及其他污染源保持规定的距离；

②具有与经营的食品品种、数量相适应的经营设备或者设施，有相应的消毒、更衣、盥洗、采光、照明、通风、防腐、防尘、防蝇、防鼠、防虫、洗涤以及处理废水、存放垃圾和废弃物的设备或者设施；

③有专职或者兼职的食品安全管理人员和保证食品安全的规章制度；

具有合理的设备布局和工艺流程，防止待加工食品与直接入口食品、原料与成品交叉污染，避免食品接触有毒物、不洁物；

法律、法规规定的其他条件。

（二）申请食品经营许可需提交的材料

申请食品经营许可，应当向申请人所在地县级以上地方食品药品监督管理部门提交下列材料：

①食品经营许可申请书；

②营业执照或者其他主体资格证明文件复印件；

③与食品经营相适应的主要设备设施布局、操作流程等文件；

④食品安全自查、从业人员健康管理、进货查验记录、食品安全事故处置等保证食品安全的规章制度。

利用自动售货设备从事食品销售的，申请人还应当提交自动售货设备的产品合格证明、具体放置地点，经营者名称、住所、联系方式、食品经营许可证的公示方法等材料。

申请人委托他人办理食品经营许可申请的，代理人应当提交授权委托书以及代理人的身份证明文件。

（三）准予行政许可的决定

县级以上地方食品药品监督管理部门应当根据申请材料审查和现场核查等情况，对符合条件的，作出准予经营许可的决定，并自作出决定之日起10个工作日内向申请人颁发食品经营许可证；对不符合条件的，应当及时作出不予许可的书面决定并说明理由，同时告知申请人依法享有申请行政复议或者提起行政诉讼的权利。

食品经营许可证发证日期为许可决定作出的日期，有效期为5年。食品经营许可证是国家允许该企业经营食品的法律证件，在规定期限内有效。食品经营者不得伪造、涂改、出借许可证。监督机构对违法经营的企业可按相关法规规定吊销食品经营许可证。

二、监督员的食品安全监督检查

监督员穿戴监督制服，佩戴标志，并备有监督证件、表格、采样工具、监督执法单据，有计划地对餐饮企业进行巡回监督检查，其目的是对发现的问题进行技术指导，提出改进意见，对违法行为实行行政处罚。在监督员到来后，餐饮企业领导应根据要求主动向他们汇报企业食品安全卫生状况的概貌、现状，提供有关资料。要陪同监督员对重点车间、重点环节进行检查，并无偿提供样品以供采取及检验。如监督员要求对监督记录进行签字，餐饮企业领导应认真过目后签字，不得拒绝。必要时主动提供在场人的姓名、职务等。监督员对存在的问题应提出改进的办法，并进行必要的技术指导。对需要改进的问题，应提出改进的期限，并到期复查。情节严重的，将按有关法规规定进行行政处罚。

三、餐饮业食品安全的量化分级

为进一步加强餐饮服务食品安全管理，落实餐饮服务单位食品安全主体责任，提高餐饮服务食品安全监管效能和水平，2018年3月，江苏省食品药品监督管理局根据原国家食品药品监督管理局颁布的《关于实施餐饮服务食品安全监督量化分级管理工作的指导意义》的要求，发布了《关于印发江苏省餐饮服务食品安全量化分级管理指导意见的通知》。该指导意见进一步规范评定行为，推动餐饮服务食品安全量化分级管理工作高效、有序开展，促进了江苏省餐饮业食品安全保障水平稳步提升。该指导意见对餐饮企业等级评定和等级公示的具体规定如下。

（一）等级评定

1.评定范围

持有有效《食品经营许可证》（食品经营主体业态为餐饮服务经营者或单位食堂）或《餐饮服务许可证》的餐饮服务提供者。新获证的餐饮服务提供者，自获证之日起3个月内进行首次评定。量化等级评定频次，原则上每年不少于一次。

2.等级划分

评定结果分为优秀、良好、一般3个等级，分别用绿色大笑、黄色微笑、红色平脸3种卡通形象表示。

3.评定标准

按照百分制计算，评价分数在90分以上（含90分），评价结果为优秀；评价分数在90分以下至75分（含75分），评价结果为良好；评价分数在75分以下至60分（含60分），评价结果为一般。

4. 现场评定

现场评定由 2 名及以上监管人员，对照《餐饮服务食品安全量化分级评分表》（见表 6－14）项目，参照日常监督检查操作指南进行打分，不符合项目不得分。根据实际情况，检查项目和内容可以合理缺项。

评定结果经评定人员和餐饮服务提供者的负责人或食品安全管理人员共同签字后确认。餐饮服务提供者的负责人或食品安全管理人员拒绝签字的，评定人员应在评定结果记录上注明原因。

5. 等级调整

①餐饮服务食品安全量化等级为“优秀”“良好”的餐饮服务提供者，出现下列情形时，应将其餐饮服务食品安全量化等级降为“一般”。

——连续 12 个月内累计受到两次以上（含两次）消费者食品安全投诉举报，且查证属实的；

——在食品药品监督管理部门组织开展的飞行检查中，发现存在食品安全问题或隐患后受到行政处罚的；

——连续 12 个月内累计受到两次以上（含两次）食品药品监管部门行政处罚的。

②餐饮服务提供者食品安全状况改善后，可主动申请重新进行评定，食品药品监管部门在接到申请后 1 个月内对餐饮服务单位重新进行评定。重新评定次数原则上每年不多于两次。

③对日常监督检查结果为不符合、存在严重违法行为、对食品安全事故负直接责任的情形，应在餐饮服务提供者的餐饮服务食品安全量化等级公示牌上加贴“整改中”标识，待其整改完成后（应给予行政处罚的，须行政处罚结束后），方可重新进行评定。

6. 结果评价

由各地根据餐饮服务食品安全量化分级管理工作开展情况，对量化分级评定结果以抽查形式进行复核。省局不定期组织评审小组，对各地上报情况进行抽查评价。

（二）等级公示

1. 公示内容

餐饮服务食品安全量化分级评定结果以绿色大笑、黄色微笑、红色平脸 3 种卡通形式分别表示优秀、良好和一般 3 个等级。

2. 公示样式

公示参考样式见图 6－6。各地可以根据监管实际，对餐饮服务食品安全监督检查结果公示样式、尺寸等进行适当调整。

3. 公示方式

公示方式分为现场公示和网络公示。现场公示，即在餐饮服务经营场所采用餐饮服务食品安全量化等级公示牌（纸、栏等）等形式张贴、摆放、悬挂，或使用电子显示屏进行公示，应在等级评定后的 5 个工作日内完成公示。网络公示，即在食品药品监管部门网站或当地媒体进行公示，可每月集中公示一次。各地可充分运用现代新媒体等多种传播媒介和方式，公示量化分级评定结果，方便消费者查询。

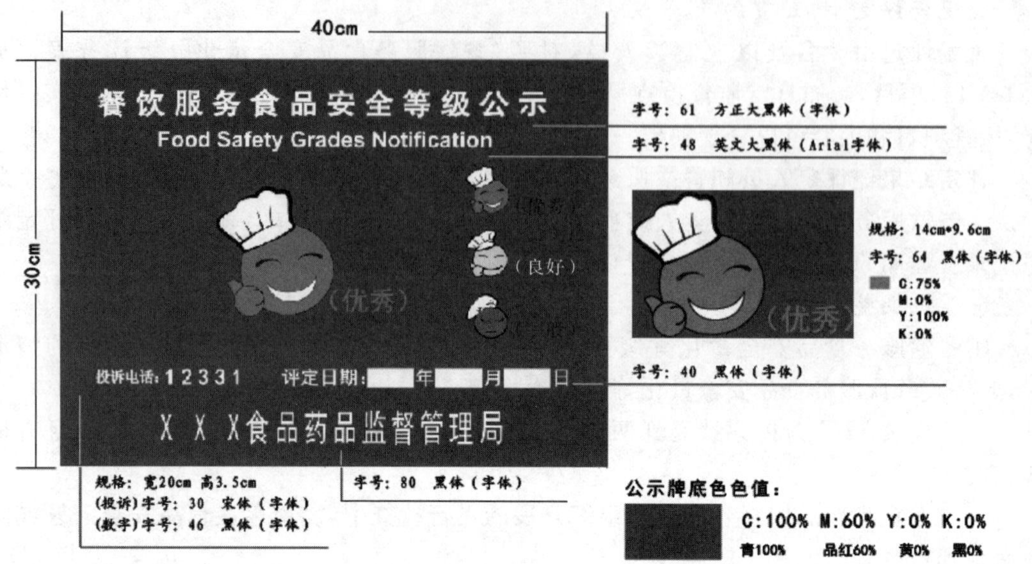

图 6－6　餐饮服务食品安全量化等级公示参考样式

对不张贴（或悬挂）、涂改、遮盖餐饮服务食品安全量化等级公示牌（纸、栏、电子显示屏等）的餐饮服务提供者，食品药品监督管理部门应督促其立即整改。

表 6－14　餐饮服务食品安全量化分级评分表

检查项目	序号	检查内容	检查结果	量化评分							
				特大、大型餐饮		中、小、微型餐饮		集体用餐配送、中央厨房		单位食堂	
				权重/%	得分	权重/%	得分	权重/%	得分	权重/%	得分
一、许可管理	1	食品经营许可证合法有效，经营场所、主体业态、经营项目等事项与食品经营许可证一致	□是 □否	2		2		2		2	
二、信息公示	2	在经营场所醒目位置公示食品经营许可证	□是 □否	2		2		2		2	
	3	监督检查结果记录表公示的时间、位置等符合要求	□是 □否	2		2		2		2	
	4	在经营场所醒目位置公示量化等级标识	□是 □否	1		1		1		1	
三、制度管理	5	建立从业人员健康管理、食品安全自查、进货查验记录、食品召回等食品安全管理制度	□是 □否	6		3		6		4	
	6	制定食品安全事故处置方案	□是 □否	2		—		2		2	
四、人员管理	7	主要负责人知晓食品安全责任，有食品安全管理人员	□是 □否	5		3		5		5	
	8	从事接触直接入口食品工作的从业人员持有有效的健康证明	□是 □否	3		5		3		3	
	9	具有从业人员食品安全培训记录	□是 □否	2		1		2		3	
	10	从业人员穿戴清洁的工作衣帽，双手清洁，保持个人卫生	□是 □否	4		6		4		5	
五、环境卫生	11	食品经营场所保持清洁、卫生	□是 □否	2		6		3		3	
	12	烹饪场所配置排风设备，定期清洁	□是 □否	2		4		3		3	
	13	用水符合生活饮用水卫生标准	□是 □否	2		1		2		2	
	14	卫生间保持清洁、卫生，定期清理	□是 □否	2		1		1		1	

续表

检查项目	序号	检查内容	检查结果	量化评分							
				特大、大型餐饮		中、小、微型餐饮		集体用餐配送、中央厨房		单位食堂	
				权重/%	得分	权重/%	得分	权重/%	得分	权重/%	得分
六、原料控制（含食品添加剂）	15	查验供货者的许可证和食品出厂检验合格证或其他合格证明，企业如实记录有关信息并保存相关凭证	□是 □否	6		5		6		6	
	16	原料外包装标识符合要求，按照外包装标识的条件和要求规范贮存，并定期检查，及时清理变质或者超过保质期的食品	□是 □否	4		3		5		4	
	17	食品添加剂由专人负责保管、领用、登记，并有相关记录	□是 □否	2		4		2		3	
七、加工制作过程	18	食品原料、半成品与成品在盛放、贮存时相互分开	□是 □否	5		5		4		4	
	19	制作食品的设施设备及加工工具、容器等具有显著标识，按标识区分使用	□是 □否	4		6		4		4	
	20	专间内由明确的专人进行操作，使用专用的加工工具	□是 □否	3		3		2		3	
	21	食品留样符合规范	□是 □否	3		1		3		4	
	22	中央厨房、集体用餐配送单位配送食品的标识、贮存、运输等符合要求	□是 □否	—		—		4		—	
	23	有毒有害物质不得与食品一同贮存、运输	□是 □否	3		2		3		3	
八、设施设备及维护	24	专间内配备专用的消毒（含空气消毒）、冷藏、冷冻、空调等设施，设施运转正常	□是 □否	5		3		4		4	
	25	食品处理区配备运转正常的洗手消毒设施	□是 □否	3		3		2		3	
	26	食品处理区配备带盖的餐厨废弃物存放容器	□是 □否	2		4		2		2	
	27	食品加工、贮存、陈列等设施设备运转正常，并保持清洁	□是 □否	3		2		2		2	

续表

检查项目	序号	检查内容	检查结果	量化评分							
				特大、大型餐饮		中、小、微型餐饮		集体用餐配送、中央厨房		单位食堂	
				权重/%	得分	权重/%	得分	权重/%	得分	权重/%	得分
九、餐饮具清洗消毒	28	集中消毒餐具、饮具的采购符合要求	□是 □否	3		3		3		3	
	29	具有餐具、饮具的清洗、消毒、保洁设备设施，并运转正常	□是 □否	3		6		3		3	
	30	餐具、饮具和盛放直接入口食品的容器用后洗净、消毒，炊具、用具用后洗净，保持清洁	□是 □否	4		3		3		4	
十、先进管理方式及成效	31	采用危害分析与关键控制点、ISO 22000、色标管理、“5S”“5C”“6T”等先进管理方式；实行透明厨房、视频实时监控等社会监督方式；采用信息化手段采集、留存经营信息，建立食品安全追溯体系；在国家或省级食品安全示范创建中，被认定为示范单位		5		5		5		5	
十一、过程管理有效性	32	是否存在食品安全管理的痕迹；整体管理情况及整改的态度；对管理的认知度、重视程度和配合度等；专业水平的掌握程度等，由监管人员主观评分		5		5		5		5	
实得分											

说明：1. 检查结果参照《江苏省餐饮服务日常监督检查操作指南》进行量化分级评分，不符合项目扣除该项下所有得分。

2. 实得分＝ 前 11 项实际得分总和，检查项目存在合理缺项的评分应该标化，量化评分＝(实得分/应得分)×100(保留小数点后一位)(应得分＝100－合理缺项总分)。

3. 评定等级：90 分以上(含 90 分)评价为优秀等级；90 分以下至 75 分(含 75 分)评价为良好等级；75 分以下至 60 分(含 60 分)评价为一般等级。

检查结果：

量化评分：__________ 评定等级：__________

餐饮服务提供者名称：____________________

评定人员(签字)：__________

餐饮服务提供者负责人或食品安全管理人员(签字)：__________

评定时间：____年____月____日

【思考与训练】

一、解释基本概念

GMP，SSOP，HACCP，显著危害，关键限值（CL），纠偏措施

二、问答题

1. 高危易腐食品冷却时的温度有哪些要求？
2. 食品再加热需要注意的事项有哪些？
3. 各餐饮企业食品留样需要注意的事项有哪些？
4. 烹饪后至食用前高危易腐食品的温度应如何控制？
5. GMP、SSOP 与 HACCP 三者之间有怎样的关系？
6. HACCP 较传统食品安全质量控制有怎样的特点？

三、客观题

（一）单项选择题

1. HACCP 的特点是（　　）。

A. 不具有预防性　　B. 一种安全管理体系

C. 一个零风险体系　　D. 完全独立的体系

2. 关键控制点是指具有相应控制措施的一个加工点，关于关键控制点的说法错误的是（　　）。

A. 危害能被识别　　B. 危害能被评估

C. 危害不能被预防　　D. 能将危害降低到可接受水平

3. 食品安全法规体系的母法是（　　）。

A. 中华人民共和国食品安全法　　B. 食品安全国家标准

C. 中华人民共和国宪法　　D. 中华人民共和国刑法

4. 对食品安全危害予以识别、评估和控制的一种系统化方法称为（　　）。

A. GMP　　B. HACCP　　C. CAC　　D. SSOP

5. 收集和评估有关的危害，以及导致这些危害存在的信息资料，以确定哪些危害对食品安全有重要影响，因而需要在 HACCP 计划中予以解决的一个调查研究的过程称为（　　）。

A. 显著危害　　B. 非显著危害

C. 危害　　D. 危害分析

6. 在 HACCP 体系的管理中，烹饪环节作为关键控制点其适用的纠偏措施是（　　）。

A. 不予入库　　B. 加热至限量指标

C. 重新加热、调整温度或销毁　　D. 重新清洗、消毒

7. 餐饮业生食类食品的加工流程为（　　）。

A. 原料接收——贮存——粗加工——加热烹饪——保温放置——食用

B. 原料接收——贮存——粗加工——加热烹饪——食用

C. 原料接收——贮存——粗加工——加热烹饪——常温或冷藏放置——食用

D. 原料接收——贮存——粗加工——食用

8. 食品安全量化分级管理中，信誉度等级共有(　　)。

A. 一级　　B. 二级　　C. 三级　　D. 四级

(二)多项选择题(至少选择两项)

1. HACCP 体系的特点是(　　)。

A. 预防性　　B. 系统性

C. 一个零风险体系　　D. 可操作性

E. 专一性

2. 下列哪些选项是企业实施 HACCP 体系后能带来的好处？(　　)

A. 企业无形资产的积累　　B. 降低质量管理成本

C. 全球认同的食品安全体系　　D. 为企业形象增加新的亮点，给客户以信心

E. 可以避免质检部门经常性的检查

3. 对 GMP、SSOP、HACCP 三者正确的描述有(　　)。

A. GMP 具有原则性

B. SSOP 的规定是具体的

C. HACCP 计划是实施 SSOP 的基础

D. HACCP 控制显著危害

E. GMP、SSOP、HACCP 有共同的目的

4. 实施 HACCP 计划时，餐饮食品分为(　　)。

A. 生食食品

B. 热加工后即时食用的食品

C. 热加工后放冷，再加热供食用的食品

D. 热加工后保温食用的食品

E. 热加工后放冷食用的食品

5. 企业在实行 HACCP 体系的全过程中，要保存的最重要的资料包括(　　)。

A. 危害分析的报告　　B. HACCP 计划

C. 制定 HACCP 计划的依据　　D. HACCP 计划实施过程中发生的所有记录

E. 验证记录

(三)判断题

1. GMP 内容的重点包括对人员、原料、厂房、设备、成品贮存及 HACCP 计划等提出要求。(　　)

2. 关键控制点应是控制显著危害的点，是能降低或消除安全危害的点。(　　)

3. 需要烧熟煮透的食品，加工制作时食品的中心温度应达到 60℃以上。(　　)

4. 在烹饪后至食用前需要较长时间(超过 2 h)存放的高危易腐食品，应在高于 60℃或低于 12℃的条件下存放。(　　)

5. 留样食品的留样量应能满足检验检测需要，且不少于 100 g。(　　)

6. 烹饪加工制作不得采购、贮存、使用亚硝酸盐(包括亚硝酸钠、亚硝酸钾)。(　　)

7. 油炸食品时，油温不宜超过 200℃。(　　)

8.供应预包装食品时，食品的温度不得超过标签标注温度的+3℃。（　　）

四、综合训练题

1.某酒店采购原料时，货物验收方式是随到随收，没有专职人员验收，也未索取发票，仓库无专人负责，厨师领用物品时，就径直进入仓库随意拿取。酒店经理认为这样可以节省人力成本。

一天厨师长感冒了，但是他还坚持在厨房里工作，因为当晚有一个600人的大型宴会。同时，酒店经理见就餐人数多，同意厨师长临时找了一名社会厨师帮忙，经查实，该社会厨师未取得健康证。当时已经是下午4点钟，开始做准备工作了。开胃菜已经全部做好，放在保温柜里，且温度保持在60℃。由于没有足够的冰箱，有一部分冷菜和甜点只好存放在普通仓库的干燥贮存区。

餐厅经理也在宴会厅里紧张地指挥员工进行宴会现场布置，由于忙碌，一个盘子被碰落在地板上，服务员便捡起来放回桌子上。

一个员工跑来告诉经理，市食品安全监督管理部门要来检查酒店的卫生情况。酒店经理烦躁地说："顾客是'上帝'，我们正为今晚的宴会忙碌，告诉他们今天我们不接待，让他们明天再来。"

在本案例中，该酒店卫生管理存在哪些问题？

2.2010年8月30日下午3时10分，安徽铜陵市疾病预防控制中心接到市人民医院报告：有十余人于8月29日晚在家兴隆酒店就餐后疑似食物中毒，正在该院接受治疗。市疾病预防控制中心迅速前往该酒店，收集当天的菜单，并对可疑食品和人员进行采样检验，市食品药品监督管理局对现场进行查封处理。截至29日下午6时，有27人疑似食物中毒。据统计，至9月1日，本次事件共有83人到医院检查就诊，其中3人住院治疗。

铜陵市疾病预防控制中心进行流行病学调查发现：患者临床主要表现为腹痛、腹泻、恶心、呕吐症状，多数患者症状较轻，无危重病例。经医疗机构采取抗菌、补液对症治疗，目前，患者病情均缓解，3名住院患者已治愈出院。经初步调查检测，本次事件是细菌性食物中毒，具体原因和可疑食品有待进一步认定。

就本案例，全面分析该酒店在哪些环节上有可能造成食物中毒？并提出防控措施。

3.下面是青椒炒肉丝的加工流程，请对其各个步骤进行危害分析及确定关键控制点。

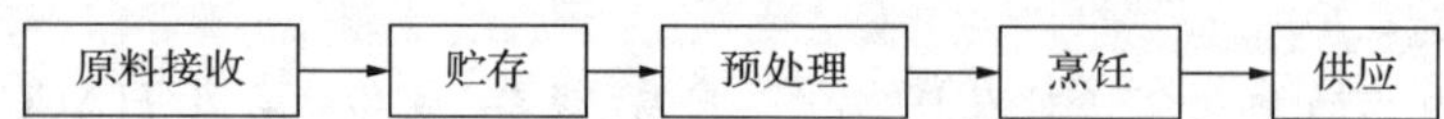

综合实训　制定“加吉鱼刺身”HACCP计划表

【实训目的】

1. 熟悉餐饮业食品从农田到餐桌过程中的各种危害分析。

2. 掌握HACCP 7个原理在餐饮业中的应用。

3. 能协助餐饮公司用HACCP的理念去控制餐饮的卫生安全，进行HACCP的建立、实施以及审核。

【实训要求】

1. 熟悉餐饮业HACCP的基本原理与实施步骤。

2. 能将HACCP体系应用于餐饮安全控制中。

【准备工作】

1. 产品描述

企业名称：××餐饮公司；

产品名称：加吉鱼刺身；

加工方式：生食食品；

食品原料：加吉鱼、调味品；

感官特征：具有加吉鱼固有的白色鲜肉；

主要用途：食用；

预期消费人群：主要为青、壮年人；

食用方法：即食；

包装类型：散装；

保质期限：加工后至食用不超过1 h；

保存条件：25℃以下；

销售场所：较大规模餐饮场所。

2. 确定工作流程

①原料采购；②入库冷冻；③粗加工；④切配；⑤餐具、容器洗消；⑥盛放；⑦传菜；⑧供餐。

3. 设计CCP判断样表

烹饪过程危害分析、确定关键控制点。

4. 制定HACCP计划样表

基于HACCP体系的要求制定食品安全控制计划。

【实训步骤】

程序1：危害分析与确定预防措施；

程序2：确定关键控制点；

程序3：确定关键限值；

程序4：监控程序；

程序5：纠偏措施；

程序6：审核验证；

程序7：记录。

主要参考文献

[1] 吴林海，钱和. 中国食品安全发展报告. Introduction to 2012 China development report on food safety[M]. 北京：北京大学出版社，2012.

[2] 尹世久，李锐，吴林海，等. 中国食品安全发展报告. Introduction to 2018 China development report on food safety[M]. 北京：北京大学出版社，2018.

[3] Covello V T, Lave L B, Moghissi A, et al. Uncertainty in Risk Assessment, Risk Management, and Decision Making[M]. Springer US, 1987.

[4] 曹春丽，欧绍华，宾厚. 我国食品安全问题产生的原因及对策研究[J]. 安徽农业科学，2015(1):262－265.

[5] 汪志君. 餐饮食品安全[M]. 北京：高等教育出版社，2010.

[6] 旭日干，庞国芳. 中国食品安全现状、问题及对策战略研究[M]. 北京：科学出版社，2015.

[7] 孙长颢. 营养与食品卫生学[M]. 6 版. 北京：人民卫生出版社，2007.

[8] 钟耀广. 食品安全学[M]. 3 版. 北京：化学工业出版社，2020.

[9] 杨萍. 餐饮安全与控制[M]. 长春：东北师范大学出版社，2014.

[10] 周宇，朱圣陶. 11 种油炸及烘烤食品中丙烯酰胺含量检测[J]. 中国食品卫生杂志，2008(1):42—44.

[11] 王际辉，叶淑红，食品安全学[M]. 2 版. 北京：中国轻工业出版社，2020.

[12] 尤玉如. 食品安全与质量控制[M]. 2 版. 北京：中国轻工业出版社，2015.

[13] 章宇. 现代食品安全科学[M]. 北京：中国轻工业出版社，2020.

[14] 蒋云升. 烹饪卫生与安全学[M]. 3 版. 北京：中国轻工业出版社，2008.

[15] 高永清，吴小南. 营养与食品卫生学[M]. 北京：科学出版社，2008.

[16] Surdyk N, Rosen J, Andersson R, et al. Effects of asparagine, fructose, and baking conditions on acrylamide content in yeast-leavened wheat bread[J], Journal of Agricultural and Food Chemistry, 2004, 52(7):2047—2051.

[17] 任清华，林玉桓. 基于 HACCP 的烹饪安全控制[J]. 江苏调味副食品，2017(1):37－41.

[18] 熊敏. 餐饮业食品安全控制[M]. 北京：化学工业出版社，2012.

[19] 刁恩杰. 食品安全与质量管理学[M]. 北京：化学工业出版社，2008.

[20] 张立媛. 粮油及制品质量安全与卫生操作规范[M]. 北京：中国计量出版社，2010.

[21] 颜廷才，刁恩杰. 食品安全与质量管理学[M]. 2 版. 北京：化学工业出版社，2016.

[22] 邹翔. 餐饮业 HACCP 实用教程[M]. 北京：中国轻工业出版社，2005.

附　录

附录1

餐饮服务业食品原料建议存储温度

餐饮服务业食品原料建议存储温度见附表1－1、附表1－2、附表1－3和附表1－4。

附表1－1　餐饮服务业蔬菜类原料建议存储温度

种类	环境温度	涉及产品范围
根茎菜类	0℃～5℃	蒜薹、大蒜、长柱山药、土豆、辣根、芜菁、胡萝卜、萝卜、竹笋、芦笋、芹菜
	10℃～15℃	扁块山药、生姜、甘薯、芋头
叶菜类	0℃～3℃	结球生菜、直立生菜、紫叶生菜、油菜、奶白菜、菠菜(尖叶型)、茼蒿、小青葱、韭菜、甘蓝、抱子甘蓝、菊苣、乌塌菜、小白菜、芥蓝、菜心、大白菜、羽衣甘蓝、莴笋、欧芹、茭白、牛皮菜
瓜菜类	5℃～10℃	佛手瓜和丝瓜
	10℃～15℃	黄瓜、南瓜、冬瓜、冬西葫芦(笋瓜)、矮生西葫芦、苦瓜
茄果类	0℃～5℃	红熟番茄和甜玉米
	－13℃～9℃	茄子、绿熟番茄、青椒
食用菌类	0℃～3℃	白灵菇、金针菇、平菇、香菇、双孢菇
	11℃～13℃	草菇
菜用豆类	0℃～3℃	甜豆、荷兰豆、豌豆
	6℃～12℃	四棱豆、扁豆、芸豆、豇豆、豆角、毛豆荚、菜豆

附表1－2　餐饮服务业水果类原料建议存储温度

种类	环境温度	涉及产品范围
核果类	0℃～3℃	杨梅、枣、李、杏、樱桃、桃
	5℃～10℃	橄榄、芒果(催熟果)
	13℃～15℃	芒果(生果实)
仁果类	0℃～4℃	苹果、梨、山楂

续表

种类	环境温度	涉及产品范围
浆果类	0℃～3℃	葡萄、猕猴桃、石榴、蓝莓、柿子、草莓
柑橘类	5℃～10℃	柚类、宽皮柑橘类、甜橙类
	12℃～15℃	柠檬
瓜类	0℃～10℃	西瓜、哈密瓜、甜瓜和香瓜
热带、亚热带水果	4℃～8℃	椰子、龙眼、荔枝
	11℃～16℃	红毛丹、菠萝（绿色果）、番荔枝、木菠萝、香蕉

附表1－3　餐饮服务业畜禽肉类原料建议存储温度

种类	环境温度	涉及产品范围
畜禽肉（冷藏）	－1℃～4℃	猪、牛、羊和鸡、鸭、鹅等肉制品
畜禽肉（冷冻）	－12℃以下	猪、牛、羊和鸡、鸭、鹅等肉制品

附表1－4　餐饮服务业水产品原料建议存储温度

种类	环境温度	涉及产品范围
水产品（冷藏）	0℃～4℃	罐装冷藏蟹肉、鲜海水鱼
水产品（冷冻）	－15℃以下	冻扇贝、冻裹面包屑虾、冻虾、冻裹面包屑鱼、冻鱼、冷冻鱼糜、冷冻银鱼
水产品（冷冻）	－18℃以下	冻罗非鱼片、冻烤鳗、养殖红鳍东方鲀
水产品（冷冻生食）	－35℃以下	养殖红鳍东方鲀

附录 2

推荐的餐用具清洗消毒方法

一、清洗方法

(1)采用手工方法清洗的,应按以下步骤进行:

①刮掉餐用具表面的食物残渣;

②用含洗涤剂的溶液洗净餐用具表面;

③用自来水冲去餐用具表面残留的洗涤剂。

(2)采用洗碗机清洗的,按设备使用说明操作。

二、消毒方法

1.物理消毒

物理消毒的操作方法如下。

①采用蒸汽、煮沸消毒的,温度一般控制在 100℃,并保持 10 min 以上。

②采用红外线消毒的,温度一般控制在 120℃以上,并保持 10 min 以上。

③采用洗碗机消毒的,消毒温度、时间等应确保消毒效果满足国家相关食品安全标准要求。

2.化学消毒

主要为使用各种含氯消毒剂消毒,在确保消毒效果的前提下,可以采用其他消毒剂和参数。

(1)方法一

使用含氯消毒剂(不包括二氧化氯消毒剂)的消毒方法:

①严格按照含氯消毒剂产品说明书标明的要求配制消毒液,消毒液中的有效氯浓度宜在 250 mg/L 以上;

②将餐用具全部浸入配置好的消毒液中 5 min 以上;

③用自来水冲去餐用具表面残留的消毒液。

(2)方法二

使用二氧化氯消毒剂的消毒方法:

①严格按照产品说明书标明的要求配制消毒液,消毒液中的有效氯浓度宜在 100 mg/L～150 mg/L;

②将餐用具全部浸入配置好的消毒液中 10 min～20 min;

③用自来水冲去餐用具表面残留的消毒液。

三、保洁方法

保洁的方法如下。

①餐用具清洗或消毒后宜沥干、烘干。使用抹布擦干的,抹布应专用,并经清洗、消毒方可使用,防止餐用具受到污染。

②及时将消毒后的餐用具放入专用的密闭、保洁设施内。

附录 3

餐饮服务场所相关名词关系图

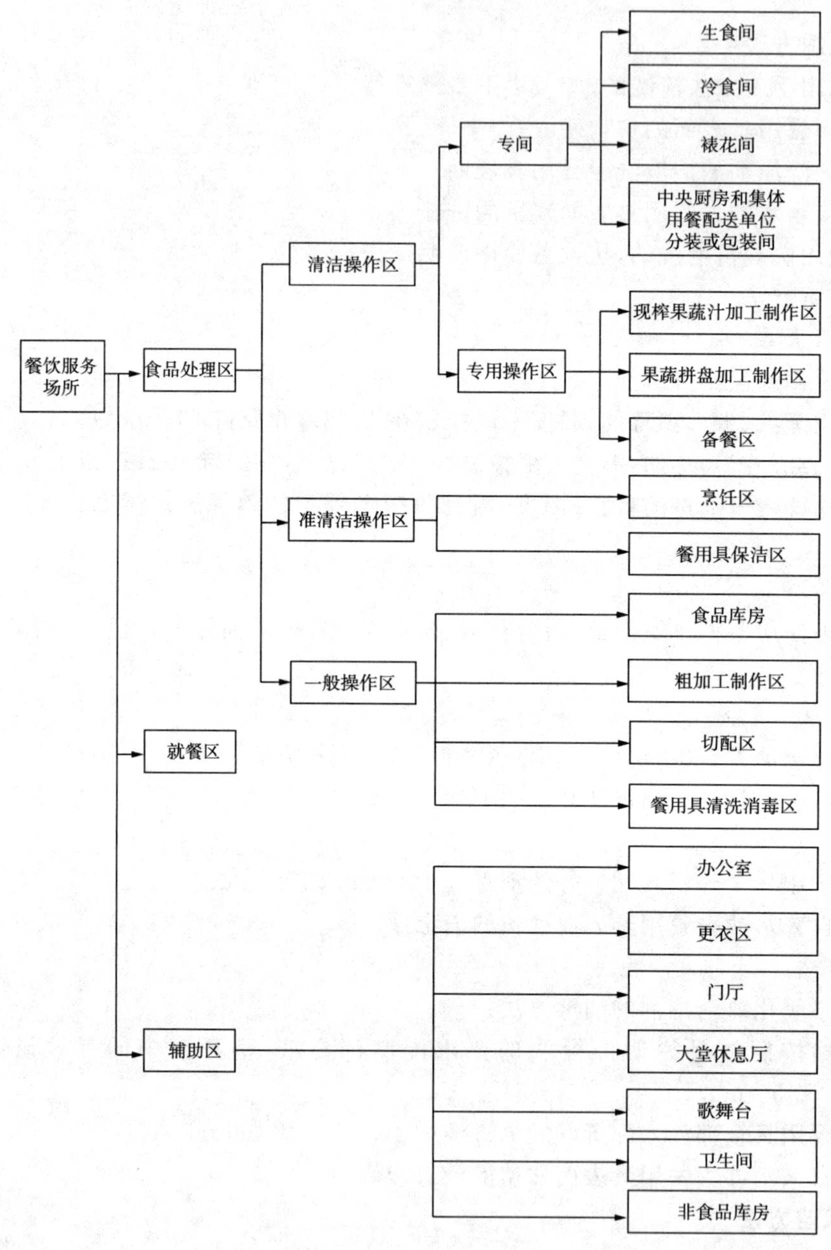

附录 4

进货查验记录表格示例

序号	进货日期	产品名称	规格	数量	生产批号或日期	生产者	地址及联系方式（电话等）	供货者	地址及联系方式（电话等）	随货证明文件查验					入库检查		自检或委检情况	记录人	备注
										许可证（如有）	营业执照（如有）	购货凭证	该批产品检验报告	其他合格证明（如有）	外观检查	温度检查（如需）			

附录 5

食品留样记录表格示例

序号	留样食品名称	留样时间（×月×日×时×分）	留样量/g	保存条件	留样保存至（×月×日×时×分）	订餐单位	送餐时间	留样人

附录 6

推荐的餐饮服务场所、设施、设备及工具清洁方法

推荐的餐饮服务场所、设施、设备及工具清洁方法见附表 6－1。

附表 6－1　推荐的餐饮服务场所、设施、设备及工具清洁方法

场所、设施、设备及工具	频率	使用物品	清洁方法
地面	每天完工或有需要时	扫帚、拖把、刷子、清洁剂	1.用扫帚扫地 2.用拖把以清洁剂拖地 3.用刷子刷去余下污物 4.用水冲洗干净 5.用干拖把拖干地面
排水沟	每天完工或有需要时	铲子、刷子、清洁剂	1.用铲子铲去沟内大部分污物 2.用清洁剂洗净排水沟 3.用刷子刷去余下污物 4.用水冲洗干净
墙壁、门窗及天花板（包括照明设施）	每月一次或有需要时	抹布、刷子、清洁剂	1.用干抹布去除干的污物 2.用湿抹布擦抹或用水冲刷 3.用清洁剂清洗 4.用湿抹布抹净或用水冲洗干净 5.用清洁的抹布抹干/风干
冷冻（藏）库	每周一次或有需要时	抹布、刷子、清洁剂	1.清除食物残渣及污物 2.用湿抹布擦抹或用水冲刷 3.用清洁剂清洗 4.用湿抹布抹净或用水冲洗干净 5.用清洁的抹布抹干/风干
排烟设施	表面每周一次，内部每年两次以上	抹布、刷子、清洁剂	1.用清洁剂清洗 2.用刷子、抹布去除油污 3.用湿抹布抹净或用水冲洗干净 4.风干
工作台及洗涤盆	每次使用后	抹布、刷子、清洁剂、消毒剂	1.清除食物残渣及污物 2.用湿抹布擦抹或用水冲刷 3.用清洁剂清洗 4.用湿抹布抹净或用水冲洗干净 5.用消毒剂消毒 6.用水冲洗干净 7.风干

续表

场所、设施、设备及工具	频率	使用物品	清洁方法
餐厨废弃物存放容器	每天完工或有需要时	刷子、清洁剂、消毒剂	1.清除食物残渣及污物 2.用水冲刷 3.用清洁剂清洗 4.用水冲洗干净 5.用消毒剂消毒 6.风干
设备、工具	每次使用后	抹布、刷子、清洁剂、消毒剂	1.清除食物残渣及污物 2.用水冲刷 3.用清洁剂清洗 4.用水冲洗干净 5.用消毒剂消毒 6.用水冲洗干净 7.风干
卫生间	定时或有需要时	扫帚、拖把、刷子、抹布、清洁剂、消毒剂	1.清除地面、便池、洗手池及台面、废弃物存放容器等的污物、废弃物 2.用刷子刷去余下污物 3.用扫帚扫地 4.用拖把以清洁剂拖地 5.用刷子、清洁剂清洗便池、洗手池及台面、废弃物存放容器 6.用消毒剂消毒便池 7.用水冲洗干净地面、便池、洗手池及台面、废弃物存放容器 8.用干拖把拖干地面 9.用湿抹布抹净洗手池及台面、废弃物存放容器 10.风干

附录 7

餐饮服务业特定的生物性危害、相关食品及控制措施

特定的细菌、相关食品及控制措施见附表 7－1，特定的寄生虫、相关食品及控制措施见附表 7－2，特定的病毒、相关食品及控制措施见附表 7－3。

附表 7－1　特定的细菌、相关食品及控制措施

细菌	相关食品	控制措施
蜡样芽孢杆菌（由耐热的催吐毒素引起的中毒；由不耐热的腹泻毒素引起的感染）	肉、家禽、淀粉类食物（米饭、土豆）、布丁、汤、煮熟的蔬菜	烹饪、冷却、保持冷藏或冷冻、保持加热
空肠弯曲杆菌	家禽、生牛乳	烹饪、洗手、防止交叉污染
肉毒杆菌	真空包装食品、低氧包装食品、加工过程中的罐头食品、大蒜-油混合物、烤土豆/炒洋葱的烹制时间或温度不当	热处理（时间＋压力）、冷却、保持冷藏或冷冻、保持加热、酸化和干燥等
产气荚膜梭菌	熟制的肉和家禽、熟制的肉和家禽制品（包括砂锅菜、肉汁）	冷却、保持冷藏或冷冻、再加热、保持加热
大肠杆菌 O157：H7（其他产生志贺毒素的大肠杆菌）	生的碎牛肉、生芽菜、生牛乳、未经高温消毒的果汁、被感染者通过粪-口途径污染的食品	烹饪、不使用裸手接触即食食品、从业人员健康管理、洗手、防止交叉污染、对果汁进行巴氏灭菌或处理
单核细胞增生李斯特菌	生肉和家禽、新鲜的软奶酪、面团、烟熏的海鲜、熟肉、熟食沙拉	烹饪、标注时间、保持冷藏或冷冻、洗手、防止交叉污染
沙门氏菌属	肉和家禽、海鲜、鸡蛋、生芽菜、生蔬菜、生牛乳、未经高温消毒的果汁	烹饪、使用巴氏杀菌后的鸡蛋、从业人员健康管理、不使用裸手接触即食食品、洗手、对果汁进行巴氏灭菌或处理
志贺氏菌	生蔬菜和草药、被感染者通过粪-口途径污染的其他食品	烹饪、不使用裸手接触即食食品、从业人员健康管理、洗手
金黄色葡萄球菌（产生的耐热毒素）	使用裸手接触烹制后的即食食品，且食品的存放温度或时间不当	冷却、保持冷藏或冷冻、保持加热、不使用裸手接触即食食品、洗手
弧菌属	海鲜、甲壳类动物	烹饪、食品来源可靠、防止交叉污染、保持冷藏或冷冻

附表 7－2　特定的寄生虫、相关食品及控制措施

寄生虫	相关食品	控制措施
简单异尖线虫	各种鱼类（鳕鱼、黑线鳕、浮鱼、太平洋鲑鱼、鲱鱼、比目鱼、安康鱼）	烹饪、冷冻
绦虫	牛肉、猪肉	烹饪
旋毛虫	猪肉、熊肉、海豹肉	烹饪

附表 7－3　特定的病毒、相关食品及控制措施

病毒	相关食品	控制措施
甲肝病毒和戊肝病毒	贝类，被感染者通过粪-口途径污染的任何食品	食品来源可靠、不使用裸手接触即食食品、尽量减少裸手接触非直接入口食品、从业人员健康管理、洗手
其他病毒（轮状病毒、诺如病毒、呼吸道肠道病毒）	被感染者通过粪-口途径污染的任何食品	不使用裸手接触即食食品、尽量减少裸手接触非直接入口食品、从业人员健康管理、洗手

注：本附录表格源自美国《Food Code 2017》中的附录 4：零售业特定的生物性危害、相关食品和控制措施。